中医方药畅销书选粹·临证精华

王氏骨伤秘旨

主　编　王继峰

副主编　陈　奇　薛永骥

编　委　祁天寿　吴宏柱　崔永安　王晓峰

中国中医药出版社·北京

图书在版编目（CIP）数据

王氏骨伤秘旨/王继峰主编．—2版．—北京：中国中医药出版社，2013.2（2021.2重印）

（中医药畅销书选粹．临证精华）

ISBN 978－7－5132－0660－0

Ⅰ．①王…　Ⅱ．①王…　Ⅲ．①中医伤科学　Ⅳ．R274

中国版本图书馆CIP数据核字（2011）第230722号

中 国 中 医 药 出 版 社 出 版

北京经济技术开发区科创十三街31号院二区8号楼

邮政编码　100176

传真　010 64405721

三河市同力彩印有限公司印刷

各地新华书店经销

*

开本880×1230　1/32　印张11.75　字数310千字

2013年2月第2版　2021年2月第2次印刷

书　号　ISBN 978－7－5132－0660－0

*

定价　39.00元

网址　www.cptcm.com

社长热线　010 64405720

购书热线　010 64065415　010 64065413

书店网址　csln.net/qksd/

官方微博　http：//e.weibo.com/cptcm

出版者的话

中国中医药出版社作为直属于国家中医药管理局的唯一国家级中医药专业出版社，自创办以来，始终定位于“弘扬中医药文化的窗口，交流中医药学术的阵地，传播中医药文化的载体，培养中医药人才的摇篮”，不断锐意进取，实现了由小到大、由弱到强、由稚嫩到成熟的跨越式发展，短短的20多年间累计出版图书3600余种，出书范围涉及全国各级各类中医药教材和教学参考书；中医药理论、临床著作，科普读物；中医药古籍点校、注释、语译；中医药译著和少数民族文本；中医药政策法规汇编、年鉴等。基本实现了“只要是中医药书我社最多，只要是中医药教材我社最全，只要是中医药书我社最有权威性”的目标，在中医药界和社会上产生了广泛的影响。2009年我社被国家新闻出版总署评为“全国百佳图书出版单位”。

为了进一步扩大我社中医药图书的传播效应，充分利用优秀中医药图书的价值，满足更多读者，尤其是一线中医药工作者的需求，我们在努力策划、出版更多更好新书的同时，从早期出版的专业学术图书中精心挑选了一批读者喜欢、篇幅适中、至今仍有很高实用价值和指导意义的品种，以“中医药畅销书选粹”系列图书的形式重新统一修订、刊印。整套图书约100种，根据内容大致分为七个专辑：“入门进阶”主要是中医入门、启蒙进阶类基础读物；“医经索微”是对中医经典的体悟、阐释；“名医传薪”记录、传承名医大家宝贵的临证经验；“针推精华”精选针灸、推拿临床经验；“特技绝活”展现传统中医丰富多样的特色疗法；“方药存真”则是中药、方剂的精编和临床应用；“临证精华”汇集临床各科精妙之法。可以说基本涵盖了中医各主要学科领域，对于广大读者学习中医、认识中医和应用中医大有裨益。

今年是“十二五计划”的开局之年，我们将牢牢抓住机遇，迎接挑战，不断创新，不辱中医药出版人的使命，出版更多、更好的中医药图书，为弘扬、传播中医药文化知识作出更大的贡献。

中国中医药出版社

2011年12月

内容提要

王氏骨伤流派，在江苏扬州名闻遐迩。王海峰先生（1904—1983年）是扬州骨伤流派的代表，无痛正骨的创始人，全国名老中医。王氏骨伤流派具有简便、安全、痛苦小、无再损伤、骨折愈合快、很少骨折并发症、功能恢复良好等特点。本书乃王海峰先生之子王继峰所著，书中融汇了中医骨伤古往今来众多流派的经验，又有王氏流派的独特经验；本书虽以王氏骨伤为主，但也包含了新中国成立以来中医骨伤科领域中的进展和已经取得的成就，取长补短，去粗存精。

它的问世不仅为学者提供了珍贵的镜鉴，也给后世留下了医学财富。

尚　序

《王氏骨伤秘旨》编撰成书，行将付梓，问序于余，并告知编写目录及内容特色，编者王继峰同志，我所素稔，好学敏求，擅长中医骨伤科，幼时即受父辈言传身教的熏陶，从事骨伤科医业已40余年。

其父，王海峰先生乃扬州骨伤流派代表之一，无痛正骨的创始人，以精湛的医术悬壶乡里，济世救民，疗伤活人无数，素以疗法独特、效果卓著、为医清廉而饮誉江南，深受广大人民的称颂。当时在扬州骨伤各流派中乃独树一帜，至今仍盛传不衰，培养的大批骨伤专业人才，分布在大江南北。

中医骨伤医学的发展，离不开众多热衷于中医事业的人士对传统医学的继承与发扬，能继承者斯能发扬，知发扬者始善继承，王氏正骨流派传人王继峰，素秉其父教诲，弘扬家学，立志振兴中医骨伤事业，倾毕生之精力，孜孜以求，40年来在临床实践中不断探索家学之精粹，而且运用现代科学技术的手段深入研究，使其完善提高。为使王氏骨伤医术光大于世，造福于人民，王继峰同志自1995年起伏案笔耕，奋志编写《王氏骨伤秘旨》一书，历经几度寒暑而终成。该书融汇了王氏骨伤的学术思想、医疗特技之精华与流派风采，全书共30余万字，插图近百余幅，可谓汇精深学术内涵于笔端，凝高超技术于图中，图文并茂，通俗易懂，开卷有益，达到学以致用。它的问世不仅为学者提供了珍贵的镜鉴，也给后世留下医学财富，无疑是利在当今，功垂千秋的好事，希望该书的出版能为中西医骨伤临床、教学、科研，乃至振兴中医事业，发挥其应有的作用，诚有功于医林，是书面世，故乐而为序。

尚天裕

1997年5月于北京

吴 序

中国医药学是伟大的宝库。这个宝库的重要组成之一，就是各个医学流派的学术和各个医家的宝贵经验。对各个流派的学术及医家的经验进行发掘、整理和提高，是继承和发扬祖国医学遗产的重要任务，具有重要的意义。

回顾中医骨伤科发展史，据考古和文献证实，中华民族在新石器时代已有医药。中国骨科在公元前16世纪已经有了文字记载。战国秦汉时期形成的骨科理论、诊断法和治疗法，成为后世骨科发展的基础。三国两晋南北朝时期，中国骨科对创伤骨病的临证经验得到积累和发展，葛洪对创伤骨科作出了卓著的贡献。他在《肘后救卒方》中首次推荐了竹板固定骨折法，从而开拓了中国骨科骨折小夹板外固定疗法的历史。隋唐时期，中国骨科的理论和技术已构成轮廓。蔺道人的《仙授理伤续断秘方》是以创伤骨科为主的第一本专著，奠定了中国创伤骨科的基础。书中总结了历代按摩疗法治疗骨折脱位的经验；提出了以手法整复为主的复位、固定和活动三大骨折治则，为整体观念、筋骨并重、动静结合、内外并治的治疗思想奠定了基础。宋、辽、金、元时期，创伤骨科迅速发展，元代危亦林的《世医得效方》成为中国骨科史上的又一里程碑。危氏脊椎骨折的悬吊复位法，在世界医学史上领先了六百多年。继宋、元时期的学术争鸣，加上骨伤科于宋元时“各承家技”，不同的学术观点随着医学的发展，到了明、清时期而自成派系，出现外治派、内治派。民间流传的正骨、伤科少林寺派见之于文字记载者是在明朝以后。鸦片战争后的近百年间，中国医学受到摧残而使某些技术失传。新中国成立后，西医骨科有了很大发展，不少项目赶上了国际水平。中医骨科也在继承传统理论和经验的同时，吸收现代科学技术，逐步走向现代化。中华大地上除了中、西医两大骨科学派以外，50年代后组成的中西医结合骨科技术队伍，取得了巨大成功，产生了深远的国际影响。

中西医结合新骨科的成功，与中医传统学术经验的发掘、整理和提高分不开。例如1956年以后各地著名老中医的骨科经验相继得到整理和继承。如河南郭春园；上海石筱山、魏指薪、王子平；天津苏绍三；陕西郭汉章；北京刘寿山、杜自明；山东梁铁民；黑龙江陈占魁；福建林如高等等，均出版了专著并产生了较大的影响。使中医传统的门户之见被打破，各家经验得到发扬，为中西医结合奠定了坚实的学术基础。这个时期发掘整理的中医骨科经验，几乎都是祖传的经验，在学术特点方面也显示了十九世纪前伤科流派的延续，各有特长。以上海为例：石氏伤科在内伤论治上特有专长；魏氏伤科以手法为主，重导引练功；王氏伤科与魏氏相似，又擅长导引练功，王子平是伤科医家同时又是武术气功家，王氏学术是少林寺伤科学派的延续。

回顾中国骨科发展的历史，可以毫不夸张地说，中国骨科技术的继承和发展与师授和家传有很大关系，也与医家的经验传世有很大关系。例如，《诸病源候论》中介绍的在公元610年已施行开放骨折早期清创缝合术比其他国家医学应用清创手术要早十一个世纪，但由于该书成书后未及颁行，沦没三百多年，使这一宝贵技术和当时世界上最先进的血管结扎术和肠吻合术成为昙花一现。《仙授理伤续断秘方》是蔺道人祖传多代的治伤经验，由于最后一卷得以传世，从而成为中国创伤骨科的奠基石。《世医得效方》是危亦林将累积古方参考祖传五世的经验编次而成，才能成为中国骨科史上的里程碑。没有祖辈经验的积累传授和创新后疗效的验证，危氏很难取得如此成就。正骨、伤科少林寺学派接骨治伤的经验一是靠师授，二是靠秘本互相传抄。明代中期以后，中国外科医学内治派占了统治地位，但正骨科、伤科仍得到发展并取得辉煌成就，实在与少林寺学派的医学实践有密切关系。新中国成立前的近百年间，濒于失传的中国古代骨科技术也就是有赖于师授家传得以保存。中国骨科自古以来在手法方面一直是以传授为主。

总而言之，骨伤学术流派的传承和发展，过去在医学史上写下了光辉的一页，不但是中国文化的宝贵遗产，也为世界医学的发展充实了丰富的内容，可以预料，今后还将为新骨科学术领域开辟广阔的园地。可以说，研究、发掘各骨伤学术流派的经验，就如得入宝山，必有丰富收获。

扬州王氏骨伤流派得之师授家传，又得远绍少林寺学派，虽不说丹成九转，也堪称肱经三折，必有实际经验；所幸其流派今有传人，并能运用现代科学技术加以继承、发扬，真所谓发皇古义、融汇新知，值得庆贺。其标举功能、少痛或无痛、经济之原则不仅识超凡俦，而且体现了高尚医德。《王氏骨伤秘旨》一书编写井然有序，纲举而目张；内博收而约取，即仰山而铸铜，煮海而为盐，采辍精华，不支不漏。不舍近而求远，不趋新奇而废正道，理既求其术必寻验，理论切合实践，心法尤于手法，辞简义贯如一箭破的，秘义尽似暗室张灯，有斐然可观之处。可以预卜，斯书或将流传，乐为之序。

扬州市科委主任　副研究员

吴　皓

1997. 7. 8

前　言

《王氏骨伤秘旨》从筹划编写到定稿，差不多花费了两年多时间，而书中的内容却远非两年或数十个两年所能成就。

中医骨伤科医学源远流长，流派众多，在西学东渐之前流派分呈，各具特长，囿于主观和客观种种因素，流派间虽互有渗透，但终不免有“各承家技，始终顺旧”之短。在西洋医学输入之前，中医是“当家作主”的；西洋医学输入之后，中医不再是门派之间的竞争，而且常面临着那时西医的非议。新中国成立后，党和政府颁布了中医政策，大力提倡中医，还制定了中医、西医、中西医结合三支力量各自发展、长期并存的政策。在长期并存中，中医代替不了西医，西医也代替不了中医，不过互相之间客观上存在疗效竞争问题。在这竞争中，中国医学依靠几千年的经验结晶加上对现代科技的利用，明显有其特长之处，并受到世人瞩目。如 1974 年以曼斯菲尔德为首的英国访华代表团报告说：“中国人在接骨、缝断肢、治疗烧伤方面为人类作出了贡献。”

不过，也应看到，中医骨伤宝贵经验，仍亟待发掘整理。原因有：其一，中医骨伤经验散布典籍之中，中医典籍浩如烟海，精萃论述、灵验技法方药、各家学术难于尽阅；其二，也有好学之士，广涉诸家，但面对众多流派往往无所适从，不得要领，实因“熟读王叔和，不如临证多”。因此，诸多宝贵经验虽载于典籍而有湮灭之危险。以目前中医骨伤科人员现状而论，自学之士，若无入门之好书或提高之善术，唯恐盲人瞎马误入歧途；师承之徒，有部分人涉猎有限，见识难广；出校学生，虽学读数年，但广种薄收，对繁多典籍，一时不能深研，苦于无良师指点，临床缺乏经验，不得要领。因此，出现一些怪现象，相当一部分中医丢弃了中医特长，改而盲目崇拜西医，津津乐道于手术治疗，以开刀为乐事，以开刀为能事，殊不知许多骨伤无需手术即可用中医传统方法治愈，并且简便易行，花费少，收效快，后遗症少，病人痛苦少。那种现象，甚至在中医医院里也不少见。真是捧着金饭碗讨饭吃，令人叹息。

面对这种现状，我们认为有必要把《王氏骨伤秘旨》奉献于大众，为中医骨伤事业作出绵薄贡献。自古以来，扬州人文荟粹，名人辈出，影响之广，不仅遍布全国，而且扬州是历史悠久的文化古城，唐朝时曾是有名的国际城市，闻名于世界。王氏骨伤流派就是根于这肥沃的土壤之中。

王氏骨伤流派，在江苏扬州名闻遐迩。王海峰先生（1904—1983 年）是扬州骨伤流派的代表，无痛正骨的创始人，全国名老中医。曾任江苏省武术裁判长，扬州市武术协会会长，市中医学会理事，市政协委员。王老先生骨伤之技术师受于其岳父祝天祥，祝氏精擅骨伤、针灸、外科。王老先生又精于武术，早年在上海“精武馆”师从张恒庆（河北沧州人。人称“铁腿张恒庆”）修炼武功，后遇王子平与其倾心切磋，互相敬慕，成为忘年之交。抗日战争爆发后，王老先生回扬州定居，以其精湛的医术服务乡里，广受大众称颂，在当时扬州众多的骨伤流派中独树一帜，并成为扬州唯一的能流传至今仍长盛不衰代有传人的中医骨伤流派，为扬州地区培养了大批骨伤人才。

扬州王氏骨伤流派传人王继峰受父亲王海峰亲炙，得其真传，复又在天津受教于尚天裕先生，并广泛结交当代中西医骨伤科名家，博取当代名家之长，取长补短，渐形成以中医传统为主体，西医技术为补充的诊治特色。其医疗特色多次报道于省内各大刊物，临床心得、论著颇丰，被赞誉为“骨王”。影响之广，远播中国香港、中国台湾、新加坡。受王氏父子的熏陶，言传身教，耳濡目染，王氏流派的传人继承了传统特色，又接受了西医骨科的理论和临床训练，并结合现代科技，探索用生物力学研究中医骨伤技法的奥秘，也取得了可喜的成果。

可以说扬州王氏骨伤流派正不断发扬光大。具有简便、安全、痛苦小、无再损伤、骨折愈合快、很少骨折并发症、功能恢复良好等特点。《王氏骨伤秘旨》虽不尽是几千年中医传统骨伤经验，至少可以说是王氏流派几代人心血的结晶。书中融汇了中医骨伤古往今来众多流派的经验，又有王氏流派的独特经验；本书虽以王氏骨伤为主，但也包含了新中国成立以来中医骨伤科领域中的进展和已经取得的成就，取长补短，去粗取精。因为王氏流派是一个开放的体系，不拒绝任何先进的技术。为与现代医学沟通，减少分歧，书中的解剖术语、病名、诊断以现代医学为主，现代医学空缺的术语仍沿用中医传统术语。对于西医药疗效较好的疗法，书中也作客观介绍。

书中经验的取舍充分体现了王氏骨伤流派的三原则。其一，功能原则。骨折的复位以最大限度地恢复正常生理功能为目的，注意不以牺牲功能为代价而追求换取解剖对位。其二，无痛或减少痛苦原则。缩短疗程，在众多的技法中选择行之有效而又能调动、利用、不损伤机体固有的修复机能，促进早日康复，减少病人痛苦的技法。其三，经济原则。尽量减轻病人的经济负担，减少对设备条件的依赖，避免并发症，让病人以最少的开支取得最佳的疗效。

清代学者王国维称古今之成大事业、大学问者，必经过三种境界：其一，“昨夜西风凋碧树，独步上高楼，望尽天涯路”；其二，“衣带渐宽终不悔，为伊消得人憔悴”；其三，“众里寻他千百度，蓦然回首，那人却在灯火阑珊处”。王氏骨伤流派经过几代人的努力，也许已经历了此三种境界。《王氏骨伤秘旨》便于初学者阅读、也适合于有一定临床经验者阅读，对于有较深造诣者也有帮助，对研究中医骨伤流派者也不失为一本有用的参考资料。但愿本书能使诸多的“众里寻他千百度”的迷惘者能“蓦然回首”体验“那人却在灯火阑珊处”的意外收获。

本书的编写力求系统、实用、可靠，但见闻所囿，谬误在所不免，敬请专家斧正。

目　录

上　篇

第一章　手法概论

《素问·血气形志篇第二十四》说："形数惊恐，经络不能，病生于不仁，治之以按摩醪药"。《诸病源候论》也说："为断皮肉骨髓，伤筋脉，皆是卒然致损，故血气隔绝，不能周荣，所以须善系缚、按摩、导引、令其气血复也"。《医宗金鉴》说："夫手法者，谓以两手安置所伤之筋骨，使仍复于旧也"。"因跌仆闪失，以致骨缝开错，气血凝滞，为肿、为痛，宜用按摩法，按其经络，以通郁闭之气，摩其壅滞，以散郁结之肿，其患可愈"。所以《医宗金鉴》说手法是"正骨之首务"。从手法的作用来分，可以分为：诊断手法、接骨手法、上骱手法、理筋手法。

第一节　诊断手法

中医骨伤科的诊断手法主要为摸诊。《医宗金鉴·正骨心法要旨》说："摸者，用手细细摸其所伤之处，或骨断、骨碎、骨歪、骨整、骨软、骨硬、筋强、筋柔、筋歪、筋正、筋断、筋走"在没有X线设备时，依靠长期积累的临床经验，运用摸法能对许多损伤性疾病得出较为正确的诊断。古人"手摸心会"就是通过摸诊做到心中有数。

（一）摸诊的重要用途

1. 摸压痛处：压痛在骨折线部位最敏感，对诊断不完全骨折意义较大。长骨干完全骨折时在骨折部多有环状压痛。横形骨折压痛点较短并且与伤肢纵轴垂直；斜形骨的压痛点较长且与伤肢纵轴斜交。骨折周围钝性压痛范围大，则软组织损伤范围大；反之，软组织损伤范围小。

2. 摸畸形：有移位的骨折伤肢出现畸形。移位越大，畸形越重。骨折处增粗有凸凹畸形，但不在伤肢的同一水平面上。伤肢缩短为骨折有重叠缩短移位。两骨折端接近在同一水平位上有凸凹畸形为侧方移位。骨折端凸凹畸形部位不在伤肢纵轴的同一水平线上，伤肢缩短较少，为斜形或螺旋形骨折。髌骨、尺骨鹰嘴骨折有分离移位时两骨折端有凹陷。

3. 摸肤温：陈旧性骨折局部温度正常。新鲜骨折局部温度稍高。骨折处红肿、灼热则有可能是感染化脓。伤肢发凉麻木，远端苍白或紫绀并且不能摸及远端脉搏，是伴有血管损伤或被挤压，须防伤肢坏疽。摸肤温一般用手背测试最为合宜。

4. 异常活动：陈旧性骨折畸形愈合可无异常活动。骨不连接或骨折延迟愈合均有不同程度的异常活动。骨折纤维愈合时可有极轻微的异常活动。新鲜完全骨折在骨折部均有异常活动。活动范围大则骨折重、软组织损伤重。反之，骨折和软组织损伤轻。异常活动与骨干纵轴垂直且范围较小为横形骨折。若活动范围大且与骨干纵轴斜交者为斜形骨折或螺旋形骨折。活动感较散乱，为粉碎性骨折。有活动感但摇动伤肢时无痛或微痛为骨不连接形成假关节。

如果能用其他检查方法诊断清楚则尽量少采用异常活动检查，以减少病人痛苦和再损伤。

5. 摸弹性固定：关节脱位的特征之一是脱位的关节常保持在特殊的畸形位置，在摸诊时手中有弹力感。

6. 摸肿块：要摸清肿块的解剖层次，是囊性的还是骨性的，是在肌肉、肌腱、还是在骨骼，还要触摸其大小、形态、硬度、边界是否清楚、推之移动度如何。

（二）常用手法

1. 触摸法：是摸诊的常用方法。用拇指、食指和中指先轻触摸肌肉软组织，使病人适应，不感到痛苦，再稍重触摸到筋骨部分。受伤部位表浅、软组织薄弱处可轻巧触摸，软组织丰厚处可从肌肉间隙处稍用力触摸。触摸时先从远离受伤处开始，逐渐摸向伤损处。

2. 挤压法：用手挤压伤损处上下、左右、前后，根据力的传导作用来判断骨骼是否折断，骨折处可发生锐痛，结合其他检查可对骨折做出诊断。四肢伤损用手相对捏挤，骨折处发生锐痛。胸背伤损用手掌在胸背部相对挤压，肋骨骨折处有锐痛。用两手挤压分开髂骨翼，骨盆骨折处有锐痛。所以，挤压法有助于鉴别骨折、轻组织挫伤和内伤。

3. 叩击法：是利用对肢体叩击的冲击力来检查有无骨折。用手指或掌根或拳叩击相应部位，冲击力作用于骨折端会产生锐痛。

（1）局部叩击痛：即轻轻叩击伤肢在骨折处有锐痛。

（2）纵轴叩击痛：用拳或掌叩击伤肢远端，冲击力沿长骨纵轴传导到骨折处，两骨折端相撞击，骨折处产生锐痛。检查股骨、胫腓骨骨折，有时采用叩击足跟的方法。检查脊柱损伤可叩击头顶，即术者用左手掌覆盖在患者头顶部位，右手握拳叩击左手背，冲击力沿脊柱向下传导至脊柱骨折处可产生锐痛。纵轴叩击痛是骨折的主要特征之一。有些不完全性骨折，其他检查征象不明显时，采用叩击法常可得到阳性体征。检查四肢骨折是否愈合也常采用纵向叩击法。

4. 屈伸法：用一手握住伤肢远端，另一手握住疑有骨折的部位，轻缓地作伤肢关节屈伸动作，骨折处可发生锐痛、异常活动或骨摩擦音，当有这些异常时要马上停止屈伸。还可根据屈伸的度数作为测量关节活动功能的依据。屈伸法多用于检查有无关节处骨折或关节内骨折。屈伸法常与病人主动的屈伸进行对比。

5. 旋转法：术者握住伤肢下远端，作轻缓的内、外旋转、内收、外展，同时另一手摸住疑有骨折处，有骨折时此处有锐痛、异常活动或骨摩擦音。旋转法常与病人主动的旋转进行对比。

6. 摸认法：在已诊断有骨折移位或关节脱位时要进行手法复位，在麻醉后要摸认骨折移位或关节脱位情况有无变化，以免手法整复时发生错误，因为诊断后在搬动病人或病人自行移位受伤肢体时有可能使移位或脱位的方向、位置有所改变。此外，骨折端有背向移位时，移位是顺时针旋转或是逆时针旋转，单纯从病史，或X线照片上很难判断，所以在麻醉后可把远骨折段进行顺逆两个方向旋转检查，查出移位时旋转的方向。

（三）摸诊注意事项

1. 摸诊要多作比较

（1）两侧对比摸法：要把健肢与伤肢对称放置，两手各摸一侧进行，还可交换两手再摸对比，从而发现异常处。

（2）两人对比摸法：找一个与病人体形相似的健康人在相同的体位上对比摸认。

（3）望、比、摸综合应用，多方对比健侧与伤侧，可比形状、比粗细、比长短、比动态、比活动功能等。

（4）前后对比　即治疗前后的对比，如复位前后的对比，病程初期、中期、后期对比等。

2. 摸诊要在软组织薄弱处如胫骨嵴、尺骨嵴或肌肉间隙处摸认，容易摸清。

3. 平时要多练习摸认正常肢体，才能在临证时识别异常体相。如《医宗金鉴·正骨心法要旨》所说："必素知其体相"才能做到"以手折之，自悉其情"。

4. 摸诊要细致认真，不要草率，防止误诊。用力由轻渐重，要轻巧不要粗暴，防止增加病人痛苦或加重损伤。

第二节　接骨手法

接骨手法，又称整骨手法、正骨手法、正骨复位手法，是运用手法把断骨连接复还原形原位的手法总称。广义的包括骨折和脱位的复位手法，狭义的仅指骨折的复位手法。

《仙授理伤续断秘方》把接骨手法分为拔伸、捺正两大类。拔伸与牵引含义相同，是在伤肢远端沿纵轴施加反向拉力以矫正重叠移位和短缩变形。捺正是指用一手或双手按捺断骨，使断骨成角或侧方移位得到矫正。拔伸与捺正是复位的最基本手法。

一、拔伸法

拔伸法，又名拔入、拽正、牵引，《仙授理伤续断秘方》最早记载。这种方法是用手臂、脚，或器械牵拉伤肢两端使骨折端或离开关节臼的关节头承受纵轴的拉应力，以矫正缩短移位便于复位。骨折或关节脱位之后，骨失去了支撑作用，附着于骨周围的肌肉遭受损伤的疼痛刺激而呈痉挛收缩状态。由于肌肉附着点不同和作用力方向大小不同，可使骨折产生短缩、重叠移位、不同方向的成角、旋转移位，使脱位的关节呈弹性固定于异常位置上。如果不改善缩短移位，其他移位也很难得到整复。脱位关节周围痉挛的肌肉不松开，关节头也很难还纳进入关节臼。拔伸手法可解除肌肉痉挛所致的短缩移位，改善成角移位、旋转移位。拔伸时骨折周围软组织绷紧产生向伤肢横轴的挤压力，对有侧方移位的骨折端有轻度挤压复位的作用。当然，对移位多的骨折，还应配合其他手法整复。

拔伸法通常由助手进行。《仙授理伤续断秘方》中记载“凡拔伸或用一人或用两人或三人，看难易如何。”也就是根据拔伸所需力平稳均匀，配合默契，不可猛拉硬拽。清·赵延海在《救伤秘旨》中要求“徐徐用力拔伸断骨，用手揣令归原。”拔伸力要由轻到重，有拔伸力一定要有反拔伸力，作用于骨折近段，即对抗牵引；否则，骨折短缩不能拉长，脱位关节不能拉开。反拔伸力可由另一助手施加，也可用宽布带把患者系于床上或牵于其他固定物体上，也可利用患者自身体重，如《世医得效方》中的脊椎悬吊复位法。

拔伸的方向由骨折移位的方向来决定。一般近骨折段纵轴所指的方向就是此伤肢拔伸的方向，如拔伸股骨上段骨折；或者，先按骨折后远骨折段畸形的方向和脱位关节弹性固定的位置拔伸，然后再缓慢地回到近骨折段纵轴所指的方向，如拔伸桡骨远端骨折。

拔伸时要注意尽可能直接拔伸该骨骨折的远近两端，如《仙授理伤续断秘方》所说“拔伸当相近本骨损伤处，不可别去一节骨上。”这样可把牵引力直接作用到两骨折端上。如果骨折发生在骨骼关节附近，远骨折段过小握不住，也可拔伸伤肢远端，使牵引力通过关节传导到骨折端。

拔伸时手的力量不足，可配合软绳布带牵引复位，这时要注意加厚棉垫防止勒伤皮肤。复位后因肌肉收缩而重新移位，夹板难以固定时，可配合皮牵引或持续骨牵引。

骨折有分离移位时要防止因拔伸增加移位程度。如尺骨鹰嘴骨折、撕脱骨折等。

总之，拔伸要遵守“欲合先离，离而复合”的原则，拔伸力由轻到重，再由重到轻，牵引方向因病而异，因势利导。

二、捺正法

捺正法在《仙授理伤续断秘方》最早记载。广义的捺正法几乎包括整个整复手法，本书指狭义的捺正法。捺，指用手揿，手重按。捺正法是用手揿按使骨折移位突起的骨折端和脱位的关节复位的方法。骨折移位的捺正法古称“撙令平正”。捺正法用于横形、短斜形、短螺旋形、粉碎性骨折有侧方移位或成角移位以及部分关节脱位。对有短缩移位和重叠移位的骨折和关节脱位后周围软组织挛缩时，要先用拔伸法矫正骨折和脱位的短缩移位之后再用捺正法复位。端、提、挤、按、推法都包括在捺正法之中。骨折后，当矫正了重叠、旋转和成角移位，侧方移位就成为骨折的主要畸形。对侧方移位应以手指直接用力揿按于骨折断端使其平正。前后侧移位以提按为主，内外侧移位以端提为主。操作时，术者用一手固定骨折近端，另一手握住骨折远端，或上下提按，或左右端挤；凹陷者施以端提，突起者予以挤按，使“陷者变起，突者复平”。《医宗金鉴·正骨心法要旨》有“推之就而复位”的记述，同属于捺正法。

捺正法还可分为两点和三点捺正法。

（一）两点捺正法

用于骨折侧方移位。拔伸后，术者一手揿按骨折远端，另一手揿按骨折近端使骨折向伤肢纵轴靠拢，当远近两骨折端的轴线连为一线时，达到解剖对位。由于骨折的移位方向不同，作两点捺正法时要注意以下三点：

1. 骨折移位要在使用拔法的基础上使用捺正法。或者说要在矫正缩短移位、成角移位以及旋转移位后再捺正。

2. 按捺点要尽量接近骨折线处，否则会减弱按捺力。

3. 按捺点要放在突出最高点上或接近最高点处向纵轴线按捺。

（二）三点捺正法

用于骨折成角移位。助手拔伸后，术者一手按捺成角侧的角顶部，一手按捺开口侧骨折远端，助手按住开口侧骨折近端，三点力量向伤肢纵轴线方向揿接，矫正成角。小骨骨折，也可由术者一人用两大拇指按捺成角的角顶部，两手其余手指按捺骨折的两端，使骨恢复为正常的轴线相接状态。作三点捺正法要注意以下四点。

1. 三点捺正法要以拔伸法为基础，即在拔伸状态下进行。拔伸力要根据骨折情况有轻重不同，防止造成再损伤或拔伸不足难以捺正。

2. 捺正前要找准骨折开口部位、成角移位方向和角顶的准确部位。

3. 捺正时在成角侧要按捺在骨折线处，开口侧要按捺在离骨折线的两个点上，两个点离骨折线越远，杠杆力越大，越易复位。但两点以通常不应超越骨折处的上下两个关节。对有成角畸形愈合的陈旧性骨折或有骨病者捺正时，开口侧的两点不能离损伤处太远，防止造成骨折线外的骨折。

4. 对有成角移位的小儿青枝骨折，可把开口侧放在床面上，成角侧向上，一手扶住远端，一手向下按捺成角顶部位，可防止按捺过度造成完全性骨折或侧方移位。

总之，捺正法操作时要部位准确、方向明确、用力适当、着力点在骨折断端处，使断骨重新连成同一轴线。

三、旋转法

旋转法在《仙授理伤续断秘方》中称为"捻捺"，也就是捻转捺正，"时时转动使活"是缓慢多次的旋转复位法。《伤科汇纂》记载踝部骨折、脱位用"内凸向外拗、外凸向内把"。"拗"、"把"都是用旋转手法。旋转法就是对有旋转移位的骨折或部分关节脱位的伤肢远端进行适当方向的旋转达到复位目的的手法。

旋转手法的适应证：可用于有旋转移位的骨折、背向移位骨折、部分关节内或近关节骨折，也可用于以下三种场合。软组织嵌入骨折端时，可使骨折不愈合，旋转手法可使嵌夹在两骨端的软组织脱出骨折端。陈旧性骨折骨不连接时，骨折端硬化，可用旋转手法研磨骨折端，造成新的微小骨折面，再作复位固定。陈旧性骨折畸形愈合，可用旋转手法把畸形愈合处造成再骨折。

旋转法又可分为三种：回旋法、捻转法、转动法。

1. 回旋法　可用于螺旋形骨折、斜形骨折、有背向移位骨折、或骨折端有软组织嵌入的骨折。接近躯体的近侧骨折段位置不易改变，远侧骨折段因失去连续故可移动，以近侧骨折段为轴心，远侧骨折段绕近侧骨折段边缘回旋，使骨折断面吻合。操作时，助手先大力拔伸 3～5 分钟，使骨折周围软组织松弛，然后减轻拔伸力，术者先轻轻地试探顺转或逆转，探知向何方旋转有软组织阻挡，并判断骨折形成背向移位的路径，最后术者一手固定近侧骨折段，另一手把远侧骨折段按外力造成背向移位的相反路径回旋，使两骨折面吻合，再用挤捏法使两骨折面紧密接触。如果软组织嵌入骨折端，可在拔伸状态下采用顺逆两个方向的回旋，同时使用捻转法，可使嵌入的软组织脱出骨折端，当有清脆的骨摩擦音自骨折处发出说明嵌入的软组织已解脱。

施用回旋法时要注意以下事项：

（1）拔伸要用力适当，通常作回旋手法时拔伸力要轻，便于伤骨回旋，但拔伸力太轻，则肌肉松弛，可能在回旋时骨折端插入或嵌入肌肉，使复位失败。

（2）回旋时要使远侧骨折端紧贴近侧骨折端骨皮质回旋，阻力较小，再损伤也轻。

（3）回旋时如果有软组织阻挡，应改变回旋方向。

2. 捻转法　用于骨折后有旋转移位、陈旧性骨折畸形愈合、骨不连、假关节形成等。是以近侧骨折段的纵轴为轴心，顺时针或逆时针旋转近侧骨折段，把旋转应力作用到骨折端。通常新鲜骨折的旋转移位较小时，在拔伸后旋转移位即可随之矫正。如果骨折的旋转移位较大或移位时间较长，需要用捻转法使旋转移位得到复位。如股骨颈骨折或粗隆间骨折后，骨折远端呈外旋畸形，助手拔伸后术者先作内旋（逆移位方向）捻转，再配合其他手法复位。陈旧性骨折畸形愈合在3个月之内者，可单用捻转法折骨并松解周围软组织，然后再配合其他手法复位。陈旧性骨折骨不连在半年之内者，可用捻转手法研磨骨痂，造成新的小骨折面，再作复位固定。

施用捻转法要注意：

（1）较大的骨折用捻转法时要有助手握住肢体远端，防止损伤或加重移位。

（2）要和缓轻柔地进行捻转，不能急于求成或粗暴施术。

（3）捻转法矫正旋转移位时，捻转复位度数要稍微超过移位度数，可松弛牵拉旋转的肌群，可防止发生再移位。

3. 转动法　可用于关节内骨折或近关节骨折有侧方移位、成角移位、旋转移位者。是在靠近骨折的关节，依据具体情况选用矢状轴、冠状轴或上下轴作顺时针或逆时针转动，使移位的骨折复位。

转动法可单独使用，如关节内骨折和肱骨外髁翻转骨折可使骨折块逆移位方向转动翻回而复位。转动法也常常要和其他手法配合使用，如肱骨内上髁骨折有骨折片嵌入肘关节内时，可转动肘关节并配合其他手法使骨折片脱出关节间隙而复位；又如肱骨外科颈骨折有成角移位、侧方移位，需要在拔伸状态下转动，同时加用捺正法而复位。多轴性关节（如肩、髋）附近的骨折，一般在矢状面、冠状面、水平面三个平面上移位，复位时要改变几个方向，才能将骨折复位。如肱骨外科颈内收型骨折复位时，牵引方向是先在内收内旋位，然后外展，再前屈上举过顶，最后内旋叩紧骨折，把上举的肩关节缓慢放下，才能矫正骨折断端的嵌插重叠，向外向前成角及旋转移位。

施用转动法要注意以下事项：

1. 转动复位时转动的方向要与骨折移位的方向相反。

2. 转动时要缓慢轻柔，不能急躁粗暴。

3. 转动过程中仍要保持一定的拔伸力，以防骨折端刺伤周围软组织，并且可防止断骨近侧段随之嵌插旋转使复位失败。

4. 转动法常常需要和其他手法配合使用。

四、折顶法

折顶法，又名翻托法、反折法。多用于肌肉较丰富的横断骨折或锯齿型骨折，当重叠移位大经用拔伸牵引及捺正法不能完全矫正重叠移位时，可用折顶法复位。术者用拇指并列抵压骨折突出的一端，用两手其余四指重叠环抱骨折下陷的一端，在适当拔伸状态下两拇指用力挤按突出的骨折端，并使骨折处的原有成角加大到30°~50°，凭借拇指感觉，估计两骨折端的骨皮质已互相接近后，骤然用环抱的四指把折角伸直，进行反折。施行手法时拇指要持续推按突出的骨折端，这样比较容易矫正重叠移位畸形。用力大小根据原来重叠移位多少而定。用力方向可正可斜，单纯前后方重叠移位者，正位成角折顶，同时有侧方移位者，斜向折顶。本法不仅有助于矫正重叠移位，也可以矫正侧方移位。

折角点要选择准确，通常选在远、近两骨折段突起最高点处。还有一个验证方法，就是术者两手稍用力把上述两突起点向患肢纵轴线接压时，如果发出“乓”的骨皮质碰击声并且术者手下有阻碰感觉，为选点正确；如果发出摩擦音并且术者手下有滑动感，为选点不当，折顶常不能成功。

折顶时折角方向应注意避开大血管神经，如果不能避开，术者可加用旋转手法，把远侧骨折端转移到安全折角方向上去，再作折顶手法。

施用折顶法要注意以下事项：

1. 折顶着力点要准确并注意避开重要的血管神经。

2. 折顶过程要准确有力，不能粗暴蛮干。

3. 折顶操作中可加用推捺、摇晃等动作，借以避离骨折端齿状突起的阻碍和周围软组织的牵挂，使折顶法容易成功。

4. 注意骨折端不要刺破皮肤。

5. 开放性伤口，在伤口愈合之前不宜作此种手法。

五、屈伸法

屈伸法可用于部分近关节骨折或关节内骨折。是在拔伸下作关节屈伸的手法。此法在《世医得效方》中名“拽屈拽直”，《证治准绳》中名“拽屈拽伸”，《医宗金鉴·正骨心法要旨》中记载为：“拽之离而复合，推之就而复位”。

屈伸法有直接、间接复位作用和整理归原作用。

1. 直接复位作用：近关节骨折时，近侧骨折段太短小，术者不易用手握住，用关节的屈伸活动可带动骨折段复位。如肱骨髁上骨折伸直型，在拔伸状态下，术者用两拇指按捺住向后移位的远侧骨折端，两手其余手指按捺住向前移位的近侧骨折端，作捺正法，助手同时在拔伸下屈曲肘关节，使骨折的侧方移位和成角移位得到复位。关节内骨折时，如尺骨鹰嘴骨折，有分离移位，在作合骨复位法的同时作小范围的屈伸法加捺正法，容易复位，并且能使被骨折涉及的关节面不平整的移位通过关节的屈伸得到复位。

2. 间接复位作用：骨折片被附着的肌肉收缩牵拉，可产生不同的移位，通过屈伸对牵拉肌肉有影响的关节，可使该肌肉被拉紧或松弛，有助于复位。例如肱骨内上髁骨折，当骨折片被嵌夹在肘关节内时，作腕关节的背伸，使屈指总肌腱拉紧，牵拉骨折片，结合其他手法，使骨折片脱出肘关节，再作腕关节掌屈放松前臂肌群，以便于作骨折片复位。

3. 整理归原作用：在骨折复位后作屈伸法可以整理残余的小异位，使其整理归原。如肱骨髁间骨折或肱骨外髁翻转骨折复位之后，术者用手握住已复位的骨折部位，作临时固定，同时作肘关节轻度的屈曲、伸展，使被骨折线涉及的关节面模造塑形，促使关节完整平滑。

施用屈伸法要注意以下事项：

1. 屈伸动作要缓慢柔和，防止增加周围软组织的损伤。

2. 屈伸活动范围要适度，防止造成新的损伤或加大移位。

3. 复位后用屈伸法模造塑形时要临时固定骨折片，防止发生再移位。

六、挤捏法

挤捏法是在相对方向挤捏使骨折部位承受向轴线挤压的合力，使分离的骨折端或骨折片复位。《普济方》中记载：“腿胫伤折法……再用手按捏平正。”《救伤秘旨》中记载：“捣搦相接归原”。挤捏法用于管状长骨长斜形骨折、长螺旋形骨折线较宽有分离移位时，术者用两手在骨折处作相对挤捏，使骨折线靠紧而复位。当粉碎性骨折小骨片呈分离移位时，术者可用手指挤捏小骨折片使之复位。肱骨内髁骨折、外髁骨折，骨折块分离，或肱骨髁间 T 字形或 Y 字形骨折有分离移位，术者可作相向挤捏使骨折相互靠紧复位，跟骨骨折，在轴位上有纵形或长斜形骨折。并且有分离移位，可在跖屈位拔伸，术者用两手掌相向挤按跟骨两侧，并向跟骨的下前方推按挤捏，同时配合捺正法、旋转法等，可矫正跟骨轴位上纵形骨折的分离移位，并且可整复跟骨结节关节角。

施用挤捏法要注意以下事项：

1. 挤捏点和挤捏方向要选择准确，如有偏差反而使骨折的移位更大。

2. 挤捏力的大小要根据受伤骨骼的大小来确定，可选用一手捏、两手挤或两手掌相向对挤。

3. 挤捏复位后要妥善固定，防止再次分离移位。

七、分骨法

分骨法用于骨折后两骨或多骨之间的骨间隙变狭的移位。术者用拇指掐捏于一侧，食指、中指并力掐捏于另一侧，使并列骨的骨间隙增大恢复到正常位置。如前臂尺桡骨双骨折，骨折段因受暴力作用或骨间膜或骨间肌的牵拉而相互靠拢，使骨间隙狭窄。复位时用两手分骨，把骨间隙拉扯分开至正常距离。掌骨、跖骨骨折后移位并拢，可用手指掐捏楔入狭窄的骨间隙，使骨间隙扩大，向轴线聚拢的成角移位和侧方移位得到整复。

施用分骨法要注意以下事项：

1. 分骨法仅用于有向轴线靠拢的成角移位处，复位时需要把骨间隙正常的部位临时固定，仅对骨间隙变狭处施行分骨术。

2. 分骨时拔伸力要适当，使骨折周围的软组织松弛，以便于分骨。

3. 分骨时还可根据病情加用其他手法，如捺法、摇晃、旋转等。

八、合骨法

合骨法是把有分离移位的远近两侧骨折端在骨折线处合拢，可用于横断型、锯齿型骨折断端间有缝隙者。合骨法还有不同的表述，如《仙授理伤续断秘方》载："或用力收入骨"；

《证治准绳》载“凡膝盖骨损断，用手法捺进平正”；《伤科汇纂》载“此为缩法之手功”。合骨法细分有摇摆、叩击、推抵、送压等方法。横断型、锯齿型骨折在用其他手法基本复位后，骨折的断端间可能仍有缝隙，为使骨折面紧密接触，复位后位置相对更加稳定，术者可用两手固定骨折部，在助手维持牵引下轻轻左右或上下方向摇捏骨折远段，待断端的骨擦音逐渐变小或消失后则骨折断端已紧密吻合。触碰推压手法用于必须使骨折部紧密嵌顿者，如横型骨折发生于干骺端时，骨折整复和夹缚固定后，可用一手固定骨折部的夹板，另一手沿骨干纵轴，轻轻推压叩击骨折远端，使骨折部紧密嵌插，以加强其稳定性并且能促进骨折愈合。

合骨法还可用于复位后检查复位效果。如果复位后，骨折端已大部分对位时，用合骨法时术者可感到两骨折端有相互抵触感，伤肢不缩短或过多延长。反之，整复未成功，骨折端不能抵住，术者手中无抵触感，则可出现伤肢明显缩短，当骨折端缝隙过大或缝隙中有软组织嵌入，则伤肢延长。

施用合骨法注意以下事项：

1. 在用合骨法前，应先施用其他手法使骨折端基本达到对位对线要求。

2. 合骨法用于近关节骨折时，应注意关节保持适当的位置，以便于合骨。

3. 合骨的摇摆、推抵、送压、叩击可综合使用，使骨折断端结合紧密。

［附］

一、接骨手法适应证

手法整复骨折疗效好、愈合快、痛苦少、操作易、费用省、并发症少，所以绝大多数骨折可用正骨手法治疗。

具体列举如下：

1. 闭合性四肢长管骨骨干骨折：如肱骨干骨折，尺桡骨骨折，股骨骨干骨折等。

2. 四肢近关节骨折：如肱骨外科颈骨折，肱骨髁上骨折等。

3. 四肢关节内骨折：如肱骨髁间骨折，股骨髁间骨折，踝部骨折等。

4. 小管状骨骨折：如锁骨、掌骨、指骨、跖骨、趾骨骨折等。

5. 板片状骨折：如头部骨折，面部骨折，肩胛体部骨折，骨盆骨折等。

6. 块状骨骨折：如舟骨骨折，髌骨骨折，跟骨骨折等。

7. 脊椎骨骨折：如胸椎骨折，腰椎骨折，骶尾椎骨折等。

8. 合并关节脱位的骨折：如肱骨外科颈骨折合并肩关节脱位，踝部骨折合并踝关节脱位等。

9. 四肢开放性骨折：作清创术时可将骨折用手法整复，如开放性桡骨远端骨折；或清创拆线后，作复位外固定，如股骨骨折。

10. 陈旧性骨折：各种长管状骨骨折，如股骨畸形愈合；2～3 周以内的近关节骨折，如肱骨髁上骨折，半月以内的关节内骨折，如肱骨外髁翻转骨折。

二、接骨手法慎用证

某些情况要慎用正骨手法

1. 骨折后局部肿胀较重，慎用手法。需要及时复位者除外。

2. 长斜形骨折，骨折端锋利尖锐，靠近神经血管者，宜用轻缓手法，尽力避开血管神经，谨慎复位。

3. 有神经被远近两骨折端钳夹且有神经症状者，手法宜轻缓，要先把神经逸脱出来再复位，如肱骨中下 1/3 段斜形骨折。

4. 开放性骨折，伤口较小且已缝合，整复时要注意保护伤口，伤口较小有轻度感染者，慎用手法整复。

5. 脊椎压缩性骨折并发脊髓损伤轻瘫者要慎用手法整复。

6. 曾有脏器损伤内出血已止，施用手法时要作好急救准备，施术要谨慎。

7. 尽量避免在X线直接照射下施术。

三、接骨手法禁忌证

1. 开放性骨折伤口感染较重，禁作骨折一次性整复手法，防止炎症扩散。

2. 感染性、破坏性病理性骨折，如骨结核、骨髓炎、骨肿瘤等禁作手法整复。

3. 开放性骨折伤口作清创术，创口未愈合，禁作手法。

4. 移位骨折经整复已达到功能复位标准者，不宜再作手法。

5. 脊柱压缩性骨折合并脊椎关节突间关节绞锁。

6. 颈椎骨折并脊髓损伤，上段有移位，禁作一次性大力手法复位。

7. 粉碎性脊椎骨折，椎管内有明显骨折片者，严禁作脊椎超伸展手法复位。

8. 移位骨折，在复位过程中容易损伤血管神经时，禁作手法复位。

9. 开放性粉碎性骨折，严禁过多取出骨折碎片，防止因骨缺损形成假关节。

10. 出血性休克，除应急手法外，禁作其他手法。

11. 有严重高血压、心脏病、哮喘、身体过度虚弱，禁作重手法。

四、接骨手法施用时间掌握要点

正骨手法用于骨折，要有恰当的操作时机、操作时间和间隔时间，并且应较为严格把握。

1. 施用正骨手法时机

对有移位的骨折施行手法整复治疗要求越早越好。骨折后半小时之内，局部疼痛较轻，出血较少而肿胀也较轻，肌肉未发生痉挛，并且有一种自然回复力。自然回复力就是骨折移位后骨折周围软组织处于异常位置，或松弛或被牵拉紧张，都有把移位的骨折端拉向原位的力，叫做自然回复力。这时进行手法复位，只要消除了回复路径上的障碍，用较小的力量就可使骨折弹拉回到正常位置。所以这时最适宜复位。

骨折后4~6小时，肿胀和疼痛仍较轻，仍存在自然回复力，也很适宜复位。

骨折1周左右，出血和血肿已达极限，但瘀血未机化，也可手法复位。

骨折1周过后，骨折周围软组织充血、肿胀、炎症，疼痛加重，血肿渐渐机化，骨折端逐渐被机化物粘连而难移动，复位较困难。

所以，骨折复位最佳时机是骨折后24小时之内，1周之内其次，1周之后较差。1~3周也可手法整复。3周以上为陈旧性骨折，复位难度加大，需要用陈旧性骨折复位手法整复。

2. 正骨手法操作时间

骨折复位的手法操作时间越短越好，次数越少越好。

在一瞬间把移位的骨折整复到解剖位，可减少痛苦和损伤，有利于骨折固定和愈合。反复多次手法复位，会加重骨折周围软组织的损伤，骨折端面被磨平，软组织被拉松，影响稳定和愈合。

3. 正骨手法间隔时间

要尽力一次快速复位，避免多次操作。

再次复位的间隔时间要根据具体情况而定。

（1）首次复位操作时间短，用力轻，损伤轻，无并发症，可在1~3天后再次复位。

（2）首次复位操作次数多，骨折面被磨光，软组织松弛，骨折不稳定，可临时固定，休息3~7天，再行整复。

（3）病人健壮，或者骨折2周以上，骨折周围肌肉挛缩，一次手法难以把缩短、侧方、成角移位全部整复时，可先纠正侧方移位，用小夹板固定，5～7 天后再用手法整复成角移位。

（4）开放性骨折，如果因故不能完全整复骨折移位，可等待伤口愈合拆线后再行手法复位。

（5）病人体质差或有严重并发症，不能一次完全复位时，可加强支持疗法，等身体有所恢复再行手法复位。间隔时间酌情而定。

第三节　上骱手法

上骱手法是整复关节脱位的手法。关节脱位也叫脱骱、脱臼、失骱、脱髎，所以整复关节脱位的手法叫做“上骱”、“上髎”。上骱手法从总的原则上是传统正骨手法的一个组成部分，但由于关节脱位属骨的位置改变与骨骼折断性质有区别，所以上骱手法也有其特点。《伤科汇纂》说：“上髎不与接骨同，全凭手法及身功，宜轻宜重为高手，兼吓兼骗是上工，法使骤然人不觉，患如知也骨已拢”。上骱更加强调拔伸牵引力量、手法的灵巧性和转移患者的注意力以减少或消除患者因疼痛产生的抵抗力。

一、拔伸法

拔伸法在上骱时非常重要，是脱臼复位的三大原则之一，要按照：“欲合先离”、“离而复合”的原则牵引。四肢关节脱位时，杵骨头从窠臼中脱出，要把脱出的杵骨头复位，必须克服肌肉痉挛收缩，所以拔伸牵引必不可少。

拔伸法在《伤科汇纂》中称为“拉”、“拽”，也有单称为“拔”者。拔伸时必须作对抗牵引，有人称为“扣”法。对肌肉丰厚的大关节上骱，为了增加牵引力，可应用布带协助牵拉，或借助脚蹬、手拉足蹬同时进行。《伤科汇纂》称为“牮”法，手拉脚牮。拔伸还可应用自身重量对抗牵引，如治颈骨缩进用汗巾提法，上大腿髎用绳倒吊法。

二、捺正法

捺正法是对脱位的关节用手重按的复位方法。捺正法用于关节脱位在古代又称“揣令相按归原”。关节脱位常呈“歧而旁突”状态，捺正法可使“突者复平”。

捺正法是各种脱臼复位的重要步骤。如果把捺正法细分包括端、提、挤、按诸法，可以综合应用，也可单独选用其中一法运用。

捺正法常与拔伸牵拉配合。如颞颌关节脱臼、肩关节脱臼时的复位。

脱臼复位时要非常注意运用力学原理，如考虑力点、支点、力臂，利用杠杆作用，古人已在实践中巧妙运用。《仙授理伤续断秘方》记载用椅背协助整复脱位。对肩关节脱位，后世有双梯穿横杆整复法、膝顶复位法、杠杆上骱法。

捺正法有两点捺正法和三点捺正法。两点捺正法如用于肩关节脱位，可先得保持拔伸牵引状态，一手按捺住肩峰，一手按捺脱位的肱骨头，使之复位。两点捺正法还可用于肘关节后脱位，及指掌关节、指关节、跖趾关节、趾关节脱位等。三点捺正法如肩关节脱位梯上复位法、木杠复位法，它是利用梯步横木或木杠作为支点，助手握住关节以外的上肢拔伸牵引，并逐渐向下按捺，作为力点，另一助手把患者向下按捺加上患者的体重下坠作重力使之复位。下颌关节脱位的口内复位法，也是三点捺正。

运用捺正法上骱要注意：

1. 要摸认出关节头脱出的位置。

2. 常要在拔伸状态下进行。

3. 按捺点要尽量接近关节头及紧靠脱位的关节处。

三、旋转法

旋转法用于部分关节脱位，是握住伤肢向适当方向旋转的上骱手法。上骱的旋转法也可细分为回旋法、捻转法、转动法。

上骱的回旋法有时用于肩关节脱位。如肩关节遭受传导暴力使肱骨头冲破关节囊的前下部而脱位，脱位后暴力继续把肱骨头推向别处，形成喙突下脱位，或肩胛下脱位，或锁骨下脱位。上骱时最好将肱骨头挪到原脱位时关节囊破口之处，则易上骱成功。特别是锁骨下脱位，要先用回旋法把脱位的肱骨头挪到关节的前下方，再继续复位。

捻转法可单独用于小关节脱位，如掌指关节、各指间关节、跖趾关节和各趾间关节脱位等。如果上述关节脱位不能再拔伸加捺正复位，可用捻转。术者一手固定住脱位关节的近侧骨段，另一手握住远侧骨段，远侧骨段太小或太滑难以握住时，可用绷带作一活套套住远侧段帮助握固。捻转法也可配合其他手法复位，如小儿桡骨头半脱位，用前臂捻转加屈伸法上骱；桡骨头、颈骨折伴桡骨头脱位，用前臂顺、逆两个方向的捻转法加拇指按捺脱位和移位的桡骨头加作肘关节外展、内收和摇晃法而复位，髋关节后脱位作屈膝屈髋的提拉复位法加用捻转法使股骨头顺利滑入髋臼。

转动法可单独用于关节脱位，如髋关节前后脱位用反问号或正问号复位法等。

施用旋转法要注意：

1. 旋转时要固定一端，旋转另一端。

2. 旋转时要用力柔缓，不宜粗暴。

3. 旋转时常要保持适当的牵引力。

4. 旋转法可单独用，也常配合用。如肩、髋关节脱臼，杵骨头常被关节周围的关节囊、肌腱、韧带等软组织卡住或锁住，越拉越紧，需要用屈曲、伸展、内收、外展、旋转等方法，使杵骨头循原路返回复位。

5. 旋转法与摇晃合用有重要作用，故称为“摇骱”或“摇晃上骱”，摇骱对陈旧性关节脱位有重要作用。

四、反折法

反折法用于部分关节脱位，常用于掌指关节、指间关节和跖趾关节、趾间关节等，其他关节少用。上述的关节脱位通常用拔伸法加两点捺正法即可复位，有时不能复位是因为脱出的杵骨头被破裂的关节囊口和周围软组织嵌锁。嵌锁的原因是该关节脱位时关节囊破裂口较小，仅能使关节头挤出关节囊的破口，破口紧紧扣锁在关节头后的颈部。嵌锁后用一般方法不易脱出，可采用反折法。如第二掌骨头向掌侧突出，可用反折法复位。术者右手握住手指，助手握住前臂对抗拔伸；术者右手食指中指放在掌侧托住脱出的掌骨头，同时术者的左手把患指作超伸展到90°并作左右摇晃，使关节松弛，术者右拇指顶住脱位的掌骨头并向掌侧推顶，同时左手拔伸背屈患指并加作摇晃，这样常能复位。超伸展的作用是使关节囊破口扩大，使脱位关节周围挛缩的肌肉、肌腱、关节囊等软组织伸展。

五、屈伸法

屈伸法是用屈曲伸展整复关节脱位的常用手法。如肘关节后脱位，术者可先用拔伸法和两点捺正法，然后作肘关节屈曲而复位。掌指关节和指间关节脱位可先拔伸捺正，再作脱位关节掌屈而复位。

关节脱位1周以上较难复位的小关节脱位，关节周围的软组织呈挛缩状态并且有轻微的粘连，可在麻醉后作摇晃法使软组织松解，再作屈伸法复位。

屈伸法还有检查作用，舒筋使用，各种关节脱位手法复位后，可作缓慢屈伸，检查屈伸有无障碍。屈伸还可使关节周围软组织舒展而各归原位。

六、挤捏法

挤捏法在关节脱位方面多用于微动关节的分离移位，如耻骨联合分离可用挤捏法，患者取侧卧位，术者两掌在髂骨翼处向下挤按操作数次，可使分离移位改善。又如胫腓骨下段骨折或踝部骨折并发的下胫腓关节分离移位术者用两手掌相向挤捏患肢内外踝，术者用两手掌相向挤捏患肢尺桡骨茎突处，通过挤捏可使分离的关节靠拢而复位。

如果是陈旧性关节分离移位，应作多次挤捏，并加以固定。

七、分骨法

分骨法用于关节脱位后两骨或多骨并列的骨夹隙变窄时。如腕掌关节脱位、跗跖关节脱位，并且脱位在第 2 ~4 掌骨或跖骨之间。术者可先拔伸再用分骨手法或加用屈伸法、反折法使关节得以复位。

八、合骨法

单纯关节脱位很少用合骨法。合骨法偶尔用于关节附近骨折合并关节脱位者。如肱骨外科颈或肱骨解剖颈骨折合并肩关节脱位，有多种复位手法，不过先要用合骨手法。术者先辨清脱位的肱骨头的骨折在什么位置和朝向何方，用远侧骨折段对准肱骨头骨折面所指的方向，对着脱位肱骨头的骨折面进行嵌插合骨法，嵌插稳固后，利用远侧折段的杠杆力使脱位的肱骨头复入肩关节臼中去。

合骨时叩击力要大小适当。

远侧骨折段的近端对关节头嵌插时，术者要用手握住已对准关节头骨折面的远侧骨折段，可在助手扶持下，对远侧骨折段的远端作纵轴叩击。叩击力太大容易变移位置，致使嵌插合骨失败；叩击力太小，则嵌插不住，易于脱出滑掉。难以掌握叩击力大小时，可先轻轻叩击，嵌插对位后逐渐加重叩击力，使骨折线靠拢密合。

合骨法也可用于一些比较罕见的近关节骨折合并关节脱位。如掌骨近端骨折合并掌指关节脱位、指骨近关节骨折合并关节脱位等。

［附1］

一、上骱手法适应证

1. 新鲜四肢大关节脱位、小关节脱位。

2. 新鲜脊椎各关节脱位，但脊椎关节突间关节交锁者除外。

3. 其他关节脱位，如胸锁关节、肩锁关节脱位，骶髂关节脱位。

4. 各关节半脱位，即骨错缝。

5. 开放性关节脱位，在作清创术时用手法整复脱位。

6. 陈旧性四肢大关节脱位，如肘关节30天内、肩关节90天内、髋关节120天内可手法复位。或超过上述时间者可试行手法复位。

二、上骱手法慎用证

1. 肩关节脱位合并无移位的肱骨外科颈骨折。施行手法时要防止骨折移位。

2. 肘关节脱位，摸不到突出的肱骨内上髁者，要防止骨折片嵌入肘关节。

3. 小儿桡骨头脱位，常伴尺骨上段骨折、青枝骨折，并且不易发现，复位时应注意。

4. 骶髂关节全脱位不超过2周，复位时应有急救准备，防止内出血。

5. 脊椎脱位，复位时应有急救措施。

6. 陈旧性脱位，多次复位不成功，复位时不宜粗暴，防止造成骨折。

三、上骱手法禁忌证

1. 先天性关节脱位，超过手法复位时限者。

2. 病理性脱位，如化脓性关节炎、关节结核、骨肿瘤，禁作一次性大力复位。

3. 开放性关节脱位，关节感染化脓。

4. 陈旧性关节脱位合并移位骨折，超过手法复位时限者。

5. 胸锁关节、肩锁关节脱位超过3个月以上，禁作手法复位。

6. 先天性椎弓峡部裂，脊椎Ⅱ度以上滑脱，禁作一次性大力手法复位。

7. 上段颈椎脱位合并脊髓损伤高位截瘫，不应作一次性大力手法复位。

8. 髋关节脱位合并坐骨神经被缠夹，禁作复位手法。

[附2]

上骱手法施用时间

1. 上骱手法施用时机

关节脱位后，上骱手法施用越早越好。一般而言，一经发现有关节脱位，就应及时复位，固定，不宜耽误。如果有严重的并发症如休克、内出血、颅脑损伤或同一肢体有骨折不宜活动伤肢，可先处理这些危害超过脱位的并发症。

关节脱位1小时之内，出血少，疼痛轻、肿胀轻、肌肉痉挛轻，有自然回复力，复位最易成功。

关节脱位2~3天，肿痛加重，血肿粘连尚未形成，仍有自然回复力，上骱也易成功。

关节脱位7~21天，有软组织粘连，关节臼内有血肿机化物填充，上骱较困难，但仍有望成功。

关节脱位21天以上，为陈旧性关节脱位。此时关节在异常位置粘连、疤痕形成，关节臼内填充了血肿机化物，上骱更难。

3个月之内的陈旧性关节脱位、肩、髋等大关节可用陈旧性关节脱位上骱手法，大部分病例可获成功。

关节脱位3个月之后，成功机会较少。

2. 上骱手法操作时间

尽可能快速、轻巧、无损伤，一次复位成功。为此，术者要有精湛的功力、丰富的经验、熟练的技巧，还要对病人的情况了解清楚，有周密的复位计划。

3. 上骱手法间隔时间

如果因故不能一次复位成功，可把脱位关节临时外固定，准备第二次复位。再次复位以间隔 1～3 天为好，时间太长易形成血肿机化粘连。复位成功后宜固定两周。40 岁以下病人，为防关节粘连、强直僵凝，固定 3 天后可拆开固定检查受伤关节，在关节周围轻柔推拿，但不宜大幅度活动。

第四节　理筋手法

理筋即调理筋肉疏通经络的手法。理筋古称“接跻”，如《素问·异法方宜论》记载：“中央者，其他平以湿，……故其疗多痿厥寒热，其治宜导引按跻。”

理筋的作用包括保健、检查和治疗三个方面。保健即通过疏理肌肉经筋可强身健体。检查即通过触摸转摇伤肢发现异常判断损伤位置、机理和状况，可参见于检查手法。骨伤科理筋侧重于治疗，用于除骨折、关节脱位之外的各种急慢性损伤和因损伤兼感受风寒湿所致的筋骨痹症、痿症，还可用于损伤急症的应急救治和骨伤康复。

《医宗金鉴·正骨心法要旨》论述按摩作用是“此法盖为皮肤筋肉受伤，但肿硬麻木，而骨未断者设也。”是治疗除骨折和关节脱位之外的损伤。该书论述推拿的作用是“若肿胀已除，疤痕已愈，其中或有筋急而转摇不甚便利，或有筋纵而运动不甚自如，又或有骨节间微有错落不合缝者，是伤虽平，而气通之流行未畅……惟宜推拿，以通经络气血也。”

我们可以把理筋手法在治疗方面的作用概括为六点。

1. 活血化瘀，消肿止痛。机体遭受损伤后，伤处血脉瘀阻或血脉破裂血液流注于四肢关节、筋络肌腠而为肿痛，另外瘀血停积还会压迫壅塞血脉。理筋手法能活血化瘀，消除血管痉挛，促进血流循环，加速瘀血吸收，“通则不痛”从而使肢体损伤迅速消肿止痛。

2. 舒展筋肉，解除痉挛。理筋手法能宣通气血，又能对患部肌肉起到舒展放松的作用并能解除损伤、疼痛引起的反射性痉挛。这是手法有镇痛的效应而解除痉挛，又能借弹拨手法牵拉肌腱及肌纤维解疼减痛，或借点按转移疼痛痉挛的神经兴奋点而镇痛解疼。

3. 理顺筋络，整复错位。理筋手法能治疗损伤所致的“筋出槽”，“骨缝开错”，即理顺复原出槽之筋，整复密合开错之骨缝。

4. 离合筋肉，解除交错。骨折或关节脱位后伴有筋肉位置错乱或交错者，必须靠理筋手法解除交错，才能达到整复骨折和关节脱位的目的。

5. 松解粘连，活络关节。理筋能松解损伤所致的粘连，活络关节。损伤后，肌肉、肌腱、韧带、关节囊等因裂伤局部出血，血肿机化后产生粘连而活动不利，通过手法松解粘连，恢复功能。腱鞘狭窄，粘连硬结，影响关节活动者可用按摩弹拨手法来剥离其粘连，使关节运转自如。

6. 祛风散寒，除湿疗痹。风寒湿之气杂至合而为痹，风胜为行痹，寒胜为痛痹，湿胜为着痹。骨痹则体重，脉痹则血涩，筋痹则拘挛，肉痹则麻木，皮痹则寒。理筋法可调和气血，疏通经络，因而能除痹痛。

现代研究认为理筋可调节神经反射，加强血液循环和淋巴循环，促进组织新陈代谢，加强内脏功能；可以缓解肌肉痉挛，松解软组织粘连和硬结，可以使受扭挫伤的软组织恢复到正常位置。

理筋手法源远流长，各个流派都有独到之处和精妙手法。按照主要作用部位分，理筋手法可分为舒筋通络和活络关节两大类，每类中有许多具体手法。

一、舒筋通络手法

是指术者用一定的手法作用于肌肉较丰满的部位以达到疏通气血、舒筋活络、消肿止痛的目的。

舒筋通络法有按摩、推捋、揉擦、叩打、拿捏、挤振法等。

（一）按摩法

广义的按摩法和推拿法是理筋手法总称。狭义的按摩法是按和摩两种手法的合称。

1. 按法：按法就是术者用上肢适当的部位在患者穴位、经络等效应部位按捺的方法。《医宗金鉴·正骨心法要旨》称“按者谓以手往下抑之也。”按法有舒筋活络、开塞、导闭、活血化瘀、止痛消肿功效。

按有指按式、掌按式、拳按式、肘按式。

指按又分拇指按、剑指按、一指点按，常用于穴位、经络及大小关节附近。

掌按式分手掌按、侧掌按、鱼际按，常用于面积较大处或瘦弱患者。

拳按式分平拳按、凤眼拳按，常用于肥胖健壮者。

肘按式用于身体健壮者部位宽长肌肉丰厚处，如臀部、股部。

以上按式可用一手或两手同时施予，用力由轻到重，将要结束时再转为轻，过程缓慢。

按法之中分为点按法、连接按法、顿按法。

点按法：术者用指、拳或掌、肘在经络、肌肉等呈长条形部位按一定距离呈点状（……）向前按进。俗称“断劲按法”。点按法要点按力强，作用深透。常用于经络阻滞，病邪较深者，以开塞导闭。

连接按法：术者用掌根、侧掌或平拳、侧拳在长条状部位呈摇动状向前按进。以拳式连接按法为例，先用拳面按于效应处，拳眼向前，再作腕关节桡侧屈动作，此时拳面小指侧贴于效应处。向前推进，再作腕关节尺侧屈，以拳面的食指按效应处，如此循环向进。此法中似有推法，但推仅为向前滑而力轻，以按为主力重。俗称“连劲”按法。此法运作连续不断，近似滚法，但此法只用拳面，不用手背接触。连续按法有疏通经络，行瘀导滞功用，可促进气血流行。

顿按法：术者用指、掌或拳在效应部位作不移动位置的多次按捺。以拳按式为例，术者单拳按捺承山穴位，几秒钟后，缓缓抬拳，稍停再在原处按捺。顿按法有散瘀消肿、消结止痛功效，可促进血液循环。

2. 摩法：摩法是术者用肢体适当部位贴置在患者效应部位，加上比按法稍轻的压力，在皮肤上轻按摩擦，速度稍快，动作轻柔。摩法以在皮肤上抚摩为主，比推法轻。《医宗金鉴·正骨心法要旨》称“摩者谓徐徐抚摩之也”。

摩法有活血消肿、退热解疼、祛风除湿、散寒疗痹镇静止痛功效，能缓解肌肉疼痛及其紧张状态。

摩有掌摩式、拳摩式、指摩式、前臂摩式。

掌摩式常用平掌摩式、侧掌摩式，适用于背、腹，动作要平稳轻柔。

拳摩式常用小鱼际着力，用力较强，用于肌肉丰厚处。

指摩式常用拇指面摩，适用于穴位、经络、面部、关节及周围狭窄之处。

前臂摩式以尺侧着力为主，用于肌肉丰厚，部位宽广处。

摩法又可分为旋摩法、滑动摩法、之形摩法、定点摩法。

旋摩法包括条形旋摩法和圆形旋摩法。

条形旋摩法为术者用掌或指接触于效应部位的经络、肌肉等长条形部位，作螺旋形旋转摩擦前进。动作可慢可快。可用于通经活络，疗风寒湿痹、旧伤损痛。

圆形旋摩法是在效应部位作环形掌擦，不作长条形移动，俗称摩太极。此法用于胸部可宣肺理气，用于上腹部可和胃健脾，用于下腹部可理气宽肠，用于腰眼可温肾强腰。

滑动摩法是术者用手掌或手指接触于患者效应部位的皮肤

作前进后退的移动摩擦，进三退二地向前滑动，动作可快可慢，用力轻柔。此法可活血祛瘀，通络散寒。

“之”形摩法是术者用手掌或立拳接触患者效应部位，作“Z”字形向前摩擦移动，可搜风通络、散寒清热。

以上三种摩法有向前移动的过程。如果在局部效应部位摩擦，不向前进就是定点摩法。定点摩法有上述各摩式的按摩法，一般在理筋手法开始和结束时应用，适合于全身各部，胸腹及胁多常用。新伤第1～2天或骨折在骨痂形成之前，局部只宜作轻度按摩手法。

（二）推捋法

是推法和捋法的合称。

1. 推法：是术者用肢体适当部位在患者的效应部位朝着一定方向直线向前推进的手法。

推法有疏通经络、理气活血、舒筋活络、消肿止痛功效。

推法有掌推式、指推式、拳推式、前臂推式、肘推式等。还有用下肢推术式，如足推式、小腿推式、膝推式等，但下肢不如上肢灵活和感觉灵敏，术者缺乏功力易使患者受伤。

掌推式用于腰背大面积处。可用全掌或掌根。

拳推式、肘推式、前臂推式力强而深透，用于肌肉丰厚处。

指推式用于面积较小和肌肉稍少处。

推常用单手，也可双手重叠以加大力量，使力的作用宜达深部软组织。推的快慢要根据病情、体质而决定，动作要协调，力量要均匀。

推还可分为平推、叠瓦推、抱推、八字推。

平推法：用掌或拳等直线推进，动作柔和平稳，劲力缠绵。

叠瓦推：用掌或拳直线推进，前进一段距离后，再按原路线倒回，再向前推进，如此反复，直至终点，用力较强。此法推中有摩，可祛风疏络。

抱推法：用一手或用两手屈曲成环形，在患者肢体上向前推进。可用于四肢，符合肢体外形。

八字推法：用两手指、两掌或两拳呈任凭斜线向下。向外推进，形如“八”字路线。此法可用于颈背部损伤、痹证。

民间还有一指禅推法。它是用拇指单独进行的摆动性推法。用拇指指端罗纹面或偏峰着力在一定部位或穴位上，通过腕的摆动和拇指关节的屈伸活动，使力作用在穴位上。要求沉肩、垂肘、悬腕。

2. 捋法：是从肢体的近端向远端推摩的手法。多用于肢体的外侧，由肢体远端推向近端为顺，反之为捋。俗称“推上去、捋下来”，或“捋下来，顺上去”，其手法的劲力与推相同，只是在向心与离心方向上有区别。本法可舒筋活血，去瘀生新，消肿减痛，除疼痛、松解粘连。

（三）揉擦法

揉擦法是揉法和擦法的合称。

1. 揉法：是用指或手掌在皮肤上作轻轻回旋揉动的一种手法。揉法近似摩法，与摩法的不同之处在于揉法加压力比摩法大，不像摩法在皮肤上摩擦，揉法是术者在着力处紧贴皮肤旋转，使手法旋转应力作用于皮下软组织。

揉法可消除外伤所致的肿胀和气血凝滞，可缓和强手法的刺激、减轻疼痛。

揉法可分掌揉、拳揉、指揉、肘揉。

掌揉分平掌揉、侧掌揉、掌根揉。平掌揉作用面积大，力量平和，用于腰背等面积较大之处，侧掌揉或掌根揉力较深透。

拳揉式用于胖人或肌肉丰厚处，用力较大。

指揉用于头面或穴位等处，着力点小而集中。

肘揉力大而深透，推筋着骨，用于身强体壮者，对体弱病重、痛阈较低或骨质疏松患者均不宜施行，揉法又分为螺旋揉、叠氏揉、“Z”形揉、滚揉、定点揉。

螺旋揉法：术者用掌根、拳或手指在患者效应部位，作旋转揉动，并向前呈长条形移动，抵达终点后可重复数经法可通络疗痹。

叠瓦揉法：术者用掌根、拳或手指在患者效应部位作前、后方向揉动，并沿一定经络或肌群走向部位作长条状向前移动，到终点后，可再重复数次。此法可强筋祛瘀，改善血液循环。

“Z”形揉法：术者用掌根、拳或指在患者效应部位作“Z”字形揉动，并向前进，到终点后可重复数次。此法可祛风通络，活血解凝。

滚揉法：也称滚法，是术者用背掌指关节突出部在身体上滚动的手法。操作时手呈半握拳状，以小鱼际的侧面和小指掌指关节的上方接触被推拿部位，着力按压，同时用力作前臂旋后滚动，旋后时术手向前臂旋前，术手倒手背及2～5掌指关节，向前揉压；再作前臂旋前，术手倒回滚动到小鱼际，向前滚揉用力较大，倒回滚揉用力小，并且放松，一进一回连续向前滚揉。用力揉和沉着，深透有力，直达筋肉，滚动的手要像吸附在肢体上一样，不能跳动，避免手指击打和摩擦皮肤。

滚揉法可行气活血、疏通经络祛风散寒理伤定痛。

定点揉法：可以在上述揉式中任选一种，在局部效应部位操作，不前后移动。动作宜沉着缓慢，深透达里。此法可用于伤痛局部或胸、背、腰腹部，有活血消肿，疗痹定痛功效。

2. 擦法：是术者用手掌、大小鱼际、掌根或手指在皮肤上摩擦的一种手法。也可用拳进行发式的擦摩。用上臂带动手掌，力量要大而均匀，动作要巧而连续不断，使皮肤有红热舒适感，施术时通常要用润滑剂，防止擦破皮肤。

擦法能活血化瘀，消肿止痛。可祛风散寒，温经通络，松解粘连，软化瘢痕。

擦法常用于腰背部肌肉丰厚处，对慢性劳损的风湿痛痹证等效果较好。

（四）叩打法

1. 叩法：是术者用手末端或器具叩击患者效应部位的手法。

叩法能祛风散寒，缓解痉挛，解除麻木，强筋壮骨。

叩法分指叩式、指节叩式、拳叩式等。

指叩式即术者用手指端叩击效应部位。此法接触面小力较深透，用于经络穴位部位。

指节叩式用2~5指近指关节叩击效应部位。此法富有弹力，着肤即起，用于胸肋腰背等处。

拳叩式是握拳、拳背向下，用2~5掌指关节突起处叩击效应部位。此法叩击力强，用于软组织丰厚之处。

叩法也分为一指点叩法、一指锄叩法、星状指叩法、拳锄叩法、拳敲叩法、拳棱叩法。

一指点叩法：术者握拳，伸一中指或伸一食指，腕关节松软灵活，叩下时腕关节掌屈，抬起时腕关节背伸，用指端叩击效应部位，反复数次。此法可活血化瘀，疏通经络。指锄叩法：术者握拳，伸展中指指关节，使中指的近指间关节突起，腕松较灵活，以指关节突起部叩击效应部位，反复叩击数次。此法叩力稍沉，可通经活络。

星状指叩法：术手各指微屈，掌指关节屈曲，拇指轻度内收，五指末端处于同一水平面上，腕软面叩击患部。此法可除痹定痛，常用于关节痹痛，顽麻不仁。

拳锄叩法：术者握拳，腕软松活，掌心朝向效应部位，叩下时关节掌屈，以近掌指关节叩击，提起时腕关节背伸。此法可祛风散寒，除痹荣络。多用于痹痛症，旧伤损痛。

拳敲叩法：术者掌指关节背伸，指间关节屈曲，掌心朝上，腕软松活，用指间关节叩击。如为一指反叩法，握拳，反将食指或中指掌指关节背伸叩击效应部位；多指叩法，2~4掌指关节背伸，用2~4指间关节 叩击效应部位。此法功用同拳锄叩法。

拳棱叩法：术者握松拳，掌心向上，腕轻松活，用2~4掌指的背侧叩击患者效应部位。此法可除旧伤、定痹痛、强筋骨。

2. 打法，是术者用上肢适当部位击打患者效应部位的方法。

打法可理气活血、消瘀积、除肿胀、祛风散寒解郁宣痹，舒筋活节。

打法分拳打式、掌打式、指打式。

拳打式又称击式，包括拳面打、立拳打、俯拳打、拳眼打、拳背打。拳打各式作用力强大，术者可省力。病人体质有强弱，拳打也要有轻重刚柔的变化。此法宜用于肌肉丰厚处及旧伤兼痹。胸腹部宜慎。

掌打式包括平掌打、侧掌打、掌根打、鱼际打、反掌拍打。平掌拍打又叫拍打，侧掌打又叫劈法。掌打刚柔相兼，可用于胸背部因用力不当内部迸伤岔气。

指打式包括弹打、指抽打、指拍打。击打时要蓄劲收提，即用力轻巧而有反弹感，免得患者有痛感，动作要有节奏，快慢适中。击打中打力强，效应部位可见皮肤青紫。古称打出青毒。局部刺激可通过神经系统，调节器官功能，促进新陈代谢，有祛风除湿、散寒宣痹作用，可治旧伤痼疾。

打法又分实劲连续打法、虚劲连续打法、弹指打法。

实劲连续打法：术者腕关节放松，松软灵活而有前臂放松，打下击中效应处肌肤则稍加内功劲而后迅速提起，反复击打。

如果是用各式拳打，术手稍握实，但宜轻打，不使患者感觉疼痛。

掌打时宜各指并拢，不发出虚空的击打声。

还有侧掌打和拳平掌打一样作用力强，刚中寓柔。

鱼际打法是术者拇指内收，鱼际肌收缩隆起如肉球，用鱼际打效应部位，又名柔掌打法，柔中寓刚。

弹指打法是术者屈曲2～4指拇指也屈曲接于2～4指指甲处，术者用力伸直2～4指，拇指突然滑移离开，使2～4指弹出击打效应部位，又称绷指打。

指抽打是术者全手自然放松，腕松软灵活呈掌屈状，术者先把前臂旋后抬起各手指，迅速作前臂旋前，用2～4指背部着力，弹性抽打效应部位，反复多次，直至其处皮肤红色、甚至微呈青紫为度。

拍打法是术者用 2 ~4 指指腹弹击效应部位，多次反复至皮肤微泛青紫为度。

擦打法是用 2 ~4 指指面着力斜向击打效应部位，打中兼擦，反复多次至皮肤微现青紫。

实劲连续击打可活血化瘀、通络止痛。

虚劲连续打法：术者腕关节姿势同实劲连续打法，但力稍轻而有弹性，打下时柔如鞭，击中效应部位立即弹回提起，反复击打。开始时用力最轻，渐增加力量，以患者能耐受为宜。

拳打各法手臂要放松，松软握拳击打，击中效应部位立即收提。

平掌打时手指并拢，掌指关节微屈，掌心虚空，击打效应部位发出“扑”、“扑”声，又名空心拳打法。

侧掌打时五指分开如肩骨，用小鱼际和小指近节着力，击打效应部位时由于松软和各手指相互碰击而发“咯、咯”响声，又名弹指掌打法。

两掌相合掌心处留一空隙用弹指打法，同时击打效应部位，发出“咯、咯”声，又名切击打法。

虚劲连续击打法力量缓和，患者乐于接受，可消除疲劳，通络除胀，醒脑提神，强筋壮骨。

弹劲一次拍打法：术者多用平掌，屈臂蓄劲，用爆发力崩出，突然击打在效应部位，击中即收手，不使患者有丝毫损伤。轻而发声重，患者突遭拍击在惊恐中转移注意力。又称移痛法、截痛法。可用于疼痛。

此法要求术者一定的功力，击打发力及收力均恰到好处。若术者有功力，掌握不当易致损伤，则宜慎用。

（五）拿捏法

拿捏法是拿法和捏法的合称。

1. 拿法：是术者用拇指为一侧，其余手指为另一侧，相对成钳形，钳拿住患者肌肉、肌腱、筋膜、穴位、经络等效应部位实施。

拿法可活血解痉，理筋止痛。

拿法有三指拿式、多指拿法和两手拿式。

三指拿式：是术者用拇指为一方，食指、中指为一方钳拿的手法。多用于较狭窄部位，如跟腱部、股、肱二头肌腱、半腱肌、半膜肌等处。

多指拿式：是术者用拇指为一方，其余手指为另一方钳拿的手法。此法常用于宽阔部位，如背阔肌、肩上部斜方肌、肱二头肌、胸大肌。

两手拿式：是术者用两手用三指拿或多指拿式在同一侧部位施行钳拿手法，也可以用两手在上下、或左右对称部位或不对称部位施行钳拿手法。拿法又分展转拿、滑动拿、紧缩拿、捋动拿、弹筋拿法。

展转拿法：术者拿住效应部肌肉、肌腱、筋膜后，向上轻度拉，并呈横形或扇形，宜刚中寓柔，轻重适当，以患者能耐受为度。此法可解除筋脉拘挛。

滑动拿法：是术者相对的手指略屈曲拿住相应部位，并向上提拉到一定程度后，然后指端略松，手指渐伸直，减轻手指之间向下滑出。此法刚中寓柔，宜轻拿慢放。可理筋活血，也可用于晕厥患者的急救。

紧缩拿法：是术者钳拿效应部位的软组织，并向上提起，加大钳拿力量，做摇动，也不让软组织从手中滑出，然后手轻缓地放松，此法用力缓慢有行气活血，通滞解郁的功用。

捋动拿法：是术者钳拿效应部位，缓慢用力提起，适当重手力，使被钳拿软组织承受一定挤压力，再沿肌纤维平行方向作缓慢上下滑动，然后轻松放松。此法可散瘀祛痹，通络力强。

弹筋拿法：是术者钳拿效应部位的软组织，向上提起，迅速放开，如射箭时拉弓放弦的动作一样，让其在指间滑落弹回，故有弹筋作用。因此法有提力和弹力，所以又称提弹法。此法可缓解肌肉痉挛，祛瘀止痛。弹筋法常与拨络法综合应用，称为弹筋拨络法。

2. 捏法，术者拇指为一侧，其余四指为另一侧，两侧相对钳住患者效应部位，先用力捏住，再放松，反复多次。捏近似指按，但捏为两侧同时对按。捏近似拿法，但捏着力较轻，次数较多。捏法可祛风散寒、解除痉挛，可通经活络，消肿止痛。捏法分两指捏、三指捏、多指捏式。

两指捏式用拇指、食指对捏，三指捏式为拇指和食指、中指对捏，都可用于耳、鼻、面部、指、趾等面积狭小之处。

多指捏式为拇指和其余四指对捏。可用于四肢、腰部、胸、背等面积较大之处。

捏法又分点捏法、捏揉法。

点捏法：是术者在患者效应部位捏，捏点作跳跃式延伸，直至终点，可反复多次。

捏揉法：是术者在效应部位捏揉，边捏揉边向前移动，此法又细分为滑动、捋动、旋转捏揉。

滑动捏揉法是术者捏住效应部位软组织如滑动拿法，使软组织在指下滑出，反复多次并向前移动，直至终点，可祛风散寒，消肿止痛。

捋动捏揉法，是术者捏住效应部位软组织作前后捋动并渐向前移动。此法解除痉挛效强，可通经活络。

旋转捏揉法，是术者捏住效应部位软组织，并在两侧作旋转动作呈螺旋形不间断地向前移动。此法活血散瘀力强，可通经活络。

另有捻揉法、捻散法与捏揉法相近，附带在此介绍。捻揉法又称捻法，是术者拿捏住手指或脚趾等小关节，然后对称地用力捻动的手法。如果捻法用力较大又快速，称为散法或捻散法。上两法可解除肌肉痉挛，松解腱鞘粘连，可消肿止痛。

（六）挤振法

挤振法是挤法和振法的合称。

1. 挤法：是术者两手掌心相对，令患者效应部位放松。

挤法能活血祛瘀、消肿止痛、退热宣痹。

挤法有掌挤式、拳挤式、指挤式。

掌挤式是用两掌相对挤压，又有侧掌挤式、平掌挤式、鱼际挤式、掌根挤式、掌挤式、掌抱挤式。

掌挤式施术面积大，符合肢体外形，用力平和。平掌用于胸胁背及肢体；侧掌挤掌根挤力大而深透用于髋、股、腿、肩、臂等处；鱼际挤用于头、面及骨多而软组织较薄之处；掌挤是用两手十指交扣，力大而沉，用于关节及四肢部位；掌抱挤式是掌各呈圆弧形，用于呈圆柱形的四肢部位。

拳挤式有拳面挤式、拳背挤式、风眼拳挤式。拳挤式应用较少。

指挤式中节挤式、两指对挤式、多指挤式。指挤式多作用于效应部位狭窄表浅之处。

挤法又分双手挤法、单手挤法、提挤法、顿挤法、移动挤法、透色挤法等。

双手挤法：是术者两肘抬平，沉肩含胸，两手相对而挤，有活血祛瘀、消肿止痛功效。平掌挤是手指分开，用全掌作用于效应部位，侧掌挤用小鱼际作用于效应部位，又名柳叶掌对挤法；鱼际挤是拇指关节伸展，用大鱼际作用于效应部位，又名柔掌对挤法；掌根挤是用掌根作用于效应部位。

单手挤法：是用于单手的手指挤式。常作用于皮肤和皮下软组织，有散热祛寒、止痛除麻功效。又有指钳挤式、两指拈挤式、指捏挤式。指钳挤是术者握拳，伸展食指、中指关节，使与拇指一道挤患者效应部位，又名指揪挤式；指捏挤式是拇指与另四指成钳状，捏挤患者效应部位。

提挤法：是术者用前述各挤式在效应部位组织，向上提起然后放下。提挤法又有捧挤、摆挤。捧挤是用双手挤住并捧起，再使软组织从两手之间滑出，又名捧法，多用于皮肤松弛、肌肉丰厚处，如腹部、背部、大腿；摆挤是术者指钳挤、指捏挤起软组织，摆动数次之后，再使软组织从指间滑出。

顿挤法：是术者用前述挤式，夹挤效应部位软组织，作较长时间停顿，也不作提起放下动作，然后缓慢放开，在一个固定部位夹挤一次或数次，不移动位置，多用于伤病的局部或穴位。

移动挤法：包括线行挤法或点状挤法。线行挤是用前述各挤式，沿肢体轴方向前进移动并进行不间断的平挤，具有通经活络功效。点状挤是用前述挤式，平挤软组织，并移动位置呈点状散布。有梅花点挤七星点挤、繁星点挤长三点挤等。点状挤可用于穴位或痹病局部。

透色挤法：是夹挤患者效应部位的真皮、表皮，挤至皮下瘀血，出现紫色红色斑点，叫透色挤。有疏风散寒通热功效。透色挤常用指钳、指捏法，要透色时是在挤起放下时出皮下软组织然后紧紧钳夹皮肤，即可形成透色。

2. 振法：是术者的上肢用力、发生振动、作用于效应部位。

振法有活血止痛、调理脏腑功效。

振法有掌振式、拳振式、指振法。

掌振式是术者用平掌、侧掌、掌根、大鱼际等部位发出振颤，作用于胸腹腰背和经络穴位处。

拳振式是术者用平拳、立拳、俯拳、拳棱等部位发出振颤，常作用于肌肉丰厚处或神经深处，力而透。指振式是术者用手指发出振颤，常作用于颜面、穴位、经络神经浅表处，指振有一指振、剑指振、凤眼指振、星状指振、啄指振等。

振法又分摇振法和内功振。

摇振法是术者全臂用力摇动发出振动，通过掌、拳或手指作用于患者效应部位。

摇振法可祛风通络，活血理伤、镇痛除痹。

内功振法是术者气沉丹田、含胸拔背，力由脊发，通过手臂作用于患者效应部位。

内功振法可散寒退热，疏经通络，调理脏腑。

摇振法容易掌握。内功振法要求术者有一定功力才能施用。

二、活络关节法

活络关节法是术者手法作用于人体关节，从而获得展肢活节、通利关节的功效。

活络关节法通常是在施行舒筋手法之后使用，此法以通利关节为主，也有一定的理顺筋络的功效。此法效果显著，奏效迅速。

（一）屈伸收展法

是术者对肢体有屈曲、伸直、内收、外展功能障碍的患者施行手法，帮助患者被动活动，恢复功能。施行手法可恢复关节屈伸、内收外展功能，可松解韧带、肌腱粘连，放松筋络挛缩，常用于肩、肘、膝、踝等关节。

手法操作前要常规检查关节活动范围、幅度。操作时，一手握肢体远端，一手固定关节近侧端，然后缓慢、均衡、持续而有力地作适当的被动屈伸或内收外展动作，活动次数可逐渐增加，在屈伸关节时要微微给予拔伸力或按压力，逐渐增加活动范围、幅度。有时可做过度屈曲、过度伸展、过度内收外展来撕裂粘连，但要用力适当，恰到好处，慎防粗暴推扳而造成骨折脱臼等并发症。

（二）牵抖法

牵抖法是术者握住患者肢体的远端，牵拉抖动的手法。可反复一次或数次。

此法可行气活血、通络解痉、舒展筋肉、调整关节。

牵抖法可分伸抖法和摇抖法。

1. 伸抖法：可抖上肢、抖下肢、抖腰背。要让患者全身放松，被抖肢体不要用力，术者可先握住患者肢体远端，作轻轻晃动，探测其肢体放松程度，如果仍僵硬，可叮嘱继续放松，直到呈松软状态时，术者可突然增加牵拉拔伸力，同时作幅度较大的抖动，使患者肢体突然受到拔伸和抖动的应力。

抖上肢法：患者取坐位，术者一手紧握患者拇指，另一手紧握2～4指，患臂呈旋前位，先轻晃患臂，向下微微牵引，再突然向上牵抖，有时可听到或感觉到被抖动关节发出响声。

抖下肢法：患者取仰卧位，术者一手紧握患者一足跖部，另一手紧握跟部，先轻轻旋转、晃动，再突然加力牵抖，此为牵抖踝关节，如果要抖膝、髋关节，术者可将两手改握踝、膝关节上部。

抖腰背：患者取站立位，两腿自然分开，术者立于患者背后，呈马步半蹲式，沉肩坠肘，两手叉住患者腕窝，两前臂挟持住患者腋肋部，轻轻旋转晃动患者，转至患者腰后伸位时，术者突然将患者向上举起，使患者双足离地约20cm，再放下约10cm，然后再次突然用力上举，使患者胸椎、腰椎承受牵拉抖晃的应力，术者用力上举时要自然呼吸，气沉丹田，不可屏气，以防内伤。术者用力上举时靠半蹲的两腿向上伸直之力，上举时为防内伤，术者可发出喊声。

牵抖法作用力强，牵抖下肢用于筋肉重胀酸沉，关节不灵、陈旧性损伤，可治疗软组织轻度移位，关节半脱位，肋脊关节紊乱也可牵抖同侧上肢。牵抖腰背可解除腰背部肌肉痉挛和滑膜嵌顿，调整脊柱后关节急性紊乱，可治疗部分腰椎间盘突出症。

2. 摇抖法：令患者肢体放松，术者握住患者肢体远端，作旋转或上下左右摇晃牵抖，活动幅度小，频率快，连续抖十余次。此法限用于四肢，可疏通经络，舒展筋肉，滑利关节，用于四肢肌肉酸困、疼痛、软组织扭挫伤、关节僵凝、筋骨痹痛。还用于推拿操作术后的整理还原。

（三）压踩法

压踩法是压法和踩法的合称。

1. 压法：压法是术者用上肢压迫患者效应部位的手法。

压法类似按法，但按法仅为手臂用力，压法手臂之力，有时还加入术者的身体重力；按法作用力影响常限于软组织，压法作用力大而深沉，影响可达关节。

压法有解郁除滞、泻邪除痹、调整筋骨功效。

压法有掌压式、拳压式、指压式、肘压式。

掌压式有单掌压和双掌压。双掌压有双掌分压和双掌叠压式。

掌压又有平掌、侧掌、掌根、大鱼际等不同方式。掌压压法多用于胸、背、腰、腹处。

拳压有单拳压、双拳压式。又有拳面压、拳棱压、凤眼拳压。凤眼拳压，是术者握拳，食指掌指关节略伸展，用食指近节背部着力，压迫患者效应部位。双手拳压，是在接触患者身体的拳上再加上另一手紧握该拳，同时用力下压，拳压法力量较强，多用于身健体胖者及肌肉丰厚处。

指压常用屈曲的近指间关节背侧着力。多用于穴位、经络处。

肘压常用于腰臀部肌肉特别丰厚处，如环跳等穴。用肘尖施压。

压法又分顿压法、闪压法，移动压法、定点压法。

顿压法：术者取站立位，两腿微分开，肘部微屈，选用前述压式作用于效应部位，肩部用力固定，微屈髋部，在效应部位，缓慢加压，并逐渐加力，可加入身体重力，最后缓慢放开。顿压法可挤空络脉、泻邪除痹。

闪压法：术者如同前式先缓慢加压，以后如闪电样突然加力，发力迅捷，一闪即收。发力方法是术者同时作伸肘、沉肩、伸膝、前屈髋动作。闪压法可解郁除滞、调整筋骨。闪压常用叠掌闪压法。

移动压法：选用前述各种压法，沿肌群、经络走向作连续移动的压法。又分为线形移动压法和片形移动压法。线形移动压法，是沿一定线路，逐点压并逐点前移，直至终点；片形移动压法，是沿一定区域，反复多次移动施压，压遍该区域。移动压法每次要适当减轻力量。

定点压法：选用前述各种压法，在固定效应点上施压，用力可稍大，次数不宜过多。定点掌重叠闪压法常用于骨错缝、筋出槽，调整筋骨效果较好。

压法要注意禁忌证，年老骨质疏松、有骨病、病重体弱者要禁用。用力要适当，没有把握时宁轻勿重，不可粗暴用力，防止造成损伤。

2. 踩法：踩法又称踩跻法、踏跳法，古名跻法。当用压法力量不够，不足以达到目的时选用踩法。踩法是患者卧于特制的床上，躯体下垫软物，如枕头、被褥之类，术者足踏于患者的效应部位，双手握撑在床边特制的木架上，以控制踏跳的轻重力量。踏跳时要患者注意配合作深呼吸。

踩法可调整筋骨，常用于腰椎间盘突出及臀肌劳损。

踩法可分为单足踩和双足踩。又可分为全足踩、脚前掌踩、脚弓踩、足跟踩。

踩法还分为顿踩、闪踩，移动踩、定点踩。均类似于压法，不再赘述。

（四）拔伸法

拔伸法包括牵拔四肢和腰部。腰部有牵引法还有背伸法。

1. 四肢拔伸法：是术者和助手分别握住患者效应部位肢体的近端和远端，用力做对抗牵引。可先按肢体的原来体位顺势用力牵引，然后再沿肢体纵轴对抗拔伸。

拔伸可使痉挛、缩短、僵硬的筋脉松弛，或使挛缩的关节囊松解，有行气活血、疏松筋脉功效。拔伸还可使错位的小关节通过牵引在周围肌肉、肌腱的作用下恢复正常位置。对骨折复位，拔伸是基本手法，可使骨折端对位。

拔伸要用力适当，平稳持续，方向准确。

2. 腰部拔伸法：腰部拔伸有立式和卧式，又有牵引或背伸法之分。

立位腰部牵引法，是利用患者自身下肢的重量进行牵引。古代有攀索叠砖法，现代可用托法施行。

卧位腰部牵引法，是助手拉住患者腋下，术者握住患者足踝进行对抗牵引。

立位腰部背法，术者与患者背对背，术者双臂从患者腋下穿出并钩住夹紧患者上肢，向前弯腰，俯身并稍屈膝，使患者双足离地，躯体呈背伸状态。背时术者要用骶部抵住患者的腰部。

卧位背伸法，术者一手扳住患者大腿，一手推按患者腰部，施术时迅速把患者大腿向后牵拉使腰部过伸。患者可俯卧，也可侧卧。此法又名推腰搬腿法或扳腿手法。

腰部拔伸法可使腰椎及腰椎两侧伸肌过伸，并促使把扭错的小关节复位，可缓解急性腰扭伤及腰椎间盘突出症状。此法还可矫正压缩性骨折的椎体位置改变。

（五）牵运法

牵运法是术者牵拉患者效应肢体，使患者作各种方式的被动活动，以理顺筋肉、活络关节的手法。牵运法实际上是多种手法的综合应用。在施行牵运法前，要进行准备手法。如对效应部位作按、摩、推、拿、揉、擦、叩、打、挤、捏等，使效应部位筋松节活，然后再行牵运。施行牵运后，要用整复归原手法收尾，如揉、叩、拍、打、搓、摩等。

牵运法分牵运颈部、牵运躯干、牵运上肢、牵运下肢，各部位解剖各有特点，牵运方法有所不同。

1. 牵运颈部，可舒颈活节。

（1）端颈部：患者坐位，颈部放松。术者立于患者体侧，一手托住头枕部，一手托住下颌部，两手同时向上端托，端托时可作小幅度轻轻晃动。施术约5~30秒。

（2）提颈部：患者坐位，术者立于患者背后，腰部微屈，腿呈马步，两手捧住患者下颌向上提起，同时伸腰直膝，以助臂力。施术约10~30秒。

端提颈部可用于颈部肌肉痉挛、软组织扭、挫伤，颈部小关节紊乱。

（3）俯仰颈部：患者坐位，术者立于患者体侧，手或姿势同颈部端法，先轻端颈部，同时缓缓前屈颈部，然后放松，改为一手把下颏，一手在颈部作按、摩、揉、捏、叩、打等手法约半分钟，再轻端颈部，缓慢后伸颈部，颈后之手改用桡侧手背托住，用指部在患者后头部作按、摩、揉、捏等手法。反复操作2~3次，最后将颈部扶直归原。

（4）侧屈颈部：患者坐位，嘱患者放松颈部，术者立于患者背后，两掌托住患者下颌，微微端提，缓慢向右侧屈，然后一手托住屈侧，用伸侧之手在颈部作理筋手法约 30 秒钟，再托起下颌两侧，微微端提，缓慢向左侧侧屈。再如前述，重复操作 2 ~3 次。

俯仰颈部、侧屈颈部用于颈部关节僵凝、颈椎病引起的眩晕、头痛等。

（5）旋转颈部：患者坐位，颈部放松，术者立于患者体侧，轻轻向左右两侧旋转患者颈部，向左侧旋转到一定程度之后，再稍加弹性旋转冲击力，再同前法操作，使颈部向右侧旋转。

旋转颈部常用于颈部落枕、颈椎病、颈椎间盘突出。

2. 牵运躯干：可理筋活节，解痉除痹。

（1）开合胸背：①上开合胸背：患者坐靠背椅，两手放在头后，十背交扣。术者立于患者背后，两手握住患者肘尖，缓慢向后轻拉，使胸廓开张，背部合闭，到一定程度后，用弹性冲击力向后轻拉数次。然后作反向运动，推拉患者两肘向前，使患者合胸开背，再弹性冲击几次使两肘尖前伸距离靠近。开合动作反复数次。②下开合胸背：患者坐位，两手叉腰。术者立于患者对面，两手托住患者肘尖向患者后方推，开胸合背，弹性冲击数次，再把患者肘尖拉回患者前方，两肘靠近，合胸开背，弹性冲击几次。

开合胸背可活动肩胛胸廓关节和肩锁、胸锁关节，开胸理气，治疗陈旧性胸肋损伤后遗症和上述各关节僵凝、酸困、疼痛。

（2）俯仰胸背：患者取坐位，术者立于患者体侧，用左前臂托住剑突及肋下缘，右手放患者颈后，令患者屈胸伸背，到一定程度后，术者右手施加弹性冲击力数次。然后术者左手放在患者胸骨柄处，右手放在患者第 10 胸椎背侧，令患者挺胸抬头，术者左手施加弹性冲击力数次。

（3）侧屈胸背：患者坐位，右臂上举贴近右耳部，右手放在头上左侧。术者立于患者左侧，用左手握患者右手，右手扳患者左肩，使患者胸椎向左侧屈，右侧胸肋开张，再加弹性冲击力冲击数次。术者再如法反向加力，使患者胸椎向右侧屈，左侧胸肋开张。

（4）旋转胸背：患者坐位，两手放于头后，十指交扣，脊椎尽量前屈。术者面对患者而立，左手和右手分别托住患者右肩前方和左肩后方，使患者上体向右旋转，并作数次弹性冲击。术者左右换手，如前法，使患者上体左旋，并弹性冲击数次。

俯仰、侧屈、旋转腰背能用于胸椎后关节紊乱、肋脊关节异位，可活血通络，开胸理气。

（5）俯仰腰骶：卧位腰骶俯仰法：患者坐位，两腿伸直。术者面对患者而立，以两大腿抵住患者两足底部，两手握住患者两手向术者身后拉，使患者腰骶前屈，到一定程度之后，再加力冲击牵拉数次。患者改俯卧，术者立于患者体侧，令患者两手撑床，腰部后伸，术者两手分别放在患者胸前上部和腰骶部，同时用力，使患者腰骶后仰，到一定程度，再加力冲击数次。俯仰腰骶可用于腰部急性扭伤、腰部劳损性疾病、腰椎间盘突出症以及腰部骨折后遗症等，可调整关节舒筋活血。

（6）背伸腰骶法：患者立位，术者与患者背靠背站立。上托背伸法，术者双臂把住患者上臂上段，令患者放松，术者向前屈腰，骶部顶住患者腰部，背起患者至双足离地，并轻轻左右摇摆晃动，使患者腰部牵拉伸展和左右侧屈，感到患者腰部放松后，术者先微屈双膝，在摇晃之中突然伸展双膝，使患者腰部拔伸，再轻轻放下患者。下托背伸法，术者双臂把住患者上臂下段，背起患者，如上法操作。背伸腰骶舒筋活节作用力强。上托背法便于操作，适合术者高、患者矮，或两人相差无几但效应部位在腰椎上段或胸椎下段。下托背法适用于术者矮、患者高，或两人相差无几但效应部位在腰椎下段或骶椎。

（7）扳伸腰骶法：患者俯卧，术者立于患者体侧，两手分别按托患者腰骶部和双膝关节上部，使患者腰伸展，再加力扳伸数次。此法作用应力比背法小，轻柔稳妥。

（8）前屈腰骶法：患者站位，作腰前屈，术者立于患者体侧，左手放患者背部，右手叩打腰骶，并用左手向下按压数次，再令患者站起，反复操作几次。

（9）侧屈腰骶法：患者俯卧全身放松，术者立患者左侧，用左手推按固定患者腰部左侧，右手托住右膝关节外、前侧，托起离床，并牵拉患腰向左侧侧屈，再加力冲击数次，缓慢放下，保持患者左侧屈位片刻。左右变换，作右侧屈。此法可用于劳损、急性损伤、脊柱侧弯症。

（10）旋转腰骶法：患者面向椅背骑坐靠背椅上，两手抱头后，十指交扣，竖直腰背，术者立患者背后，令患者放松，术者右手推住患者右肩部左手经患者左腋下，把住肩关节前方，曲左膝关节顶住患者左侧臀部，将患者腰向左旋转，再加力冲击几次。左右变换，使腰骶向右旋转。此法可用于腰扭伤、腰椎后关节紊乱，腰椎间盘突出、劳损。

（11）后伸骶髂法：①俯仰后伸法，患者俯卧，术者站患者体侧，一手按压骶髂关节，另一手由患者大腿下段前面穿入托起，使患者骶髂关节后伸，再加力冲击数次，缓慢放下。②侧卧后伸，患者侧卧，患侧在上，全身放松，术者立患者背后，一手推抵患者骶髂关节，另一手把住患者膝关节近侧，使患者骶部后伸，再加力冲击数次，然后轻轻放下。

（12）外旋骶髂关节法：患者仰卧，屈曲患侧髋关节到120°并尽力外展，呈“干”字。术者两手分别按压两侧髂前上嵴约1分钟，再加力冲击1~2次。

（13）内旋骶髂关节法。患者侧卧于床边，患侧肢体在上并屈曲，内收髋关节屈曲膝关节，术者一手固定患侧大腿下段，另一手按压患侧髂前上嵴约1分钟，再加力冲击1~2次，缓慢松开。

（14）前屈骶髂关节法。患者仰卧，尽力屈曲患侧髋关节、膝关节，术者左手扶住患侧臀上部位，右手按压患侧膝关节向患者后方、下方约1分钟，再加力冲击1~2次，缓慢放松。

（15）拔伸脊椎法：患者俯卧，一助手把住患者腋下，一助手把住患者两小腿，缓慢加力拔伸牵位，到一定程度，再加力拔伸数次，缓慢松开。在拔伸时，术者可在腰背关节处施行其他手法。后伸、前屈、外旋、内旋骶髂关节均可调整筋骨关节。

3. 牵运上肢，可舒筋活血、消肿止痛、通络宣痹、解除上肢关节僵凝。

（1）屈伸肩部：患者坐位。术者一手扶住患者，另一手握肘关节上部，缓缓作前屈动作，到活动受限处，稍加力冲击，并立即收回停顿片刻，术者再牵拉肘部向后伸展并稍加力冲击。反复操作数次。

（2）展收肩部：患者坐位。术者如上式扶握患者，将患者上臂缓慢向外展方向抬起到受限处，再稍加力冲击并立即收回，把患臂牵于身前缓慢内收到受限处，再稍加力冲击。反复操作数次。

（3）转摇肩部：患者坐位。术者握患者上臂、前臂作缓慢后伸、上举、前落前屈、放下的顺时针方向轮转，转几圈后，再作逆时针轮转几圈。根据病情决定活动幅度，不要加暴力。

（4）旋转肩部：患者坐位，屈肘90°。术者两手分握患者腕部和肘部，将上肢外展到受限处，将患腕抬到受限处，稍停，再垂腕、使上肢内收。反复操作数次。

（5）拔伸肩部：患者坐位。一助手两手握患者手腕作上肢外展位牵拉，以无痛为度，另一助手双手把住患者腋下，作对抗拔伸，缓慢加力，术者可在患者肩上加作按、摩、揉、捏等手法，约3～4分钟，再缓慢放下还原。

（6）升降肩部：患者坐位，臂下垂，屈曲肘关节。术者一手握患者肘，另一手扶住关节内侧处，把患者肘部向上推送，使患者肩部上耸，然后下拉患者上臂，使患者垂肩。反复操作数次。

牵运患者肩关节可用于肩关节僵凝、疼痛。耸肩法对胸廓出口综合征有显效，但要持久。

(7) 旋转肘部：患者坐位，屈曲肘关节。术者两手分别握患者腕部和肘部，缓慢作前臂旋转到受限处，再稍加力冲击。然后缓慢作前臂旋后。反复操作数次。

(8) 屈伸肘部：患者坐位。术者两手分别握患者腕部和肘部，缓慢屈曲患者肘关节至受限，再稍加力冲击。然后缓慢伸展肘关节再稍加力冲击。反复操作数次。不要施暴力。

(9) 按压肘部：患者坐位，屈肘关节呈90°，前臂旋后，腋下由椅背支撑。术者一手握患者腕部，一手掌向下按压患者肘部，约1分钟，再缓慢松开。

牵运患者肘部可解除肘关节的旋转障碍、屈伸障碍，可张大关节间隙，松解粘连。

(10) 伸屈腕部：术者两手分别握患者手背和前臂远端，使患者腕关节掌屈至受限处，再稍加力冲击。再换手作腕关节背伸。

(11) 侧屈腕部：术者两手分别握患者腕关节附近，缓慢使患者腕部向尺侧屈曲，再稍加力冲击数次。然后，再作桡侧屈曲。

(12) 拔伸转摇腕部：术者两手分别握患者手掌尺侧和桡侧，作拔伸，同时顺时针旋转腕关节，再逆时针旋转，反复操作数次。

牵运腕部可治疗腕关节功能障碍、损伤、粘连。

(13) 伸屈手指：术者两手分别握患者手掌和一指，伸展该指各关节，停顿片刻。再把该指各关节屈曲片刻。反复操作数次。

(14) 拔伸手指：术者一手握患者腕部，另一手用食指、中指钳持患者一手指，先作顺时针或逆时针旋转几次，突然加力牵拉患指。

(15) 旋转手指：术者捏持患者，缓慢作顺时针或逆时针旋转。

牵运手指可用于指掌关节和指关节僵凝、胀麻、疼痛，可用于手指部软组织损伤及骨折后遗症。

4. 牵运下肢：可疏经通络，活血理筋，疗伤祛痹，调整关节。

（1）屈伸髋部：患者仰卧。术者两手分握患者小腿上段和下段，使患者髋关节、膝关节屈曲到受限处，再稍加力冲击。然后缓慢拉直髋、膝关节。反复操作数次。

（2）收展髋部：患者仰卧。术者一手把住患者大腿远端，向术者身后牵拉，另一手推按骨盆不使移动，使髋关节外展到受限后，再稍加力冲击。再换手使患者髋关节内收。反复操作数次。

（3）旋转髋部：患者仰卧，两膝以下下垂于床外。术者一手握患者小腿远端，一手扶住患膝，使髋关节微屈，先作顺时针旋转，再作逆时针旋转。旋转时可轻微加力冲击。反复操作数次。勿用大力，防止造成损伤。

牵运髋部可用于髋关节错缝、外伤后关节僵凝及痹症所致酸、麻、胀、痛。

（4）屈伸膝部：患者仰卧。术者一手握患者小腿下段，一手前臂托住患者膝窝，屈曲患者膝关节至受限处，再稍加力冲击。然后缓慢伸直患者膝关节。

（5）旋转膝部：患者仰卧，屈膝呈90°。术者两手分握患者小腿和患膝，顺时针旋转患膝，并稍加力冲击，再逆时针旋转。

牵运膝部可调整膝关节，解除痉挛、粘连。

（6）屈伸踝部：患者卧位。术者两手分握患者足前部和足跟部，使踝关节背伸到受限处，再稍加力冲击。然后使踝关节屈到受限处，再稍加力冲击。

（7）翻转踝部：患者卧位。术者握法同前，先把踝关节推向内翻，再稍加力冲击。然后把踝关节外翻，再稍加力冲击。

（8）环转踝部：患者卧位。术者握法同前，把患者踝关节、跗间关节沿矢状轴作顺时针方向环状旋转，再逆时针方向环状旋转。

牵运踝部可调整筋骨，活络踝关节。

（9）牵运足趾：患者伸足。术者一手握患者足跖部，一手食指、中指钳持患者足趾，或作屈伸运动、或作拔伸、或作内外旋转、或作环状旋转。可用于趾部酸、麻、胀、痛、活动不利诸症。

［附］

一、理筋手法适应证

1. 全身各部位肌肉急性和慢性外伤。
2. 各部位肌腱和腱抵止处和腱鞘急性和慢性损伤。
3. 供血障碍所致肌肉变性疾病。
4. 神经出口综合征，如胸廓出口综合征、梨状肌综合征。

二、理筋手法慎用证

1. 筋伤伴骨折，施术时要注意稳定骨折部位，防止移位。
2. 筋伤伴关节脱位，在关节复位后谨慎施术，不要影响固定。
3. 关节扭伤的早期，局部肿痛，慎用手法，必要时宜在远离伤处的部位施行手法。
4. 缺血性肌挛缩的早期，慎用伤筋手法，必要时以轻柔手法为主。
5. 韧带损伤时，受伤关节慎用活节手法。
6. 肌肉、肌腱断裂或部分断裂的早期、中期、慎用伤筋手法。
7. 肩关节僵凝伴有骨质疏松者，慎用关节运摇手法。
8. 颈椎筋伤严重伴有关节僵硬者，慎用大范围旋转手法。

三、理筋手法施用时间

理筋手法用于保健则随时可用，用于筋伤症则需恰当的治疗时机、操作时间、间隔时间。

1. 筋伤手法治疗时机：急性筋伤治疗时间越早越好。恰当的手法治疗能消肿止痛，还可纠正软组织的微小移位。有人认为急性筋伤早期手法治疗会增加损伤部位的渗出水肿、出血、软组织损伤。确实，早期不恰当的手法治疗会造成以上后果。可是恰当的轻巧短暂的手法有益无害。筋伤有筋歪、筋翻、筋走等，可酌量病情，宜轻则轻，宜重需慎，不要在伤筋的局部过多过猛地施行抖、摇、搬、打、按、搓、揉等手法，可在伤处周围组织、经络、穴位施行手法，达到活气血，筋归槽、骨缝合的目的。如果墨守成规，因循延误，则转为陈旧性筋伤，给患者增加痛苦，给治疗带来困难，甚至久治难愈。

筋伤以1～7日内进行适当的手法治疗和固定为宜，使伤处得到休息和修复。

筋伤7～14日治疗则稍晚，此时内部创口趋向愈合，可在伤处施行轻柔手法，消肿胀、复异位。

筋伤3周以上未愈，为陈旧性筋伤证。此时渐有血肿机化、异位软组织粘连，疤痕形成，伤肢关节活动和负重受限，神经受压迫而产生疼痛。这时治疗难度加大，施用恰当的手法治疗，仍有希望痊愈。

2. 筋伤手法操作时间：每次操作时间要根据患者体质、病情和手法种类以及术者功力而定。通常每次手法操作时间为10～30分钟。

3. 筋伤手法操作间隔时间：

通常每次手法治疗之间的间隔是2～3日1次，病情较急也可以1日治疗1次。治疗间隔太密，在伤处按揉过多疗效不一定好，间隔时间太长，则容易延长病程，甚至贻误治疗时机。急性筋伤症，疗程较短，约需3～6次治疗痊愈。慢性筋伤症，疗程较长，通常要6次以上治疗。

第五节　骨伤科手法的合理施用

整体观念和辨证论治是中医学的特点，也是中医骨伤科的理论指导。

伤病侵犯人体，由于受伤时的情况不同，受伤的轻重和部位有异，患者身体素质有别，以及所在的环境、气候等种种因素不同，所以患者所表现的症状也各不相同，施用手法也就离不开辨证论治原则的指导，需要辨证施术、辨证施法。

外伤后通常损伤局部的症状较为突出，并且因肿胀、疼痛、出血、瘀血等引起全身不适，局部损伤刺激不消除，全身证候也很难彻底消除，所以对外伤后局部病症突出者如果不存在危急生命的严重证候时，应尽早处理局部损伤，如清创缝合、止血止痛、临时固定等，条件许可时应立即施行整骨复位手法。但是，如果损伤后出现晕厥、休克等危及生命的证候，应立即进行急救，解决全身证候。另外，对年老、体弱、多病的患者也要注意其全身证候，消除对损伤修复不利的因素。还有，施行手法时要防止发生意外，要有预防和急救措施。这就是“救命第一，救肢第二”以及“局部与整体并重”的观点。

中医骨伤科中，局部损伤常以辨病为主，全身不适常以辨证为主，所以辨病和辨证要相结合，也就是局部与整体相结合，二者不可偏废。当然，在不同的时期表现出的主要矛盾不同，侧重点也有所不同，要随机应变。所谓“兵无常势，医无常形。能因故变化而取胜，谓之神将，能因病变化而取效，谓之神医。”

一、手法的施用要常法与变法相结合

伤病有一定的规律，治疗也有常规和定规，也就是遵守一般规律施行手法治疗，大多数情况下，遵行常规治疗是符合伤病规律的，能取得良好效果。如果一概无所定规，胸无定见，无方无法就会误治。但是在一般之中也会孕育着特殊，对于特

殊的变化也要“圆机活法”随机应变，“临证之权衡，一时之巧妙，神而明之存乎其人矣”，这样才能取得预期的疗效。

为了做到常法与变法的统一和有机结合，就要掌握各类手法的规律和正规操作，搞清各种术式手法原理和先后顺序，注意积累临床经验，这样才能做到“一旦临证，机触于外，巧生于内，手随心转，法从手出”，取得圆满的疗效。

二、手法的施用要“三因制宜”

三因制宜，也就是因人、因时、因地制宜。

（一）因人制宜

一般施用手法要轻重适宜，先用轻柔手法，使病人适应，再逐渐加重，以病人能忍受为度，最后逐渐减轻收尾结束。

由于每个病人对手法的感受性不同，对不同病人的手法术式和剂量也要有所不同。手法术式包括术者施用的手式动作和病人身体的部位，剂量是指手法的轻重、动作幅度、时间长短。感受性是患者对手法术式、剂量的反应和效果。不同的术式、剂量用在一患者身上有不同的作用，相同的术式、剂量用在不同的患者身上，患者的感受性也会不全相同。

一般身体强壮的患者耐受性强，可选用作用力强的术式或加大剂量；对体质虚弱的患者则选作用力较弱的术式或减小剂量。有时难以判断患者的强弱，貌似健壮而不能忍受常规手法和一般剂量，貌似虚弱而对常规手法和一般剂量无效应，所以术前要了解患者病史及体质情况，手法治疗中还要有一个试术的过程，也就是开始治疗时用较柔和的手法术式和较小剂量，注意询问和观察患者的反应调节手法术式和剂量到适当程度。

同一种手法治疗同一种伤病，对不同的患者效果不同，除与每一患者病情轻重等有关还与患者的敏感度有关，所以要注意观察分析疗效，根据具体情况调整手法。如果患者对一种手法有较重的不适反应而效果又不理想，可考虑换用其他手法，以免延误病情。

（二）因时制宜

骨伤科疾病如骨折、关节脱位、筋伤、痹症、内伤等，通常按初、中、后三期分治施用手法。只有应急手法和康复手法例外。应急手法止血、定痛、开关通窍只是短时使用，康复手法多用于伤病后期，所以无须分三期施治。

1. 初期：伤后 2 周内。祛邪为主，扶正为辅。手法宜轻巧不宜重拙，宜柔软不宜刚强，宜平和不宜峻猛。要局部与整体同时兼顾，局部及早使用骨折或关节脱位的复位手法，或者施用消肿定痛、通经活血的手法；对全身证候可辨证施用补气、养血、滋肾、养肝、健脾、护胃、补养筋骨、调理阴阳等手法。施术时要全神贯注，注意观察和询问病人的反应，有较重的不适感或晕厥时要暂停施术或用应急手法。

2. 中期：约在伤后 2 周。祛邪与扶正兼顾。局部和全身症状都达极点，旧疾此时也会因新伤而引发，病情有时较复杂。要辨病与辨证相结合，分清主要矛盾和次要矛盾，选用恰当手法予以解决。

3. 后期：伤后 6 周。扶正为主，祛邪为辅。因伤病渐轻，而机体虚弱。治疗要用缓和的手法，滋养脏腑，强筋壮骨，调养气血，疏通经络，同时要除邪务尽，对局部残留的病症不能放松治疗，以求全面康复。

（三）因地制宜

不同的地域有不同的疾病，不同地区的人群也有不同的体质和适应性。通常西北多寒，伤病多有寒证，故宜温热手法；西北人身体多壮实，耐受力强，故手法宜较重。东南多温，故手法宜凉；东南人体质较弱，耐受力较差，故手法宜较轻。

三、手法的施用要分清标本缓急

标与本是相对而言的。如病因为本，病症为标；脏腑为本，筋骨皮肉经脉为标；正气为本，病邪为标；旧病为本，新病为标。

标本也是可以转化的。通常骨折时骨折为本，周围软组织并发的损伤为标。如果骨折是由脏腑衰弱或其他疾病所致，则脏腑或其他疾病为本，骨折为标；而当骨折又并发了晕厥、休克等急症，则急症为标，骨折为本。

手法治疗也要遵循急则治标、缓则治本的原则。通常以治本为主，但当标病急时则先治标后治本或标本同治。

四、手法的施用要轻重得宜，快慢适度

使用手法治疗时，手法要轻重得宜，快慢适度，否则达不到治疗效果，过重、过快也易出现不适。

第二章 骨折概论

由于各种病因使骨的完整性和连续性遭受破坏，这种情况叫做骨折。

骨折的病名出自唐代王焘《外台秘要》。古人早就有骨折的概念，甲骨文已有“疾骨”病名；《周礼·天官》有“折疡”病名；《灵枢·邪气脏腑病形》有“折脊”病名；汉代马王堆出土的医籍有“折骨”病名。

中医治疗骨折有悠久的历史和丰富的经验，在复位、固定、功能锻炼、药物治疗四个方面独具特色。骨折治疗在中医骨伤治疗中占有重要地位。

第一节 骨折的病因、移位和分类

一、骨折的病因

1. 直接外伤：外来暴力直接作用的部位发生骨折，如撞击伤、打伤、压伤、枪伤、炸伤等。这类骨折常为横断骨折或粉碎骨折，骨折处的软组织损伤较为严重。伤口开放时易污染而发生感染。

2. 间接外伤：远离外来暴力接触的部位发生骨折，包括杠杆暴力、扭转暴力、纵向传导暴力。杠杆暴力如走路跌倒用手掌着地，上肢与地面成角造成肱骨外科颈骨折。扭转暴力如掷物引起肱骨干螺旋骨折。纵向传导暴力如跌倒时手部着地引起肱骨髁间骨折。

3. 牵拉外伤：肌肉急骤强烈地收缩和牵拉可撕脱或拉断肌肉附着处的骨骼，如跌倒时股四头肌收缩造成髌骨骨折。

4. 积累外伤：骨骼长期反复受到形变或震动，集中作用在骨骼某一部位，最后形成骨折。如长途行车、连续跑步，偶尔可引起第二、三跖骨骨折或腓骨下端骨折；连续操纵机器而震动过久可引起尺骨下端骨折；持续过度负重可引起椎体压缩性骨折或股骨颈骨折。这种骨折是一种慢性骨折，是长期或多次积累外力所致，又称为疲劳骨折。这种骨折受暴部小梁断裂与新骨增生同时进行，骨折多无移位，骨折端比较光滑，有碎骨块游离脱落，骨折愈合能力低，愈合时间较长，治疗时要特别注意。

5. 骨骼病变：骨骼本身有疾病，原疾病发展后导致骨折，如先天性脆骨病、幼年佝偻病、成人软骨病、甲状旁腺机能亢进症、化脓性骨髓炎、骨结核、骨囊肿、良性骨肿瘤、骨肉瘤、各种转移性骨肿瘤等。这种由疾病造成的骨折，叫做病理性骨折。

二、骨折的移位

骨折移位方式可分为成角移位、侧方移位、缩短移位、分离移位、旋转移位，这五种方式可有几种合并发生。

成角移位是两骨折段的纵轴线交叉成角常用的顶点方向来说明成角移位的方向，如向前、后、左、右、内、外。

侧方移位是两骨折端移向侧方，四肢骨折通常用近侧骨折段纵轴作为基准，以远侧骨折段移位的方向来描述。注意脊柱是以下段为基准，以上段移位的方向来说明。

缩短移位是骨折段互相嵌插或重叠，导致骨长度缩短，又叫做重叠移位。

分离移位是两骨折端互相分离，骨长度增加。

旋转移位是骨折一端围绕骨的纵轴发生旋转。

三、骨折的分类

骨折分类与决定治疗的方法掌握病变规律有重要的关系。按不同的分类标准可有不同的分类方法。

（一）根据骨折前骨质有无病变分类

1. 外伤性骨折：骨折前骨质结构正常，纯由外力作用而发生骨折。

2. 病理性骨折：因骨质本身的病变使骨质疏松、变脆、破坏、受轻微外力作用或正常活动就发生骨折。这种骨折要双重治疗，既要治疗骨折，也要治疗引起骨折的疾病。

（二）根据骨折端是否与外界相通分类

1. 闭合性骨折：骨折处皮肤或黏膜完整，骨折端不与外界相通。

2. 开放性骨折：骨折后皮肤或黏膜破裂，骨折端与外界相通。

开放性伤口可以由外向内，如压轧伤、枪伤、刀伤，容易发生感染，伤口也可由内向外如胫骨骨折，骨折端由皮下刺穿皮肤。

（三）根据骨折损伤程度分类

1. 不完全骨折：骨小梁仅有部分断裂，这种骨折多无移位。骨折处有成角或弯曲畸形，很像树枝被折断，形成部分断裂部分屈服变形又叫做“青枝骨折”多见于儿童。

2. 完全骨折：骨的连续性被全部破坏，形成两个以上骨折段或块，骨折段或者保持在原位，或者发生移位。

（四）根据骨折有无重要合并损伤分类

1. 单纯骨折：无合并重要血管、神经、肌腱或脏器损伤。

2. 复杂骨折：合并重要血管、神经、肌腱或脏器损伤。

（五）根据骨折线的形态分类

1. 横断骨折：骨折线与骨干纵轴大致垂直。

2. 斜形骨折：骨折线与骨干纵轴呈一定的角度，或为锐角，或为钝角。

3. 螺旋骨折：骨折线呈螺旋状。

4. 粉碎骨折：骨碎裂成三块以上。骨折线呈“Y”型或“T”型时，又称“Y”型或“T”型骨折。

5. 裂缝骨折：骨折间隙呈裂缝或线状，骨折片无移位。或称骨裂。常见于颅骨、肩胛骨等处。

6. 青枝骨折：仅有部分骨质和骨膜拉长、皱折或破裂，常有成角、弯曲畸形，有时成角不明显，但出现皮质皱折。多见于儿童。

7. 骨骺分离：发生在骨骼板部位，使骨骺与骨干分离，骨骺的断面可带有数量不等的骨组织。常见于18岁以下者。

8. 压缩骨折：松质骨因受垂直压缩力而变形。多见于胸椎、腰椎，椎体呈楔形。

9. 凹陷骨折：骨折片下陷，多发生于头颅骨、颜面骨。

10. 嵌插骨折：骨折端互相嵌入，多发生在长管状骨干骺端密质与松质骨交界处。骨折后密质骨嵌插入松质骨内，可发生在股骨颈和肱骨外科颈等处。

（六）根据骨折端的稳定程度分类

1. 稳定骨折：骨折端不易移位或复位后经适当外固定不易发生再移位者是稳定骨折。如青枝骨折、裂缝骨折、嵌插骨折、单纯椎体压缩骨折、除外股骨干的其他骨干横断骨折、无移位的完全骨折等。稳定性骨折容易治疗、效果好，合并症少。

2. 不稳定骨折：骨折端本身易移位或复位后易发生再移位者是不移定性骨折。如斜形骨折、螺旋骨折、多段骨折、粉碎性骨折以及缺损性骨折等。股骨干周围软组织丰厚，附着肌肉多，骨折整复较困难，整复后如果不用牵引则难以保持对立，所以股骨干横断骨折也属于不稳定骨折。此类骨折处理比较复杂，有的需要手法复位牵引及局部外固定，有的需要手术整复内固定，有的需要植骨补偿缺损。此类骨折的治疗效果比稳定性骨折差。

（七）根据骨折时间长短分类

1. 新鲜骨折：伤后1~2周内的骨干骨折（小儿除外）以及伤后3~4周的股骨颈骨折、腕舟骨骨折都属新鲜骨折。

2. 陈旧性骨折：多为伤后2~3周以后的骨折，此时骨折断端已有纤维组织或骨痂包裹。此类骨折较难复位，较难愈合，时间过长则不愈合。

第二节　骨折的临床表现和诊断

诊断骨折是根据望、闻、问、切、摸、量、X线检查等手段收集资料，并进行分析、归纳、推理，从而作出判断有无骨折、骨折的类型、移位情况，有无并发症。

一、病史

确切的病史，与指导检查、决定诊断和处理措施密切相关。要搞清暴力的方式（坠落、碰撞、打击、挤压、扭转、跌倒等）、性质（直接、间接、牵拉、积累）、方向、大小、作用部位、受伤姿势等，还要了解患者受伤前后的局部和全身表现，确定有无并发症。

二、临床表现

（一）全身情况

1. 休克：骨折病人陷入休克状态，除了疼痛引起外，还要注意有无内出血、内脏损伤、颅脑损伤，要及时处理。

2. 一般情况：骨折后气血瘀滞、郁血化热，可有发热，但一般不超过38℃，约一周后逐渐至正常。如果体温超过38℃且持续升高，伤处向外开放，白细胞总数及分类升高，要考虑为感染引起发热，与瘀血化热相鉴别。

（二）局部情况

1. 骨折的特征

（1）畸形：如缩短、移位、凸起、凹陷、成角、旋转、弯曲等。判断是否畸形可与健侧对比，与伤前情况对比。

（2）骨擦音：骨折端相互触碰或摩擦发生的响声，在移动伤肢时或做骨擦音试验时可感觉到。不完全骨折、嵌插骨折、骨折端有软组织嵌入可无骨擦音。

（3）异常活动：完全骨折后，骨干部无嵌插，在移动或摇动伤肢时，骨折处出现不正常的活动如屈曲、旋转像关节一样，又叫做假关节活动。

如果从病史或其他征象已能明确诊断骨折则不必再做骨擦音试验或异常活动试验，前两项试验也不宜反复做，反复做会增加病人的痛苦，增加软组织损伤，加重骨折移位，导致并发症，也可能磨平骨折端，影响骨折稳定和修复。

（4）骨传导音：除了嵌插骨折和干骺端骨折，长骨干骨折以后，骨传导音可以发生改变。检查时，在骨干两端选择两个骨突部，把听诊器放一端作为收音区，用手指叩击另一端作为发音区，从骨传导质和量的改变判断有无骨折和骨端移位。骨折端有血肿隔离或夹有软组织，骨传导音消失。骨皮质对端接触，传导音清脆实质感。骨折无移位者骨传导音清脆实质感，还有骨髓腔畅通而发生的共鸣音。

在没有X线设备的情况下，骨传导音可作为诊断骨折和判断愈合的一种方法。

以上四项骨折的特征只要有其中一种出现，就可在临床上初步诊断为骨折。

2. 一般症状和体征

（1）疼痛和压叩痛：骨折部位有程度不同的疼痛和压叩痛，不全骨折和嵌插骨折疼痛不明显。用拇指、食指轻轻捏挤，压痛最明显的部位就是骨折处。活动或叩击足跟、前后压挤胸部、对抗挤压两侧髂骨翼可引起骨折处明显疼痛。

（2）肿胀和瘀斑：血管破裂引起局部出血、肿胀。出血渗入皮下则皮肤变色，形成青紫色瘀斑。瘀斑也可出现在远离骨折的部位，通常是沿着软组织间隙向下流注。如肱骨外科颈骨折瘀斑可出现在上臂的前内侧，粗隆间骨折瘀斑可出现在中部。肿胀严重时，可出现张力性水泡和血泡，还可阻碍静脉回流，或压迫动脉而导致筋膜间隔综合征，发生缺血性肌萎缩，甚则，发生肢体坏死。

（3）功能障碍：功能障碍是由于骨折后肢体失去杠杆和支柱作用、疼痛、肌肉反射性痉挛，以及软组织损伤，使伤肢活动受限，失去负重功能。一般是完全骨折、有移位骨折功能障碍程度较重，反之则功能障碍较轻。

三、X线检查

X线检查有助于确定诊断，明确骨折部位、类型及病理变化，还能显示临床检查难于发现的损伤和移位，还能验证整复效果。根据需要可从多方位（正、侧、斜或其他特殊位置）拍片。有些嵌插骨折（如股骨颈骨折、肱骨外科颈骨折）或有些裂缝骨折（如腕舟骨骨折）早期在X线片上不易看到骨折线，应当在两周左右再拍片复查，防止误诊。此期间应暂按骨折加以保护。

断层摄影、CT扫描对常规X线片难以显示的骨折如椎体及附件纵裂骨折、突入椎管内的椎体骨片有较好的显示，但费用较高，不能滥用。

总之，诊断骨折仍应仔细询问病史，分析病情，认真进行临床检查。如果不按常规检查，仅仅依赖仪器会造成漏诊。对多发性损伤病例更要防止漏诊。

第三节　骨折的并发症

骨折后可出现各种全身或局部的并发症，并发症有时会影响骨折的处理和预后，有时严重的并发症危害性超过骨折本身。并发症威胁生命时必须立即处理。

一、休克

骨折并发休克的原因可以是疼痛，还有出血，另外肢体的严重挤压伤也可导致休克。休克表现为面色苍白、四肢酸冷、指端发绀、汗出、全身无力、反应迟钝或烦躁不安、血压下降甚至测不出。休克要及时抢救。

二、内脏损伤

1. 胸部损伤：肋骨骨折可合并肺实质损伤，引起血胸、闭合性气胸、开放性气胸、张力性气胸、血气胸。

2. 肝、脾破裂：上腹或胸壁下段受暴力冲击可造成肋骨骨折，还可发生肝、脾破裂，形成严重的内出血和休克。

3. 泌尿系损伤：肋骨骨折可造成肾脏损伤。骨盆骨折可导致后尿道断裂，膀胱也可被移位的骨折端刺破。

4. 直肠损伤：骶尾骨骨折可刺破直肠，肛门指检可能血染指套。

三、重要动脉损伤

如肱骨外科颈骨折伤及腋动脉，伸直型肱骨髁上骨折伤及肱动脉，股骨髁上骨折伤及股动脉，胫骨上段骨折伤及胫前或胫后动脉等。动脉损伤的表现有：鲜血从开放性伤口中喷射而出、局部血肿并进行性肿胀、发青，肢体远端发凉、麻木、脉搏消失或减弱，血管内膜损伤可引起血栓或主要分支痉挛，造成远端严重缺血。

四、缺血性肌痉挛

上肢多见于肱骨髁上骨折或前臂双骨折，下肢多见于股骨髁上或胫骨上端骨折。是由于严重挫伤或瘀肿影响血液循环，造成肌群缺血坏死。表现为早期有伤肢肿胀，按之硬实，持续性疼痛、麻木、冰凉，远端脉搏消失或微弱，以后形成肌群机化、疤痕，伤肢屈侧肌肉挛缩形成爪形手或爪形足。这种并发症要以预防为主，一旦发现，即刻处理。

五、神经损伤

脊髓损伤可发生损伤平面以下的截瘫。肱骨干骨折可并发桡神经损伤，肱骨髁上骨折可并发正中神经损伤，腓骨颈骨折可并发腓总神经损伤。神经损伤后可发生感觉障碍、运动障碍。

六、脂肪栓塞

成人骨干骨折后，若髓腔内血肿张力过大，骨髓脂肪进入血管，形成脂肪栓塞而阻塞血管，可引起肺或脑脂肪栓塞。脂肪栓塞可无症状或症状轻微而被忽略，栓塞发生严重者会出现危急症状，如突然死亡、昏迷、休克、急性肺水肿等，死亡率高。

七、骨化性肌炎

关节内或关节附近骨折后骨膜被剥离，形成骨膜下血肿，因严重损伤或处置欠妥致使血肿扩散或反复出血，血液渗入被破坏的肌纤维之间，血肿机化后，由于附近骨膜化骨的诱导，逐渐变成软骨，然后再钙化、骨化，从而形成骨化性肌炎，影响关节活动。在 X 线照片上可见到骨化阴影。骨化性肌炎多见于肘关节损伤，也可见于膝部损伤。

八、缺血性骨坏死

骨折后，骨折段的血液供应被切断时可发生缺血性骨坏死。常见有股骨颈骨折并发股骨头坏死，距骨骨折移位并发距骨体坏死、腕舟状骨腰部骨折并发近侧段坏死等。

九、创伤性关节炎

产生原因有：关节内骨折整复不良或错位愈合、骨干骨折畸形愈合，导致关节面不平整或承重不平衡，使关节软骨面损伤、退变。

十、关节僵硬

严重的关节内骨折可引起关节骨性僵硬，长期广泛的外固定如果不积极练功，可导致关节囊和周围软组织纤维粘连、关节内积血机化、肌腱挛缩而使关节活动障碍。

十一、迟发性畸形

少儿骨折致骨骺损伤可影响该骨关节生长发育，若干年间逐渐出现肢体畸形，如肱骨外髁骨折产生肘外翻。

十二、开放性伤口感染

开放性骨折污染严重时或清创不彻底不及时均可引起感染，严重者产生骨髓炎、败血症、破伤风、气性坏疽等。

十三、尿路感染或结石

脊椎骨折合并截瘫而排尿障碍时，长期留置导尿管，可引起逆行尿路感染。长期卧床时骨骼钙脱出，大量钙盐从肾脏排出，如果患者饮水少排尿不畅容易形成尿路结石。

十四、坠积性肺炎

骨折后长期卧床者或年老体弱，痰涎咯出困难，阻塞小气管或使肺部充血而发生感染，形成坠积性肺炎。

十五、褥疮

长期卧床时，局部经常受压，导致血液循环障碍，组织坏死，形成褥疮。褥疮好发于骨突出部易受压处，如骶骨、髂骨后上棘、股骨大转子、足跟等处。

第四节　骨折愈合机理与过程

骨遭受的作用力超过骨的强度耐受极限时则发生骨折。骨折后可引起局部和全身的反应，这种反应一直持续到骨组织恢复原有的生物力学性能才停止。骨折后骨组织本身具有强大的再生及塑形改造能力，所以在治疗中要顺其自然，因势利导，尽量充分利用和加强其本身的修复能力，而不得干扰和破坏其自身修复能力。

骨折愈合机理有不同的学说，通常把骨折愈合分为三期：血肿机化期、原始骨痂期、骨痂改造期。分期是为了便于说明骨折的愈合过程，这种分期是相对的，先后两期之间有一定的交叉重合时期，因为骨折愈合是一个连续的组织修复过程。如血肿机化后期已开始有部分骨痂形成，原始骨痂后期已有部分骨痂改造。

对成骨细胞的来源存在争论，Trueta 认为："关于骨折愈合的机理还不十分清楚，但有一点可以肯定即骨质是钙盐沉着的部分硬化的'有机软组织'，它的组织者是有成骨机能的血管。"他认为修复来自血管壁的内皮细胞。有人认为骨修复来自原来不活动的成纤维细胞。这些细胞在适当的环境下产生成骨能力。有人认为成骨细胞来源于有骨形成本能的骨祖先细胞，这种细胞在骨的表面及骨髓腔内繁殖，形成骨痂环圈，从骨折两端向骨折线进发会师融合，把断骨连接起来。

骨折形成血肿是难免的，但出血过多、血肿太大，则影响新生骨痂的融合，对骨折愈合不利，所以早期要防止继续出血，其后要促进血肿尽快吸收，这正是中医"活血化瘀、去瘀生新"的基本原理。

一、血肿机化期

骨折后骨折断端附近的内外骨膜、骨及邻近软组织中的血管破裂出血，在骨折部位形成血肿，血肿于伤后 6 ~ 8 小时即开始凝结成含有网状纤维素的血凝块。断端及邻近部位细胞坏死，相邻血管扩张、充血，有多形核的细胞、吞噬细胞、纤维蛋白、血浆渗出，其后血肿周围纤维增生，包围血肿并伸入于血肿中，吸收并代替血肿，血肿开始机化。骨折后 24 小时骨折断端附近的外骨膜即已开始增生肥厚，可使成骨细胞增生而产生新生骨，称为骨膜内骨化，以后断端髓腔处的骨内膜也出现增生和成骨现象，这些变化见于骨折后一周内，由于血肿机化、血肿内组织演变成纤维结缔组织，成为纤维性骨痂，把骨折端连接在一起。纤维性骨痂大约是骨折后 2 ~ 3 周内形成。

所以2～3周内发现骨折对位线不佳还可再次手法整复或调整牵引方向和外固定加以矫正，活血祛瘀药可以加强骨折端局部血液循环，清除血凝块和代谢产物。

二、原始骨痂期

骨折断端之间形成的纤维结缔组织大部分转变为软骨，软骨细胞经过增生、变性、钙化而骨化，叫做软骨内骨化，形成中间骨痂。前述在骨折后24小时内有骨膜内骨化，新生骨紧贴在骨皮质表面，在骨折两断端向骨折线进发，成相对方向生长，由少而多，由薄而厚，呈斜坡状，越靠近断端新生骨数量越多，最后融合，形成外骨痂。在外骨痂形成的同时，骨折端髓腔内的骨膜也以同样方式产生新骨，填充在骨折端髓腔里，形成内骨痂。

中间骨痂、内骨痂均生长缓慢。外骨膜在骨痂形成中较重要。要注意保护骨膜才能充分发挥自身修复能力，促进骨折愈合，避免迟缓愈合和不愈合。要尽量避免对骨膜有损伤的操作，如粗暴的整复、过度牵引、不必要的切开复位内固定。

骨折端一方面有成骨细胞生成新骨，另一方面有破骨细胞清除坏死骨组织和无用的骨组织。当内外骨痂和中间骨痂的强度足以抵抗肌肉的收缩力、成角力、旋转力、剪力时，骨折已达到临床愈合。这时骨折处无压痛，无沿纵轴方向叩击痛，骨折处无异常活动，X线照片显示骨折线模糊。

周围有梭形的连续性骨痂时可解除外固定，加强功能锻炼。这时如果发现骨对位对线不良则整复已相当困难，调整外固定也难以矫正。这个时期需要4～8周。这一期服药应以接骨续筋为主，活血化瘀为辅。

三、骨痂改造期

这一时期是使骨折部位恢复最佳功能、结构。原始骨痂进一步改造，成骨细胞增加，新生骨小梁逐渐增加、排列规则和致密，新生骨爬行替代，坏死骨清除，形成骨性连接的过程大约8～12周完成。这一时期内服药应以滋补肝肾、补气养血、强筋壮骨为主。

此后，骨痂的骨小梁根据力线的需要，通过破骨细胞和成骨细胞的相互作用进行重新排列，吸收不需要的骨痂，不足部位则生长出新的骨质，骨髓腔重新开放。最后，骨折痕迹在组织学或放射学上可完全消失或接近完全消失。如果骨折部破坏严重或复位不良，骨折痕迹不能完全消失。一般认为这个过程儿童约需2年，成人约需2～4年，但据观察人的胫骨骨折塑形机制可持续进行6年以上。

目前认为，控制骨折塑形改建的过程依靠局部的电活动。当骨骼受压力时，其受拉面产生正电荷，其受压面产生负电荷，这是压电效应。压电效应导致骨质的生长和吸收。正电荷局部伴有破骨活动，负电荷局部伴有成骨活动。这是骨内晶体结构受力所产生的电流直接影响骨细胞而进行塑形。

第五节　影响骨折愈合的因素

影响骨折愈合的因素有客观因素、主观因素；有全身因素、局部因素；有有利因素、不利因素。正确认识这些因素，可趋利避害，争取骨折早日愈合。

一、客观因素

1. 年龄：小儿发育迅速，组织再生和塑形能力强，骨折愈合速度快。老年人修复能力低，愈合速度慢。如股骨干骨折，小儿1个月愈合，成年人需3个月愈合，老年人时间更长，所以骨折愈合速度与年龄密切相关。

2. 体质强弱：身体强壮者，骨折愈合快。体质弱者愈合慢。有慢性疾病者，如糖尿病、钙代谢障碍、骨软化症、结核病、恶性肿瘤、重度营养不良等骨折愈合慢。

3. 有无严重并发症：无并发症愈合好。有严重并发症如动脉损伤、神经损伤、骨缺血等愈合迟缓。

4. 骨折段的血液供应：除腕舟骨以外，通常松质骨骨折和长骨干两端的松质骨骨折，因为血供丰富，骨折愈合快。有些骨干骨折后，缺乏滋养血管的一端，则愈合能力差，如胫骨干中、下1/3内发生骨折，滋养动脉断裂。骨折段完全丧失血液供应时则发生缺血性坏死，如股骨头下部骨折、腕舟骨腰部骨折等。

一骨有多段骨折时，有正常血供的一端先愈合，缺乏血供的另一端后愈合，速度慢。

5. 断面接触：断面接触大、接触紧密愈合快。反之，愈合慢。如嵌入骨折比断端有间隙或明显分离的容易愈合。断端之间有软组织嵌入时愈合难，甚至不愈合。斜形骨折、螺旋骨折因骨折端面积大、开放的髓腔面积大，所以比横断骨折愈合快。

6. 骨折破坏程度：骨折破坏轻容易愈合，而骨折严重，如严重粉碎性骨折、缺损骨折难愈合，速度也慢。

7. 软组织受损伤程度：软组织受损轻，特别是血管、骨膜受损轻愈合快，反之愈合慢。断端血肿小愈合快，血肿大则愈合慢。

8. 引起骨折的特殊暴力：触高压电造成的骨折愈合慢。

二、主观因素

早期正确柔和的无损伤或少损伤的手法复位、恰当的对位对线、适度的牵引、稳妥的固定、积极的练功、合理的药物治疗等都对愈合有利，加速愈合。不恰当的治疗措施反而导致骨折愈合迟缓或不愈合。

1. 手法不当：多次手法整复或粗暴手法会增加创伤机会，损伤骨外膜或使骨失去稳定，或使结缔组织及骨痂断裂，使愈合时间延长。手法整复力争一次完成。不应追求以解剖复位为目的，只要达到功能复位时就应认为合乎要求，要以愈合后的功能恢复良好为目的、为原则。如果只有漂亮的解剖复位而丧失了良好的功能则应视为治疗失败，当然二者都兼得更好。

2. 整复不良：骨折端接触面小、不紧密、断端间有软组织嵌入，有成角畸形。

3. 误用切开整复术：治疗骨折应以功能恢复为原则，为减少再损伤，要尽量用闭合手法复位。滥用切开复位内固定有可能造成骨膜损伤，破坏局部血液供应，甚至引起感染，使骨折难愈合，甚至不愈合。

4. 牵引不当：牵引过度使肢体变长，引起血管痉挛，整个肢体血供受损，牵引过度还可使机化血肿内的毛细血管痉挛，使结缔组织撕开、骨折端分离失去接触。这些因素都可使骨折愈合迟缓或不愈合。

5. 固定不当：固定范围不够、固定位置不当、固定不稳、固定时间过短，都会增加骨折端的剪力、成角力、扭转力，干扰骨痂生长或破坏愈合中的骨痂。另外，金属内固定器材质量不佳或使用不当也会使骨折愈合迟缓或不愈合。

6. 练功不当：早期正确的练功促进骨折愈合和功能恢复。练功过迟会影响功能，但是练功方法不对会使骨折端增加剪力、成角力、扭转力，可能使骨折端移位、再骨折，影响骨折愈合。

7. 清创不当：清创时过多摘除骨碎片而造成骨缺损，影响骨折愈合。

8. 伤口感染：对开放性骨折伤口处理不当而发生感染或感染控制不及时，会引起局部长期充血、脱钙，使骨折愈合迟缓，甚至不愈合。

第六节 骨折临床愈合标准和骨性愈合标准

愈合标准要依据临床征象和 X 线照片影像加以判断，并且要动态地、连续地观察来判断，正确地判断有利于确定各项治疗措施，如外固定时间、练功程度、活动和受力程度等。

一、骨折的临床愈合标准

1. 局部无压痛，无沿纵轴方向叩击痛。

2. 局部无异常活动。

3. 功能测定：在无外固定状态，上肢能平举1公斤达1分钟，下肢能不拄杖连续行走3分钟，并且不少于30步。

4. X线照片显示整个外骨痂呈连续梭形，密度一致，并通过骨折线，但不如皮质骨致密，骨折线或隐约可见，或者模糊。

5. 连续观察2周，骨折处不变形，那么开始观察的第1天就是临床愈合日期。

要注意，检测上述第2项和第3项时要慎重，受力要由轻渐重，防止发生变形或再骨折。

二、骨折的骨性愈合标准

1. 已达到上述临床愈合标准。

2. X线照片外骨痂与内骨痂的密度与皮质骨无差别，骨折端相互连接有骨小梁通过。

成人常见骨折临床愈合时间（周）如下：

锁骨骨折	4~6周
肱骨外科颈骨折	4~6周
肱骨干骨折	4~8周
肱骨髁上骨折	4~6周
肱骨髁间骨折	4~8周
尺、桡骨干骨折	6~8周
桡骨下端骨折	4~6周
掌指骨骨折	3~4周
股骨颈骨折	12~24周
粗隆间骨折	8~10周
股骨干骨折	8~12周
髌骨骨折	4~6周
胫腓骨骨折	8~10周
踝部骨折	4~6周
距跟骨折	8~12周

跖趾骨折　　　　　　4 ~6 周

以上愈合时间供参考。骨折复位不良或复位后固定欠妥，过早负重而无保护，会在骨折断端间发生重叠、旋转、成角畸形，不及时矫正而愈合者为畸形愈合。骨折固定时间超过同类骨折愈合所需的最长时间，而骨折处的骨痂仍不能牢固连接骨折端，骨折端的骨质吸收疏松，边缘模糊，甚至呈囊性改变，骨折间隙有纤维组织，骨折处有疼痛、肿胀、局部微热、异常活动为延迟愈合。骨痂缺少或完全缺无，骨折端萎缩光圆，髓腔封闭，骨质硬化，断端分离，肢体活动时有假关节现象而疼痛并不明显为骨折不愈合或称骨不连。

外固定时间的长短只表明骨折是如期愈合还是迟延愈合，不能作为决定骨折不愈合的依据。应从临床检查及 X 线征象确定骨折是否形成骨不连。

第七节　骨折的治疗

骨骼是人体的支架和活动的杠杆。治疗骨折就是要恢复骨骼的支架和杠杆功能。治疗骨折首先要把骨折复位，使肢体内部力量恢复平衡，要持续稳定这种平衡就必须进行固定，为骨折愈合创造条件，而加速骨折愈合的关键在于功能锻炼和合理的内外用药。这四项是治疗骨折的基本措施。

一、骨折的复位

复位是把移位的骨折段恢复正常的或接近正常的解剖关系，重建骨骼功能。

（一）复位原则

1. 原路返回：骨折后发生移位而产生各种畸形，复位前要搞清外力的性质、大小、方向、骨折移位的途径，选择适当的手法使骨折断端沿着与移位方向相反的途径退回原位。

2. 随宜选用分解复位与综合复位：骨折后发生重叠、侧方、成角、旋转移位，如果不能一次整复时，可先矫正重叠和旋转移位，再矫正侧方和成角移位，最后把肌腱、韧带等软组织舒理归复原位，这是分解复位，如桡骨下端粉碎性骨折波及关节面时可用分解手法。如果用综合手法综合矫正不同移位的各个力量，使不同的移位一次矫正，这是综合复位，如桡骨下端骨折无粉碎并且关节面完整时，可采用牵抖复位法，一次复位成功。

3. 随宜选用急性复位与慢性复位：急性复位是把骨折一次完全复位，这对骨折愈合有利，要尽量争取。有些骨折难以一次完全复位，可采用牵引、局部外固定、早期功能锻炼等其他措施渐矫正移位畸形，这是慢性复位。如股骨干骨折，用牵引矫正重叠移位，利用夹板、压垫、练功渐矫正侧方移位。

4. 复位与固定相结合：边复位边临时固定，固定后还可再复位。不能一次复位时可分期复位，分段固定。有些骨折可先固定后复位，如儿童前臂青枝骨折。

（二）复位标准

最理想的复位是解剖学复位，不能达到解剖学复位者要达到功能复位。

1. 解剖复位：是完全矫正了骨折的移位和畸形，恢复了骨的正常解剖关系，对位和对线完全良好。解剖复位可使断端稳定，便于早期练功，断端接触面最大，骨折愈合快，愈合后符合生理要求，功能好，对每个骨折都应争取达到解剖复位。

2. 功能复位：是未完全矫正某种移位，但骨折在此位置愈合后对肢体无明显妨碍。功能复位的要求因患者的年龄、职业和骨折部位的不同而有所区别。如老年人骨折复位要求低，只要达到生活自理方便即可；体育运动员、年轻的舞蹈演员骨折后复位的要求比一般成人要求高，以利于以后的职业；锁骨复位稍差，骨折畸形愈合也不影响上肢功能，而桡尺骨骨折若有成角、旋转等畸形愈合将影响前臂的功能。所以功能复位的标准有所差异，通常认为：

（1）对线标准：必须完全纠正骨折的分离移位、旋转移位。成角移位如果与关节活动方向一致，日后可在骨痂改造塑形期有一定的矫正或适应，但是成人下肢与关节活动方向一致的向前或向后成角不宜超过 10°，而儿童则不宜超过 15°；向侧方成角与关节活动方向垂直，日后不能自行矫正，所以必须完全复位；肱骨干骨折轻度成角对功能影响不大，前臂双骨折如果有成角畸形将影响前臂旋转功能。

(2) 对位标准：长骨干骨折，对位至少应达 1/3 左右，干骺端骨折至少应达 3/4 左右。

(3) 长度标准：成人下肢要求缩短移位不超过 1cm，以防造成跛形。儿童下肢骨折如无骨骺损伤，缩短移位在 2cm 之内可在生长发育过程中自行矫正。

要注意防止单纯追求解剖学对位而反复多次手法复位或粗暴复位或切开复位内固定，如果造成了再损伤，影响自身修复能力，造成骨愈合不良或不愈合就会影响肢体功能，是偏离了复位的目标。现代骨科奠基人之一 Robert gones 爵士早在 1912 年告诫："功能是矫正外科医师的目标，他的专业就是了解并选择最好的方法去获得功能。手法或手术只是治疗的开端，最卓越的功绩只能从它的功能上的成功来衡量。"这是十分精辟的论述。所以，在选择治疗方法时要简便易行，安全可靠，无或少有再损伤，少受痛苦，减小风险，确定复位标准以最终能尽快尽好地恢复其固有功能目标。

(三) 复位时间

复位时间越早越好。复位越早越容易一次准确复位。伤后 1～4 小时最适宜复位，伤后 4～6 小时复位效果也佳，伤后 1～2天内，或更迟一些，肿胀不重，无并发症，也可用手法复位，取得较好效果。

严重开放性骨折应争取在 8 小时以内进行清创手术，使之成为闭合性骨折，再按闭合性骨折处理，但断端压迫主要血管神经时要及时处理。在不影响伤口愈合时，由内向外的刺破性骨折在清创缝合后应争取一次复位和固定。伤口较大时，清创后先大致矫正骨折畸形，用牵引或石膏维持对位，等条件好转或伤口愈合后再复位。全身情况不好时须在全身情况稳定后再行复位，如病人有休克、昏迷、中枢系统损伤、内脏损伤，先要处理这些急症，对骨折处要临时妥善固定以避免再损伤和减轻病人痛苦。伤肢肿胀明显，应外敷消肿膏；伤肢有张力性水泡或血泡，应无菌操作刺破水泡或血泡放液并敷地榆膏或生肌玉红膏。临时固定伤肢，抬高伤肢，注意观察末梢血液循环，等肿胀消退后进行复位，但宜争取在1～2周内施行。

（四）复位方案

复位前要根据患者的病史、症状、体征、X线征象等判明骨折情况，选择恰当的复位方法，确定复位术者和助手、适当的麻醉方法、复位步骤和防止发生意外的措施，准备好各种器材。

复位方法中有闭合复位、经皮针拨复位和切开复位。闭合复位又分为手法复位和持续牵引。选择复位方法应以简便易行、病人痛苦少、无或很少有再损伤、风险最小而肢体功能恢复最好为原则。

（五）手法复位

《医宗金鉴·正骨心法要旨·手法总论》论述：“夫手法者，谓以两手安置所伤之筋骨，使仍复于旧也。但伤有轻重而手法各有所宜。其痊可之迟速，及遗留残疾与否，皆关乎手法之所施得宜，或失其宜，或未尽其法也。……故必素知其体相，识其部位，一旦临证，机触于外，巧生于内，手随心转，法从手出。……法之所施，使患者不知其苦，方称为手法也。……是则手法者，诚正骨之首务哉”。

手法复位要求及时、轻巧、准确、稳妥、不增加损伤，最好能达到解剖复位。对不能达到解剖复位者，要力争达到功能复位。

复位前要做好各种准备，如制定好复位方案、麻醉、把伤肢置于适当位置，仔细摸认等。

骨折复位通常要采用麻醉止痛，以松弛肌肉，便于复位，减少病人痛苦，防止病人因疼痛而晕厥、休克。但对简单骨折有把握在短时间内获得满意复位者，可以不用麻醉，如《伤科汇纂》所述："宜轻宜重为高手，兼吓兼骗是上工，法使骤然人不觉，患如知也骨已拢。"

复位的手法，唐代蔺道人《仙授理伤续断秘方》总结出"揣摸"、"拔伸""捺正"、"撙平"、"屈伸"等手法。清代吴谦《医宗金鉴·正骨心法要旨》又发展为"摸"、"接"、"端"、"提"、"按"、"摩"、"推"、"拿"等八法。我们根据实践和现代医学和力学原理总结为新八法，即拔伸、捺正、旋转、折顶、屈伸、挤捏、分骨、合骨，详见于手法章节的论述。传统的摸法即手摸心会，应归入诊断手法。当然，骨折手法复位是多种手法的综合运用，除了摸法、新八法，有时还要用上骱和理筋手法。各种手法要根据具体情况选用。

复位时要注意掌握"以子求母"，即用骨折段远端（子骨）去对近端（母骨），以子骨去凑合母骨为顺，容易复位。以母骨凑合子骨为逆，难以复位。

（六）针拨复位

对手法不易整复的关节内骨折、关节邻近骨折，可采用钢针直接穿过皮肤进行撬拨复位和配合固定，这就是针拨复位。

针拨复位适应证如下：

1. 骨折块位置较深，而无韧带和较强关节囊附着，手法对骨块很难起作用时，如肱骨小头冠状面纵行骨折等。

2. 骨折线位于关节面或通过关节面的胫骨平台塌陷骨折、胫骨下端关节面骨折、胫骨棘撕脱骨折、波及跟距关节面的跟骨骨折。

3. 骨折块的一侧位于关节面中部和另一侧位于关节周围部，手法不易整复旋转的肱骨髁间骨折、股间髁骨折。

4. 骨折块位置较表浅，手指可触及，但手法不易整复的跟骨内外侧骨突骨折、嵌入结节部松质骨的骨折。

5. 骨折块受肌肉或韧带附着牵拉，不易保持复位的尺骨鹰嘴骨折、髌骨骨折、肱骨内上髁撕脱骨折等。

6. 伤者全身情况差，不宜作较复杂的切开复位固定手术。

7. 有其他情况难以施行手法复位又不宜作手术切开而可

进针时。

针拨时要正确判断病情，把握好进针的位置、方向和深度，要避免损伤重要血管神经，皮肤针孔要尽可能远离骨折间隙，以避免感染。操作时，通常在 X 线透视下进行，有时针拨配合基本手法效果更好。复位后拔出钢针，针口用消毒纱布块覆盖。如果需要内固定者，固定妥当后应截除多余钢针，把残端埋入皮下。复位或钢针固定后，应作外固定并尽早进行练功活动。

（七）切开复位

切开复位在中医骨伤科中有悠久的历史，《伤授理伤续断秘方》记载："凡皮破骨出差爻，拔伸不入，撙捺相近，争一二分，用快刀割些捺入骨。"《诸病源候论》、《世医得效方》都有切开复位的记载。切开复位的适应证有：开放性骨折、多段骨折而中间游离骨段移位较多、有移位的股骨颈骨折、难以整复固定的关节内骨折、治疗和护理不便的多发骨折、陈旧性骨折畸形愈合等。要严格掌握切开复位的手术指征，能用闭合复位奏效不用切开复位，只有闭合复位效果不理想时才用切开复位。

二、骨折的固定

固定可以维持骨折复位后的位置，减轻疼痛，利于骨折愈合。但固定势必限制肢体活动，而活动对于保持肢体功能、加速骨折愈合有重要作用，所以要根据骨折后的病理生理变化，按肢体运动的力学原理合理地把固定和运动结合起来，按照各种骨折的特点，形成一种能动的固定方法。

良好的固定应符合以下标准：

1. 既能保持复位后的骨折对位，又能为功能锻炼创造条件。

2. 对损伤处周围的软组织无损伤，保持损伤肢体的正常血运，不影响正常愈合过程。

3. 能有效地固定骨折，清除不利于骨折愈合的旋转、剪切和成角外力，使骨折端相对稳定。

4. 对骨折整复后的残留移位有矫正作用。

5. 固定装置的固定力不超出肢体的生理适应能力，应能维护肢体的生理功能。

目前常用的固定方法有外固定和内固定两类。外固定有夹板、石膏、绷带、持续牵引、支架等，内固定有接骨板、螺丝钉、髓内钉、三翼钉、银丝及缝合线等。外固定的形式虽异，但原则是相同的，即以动制动，以力抗力。

（一）局部外固定的作用机理

局部外固定是用外固定系统的固定力来对抗骨折断端再移位的倾向力。

1. 骨折断端再移位的倾向力

（1）肢体重力：肢体重量是固定的，但重心可随肢体伸屈而移动，重心越接近骨折线，因重力所致的骨折移位的倾向力就越小。外固定采用木板和纸垫则分量很轻，增加的肢体重量可以忽略不计，上下关节未被固定，骨折远段关节以下的肢体重力可以被活动的关节所吸收，骨折部所承受再移位的倾向力也因而大大减小。石膏固定大大增加肢体重量，上下关节被固定使肢体重心远离骨折线，再移位的倾向力也加大。当关节以下的肢体用支架支撑时，骨折部的剪力仅受骨折线以下、关节面以上肢体重力的影响。如果肢体重力方向与骨折移位倾向力相反，那么又对维持骨折对位和矫正残余成角移位有利，如肱骨髁上伸直型骨折时，应将肘关节置于屈曲位固定，使肱三头肌腱及筋膜紧张，则远侧骨折固定在良好的位置。

（2）肌肉收缩力：肌肉多则收缩力大，容易引起骨折再移位。但是肌肉的纵向收缩力也可使上下骨折端吻合紧密，横向挤压力使移位矫正，所以肌肉越多，骨折自动复位能力越强。关键是控制肌肉对骨折的不利因素，发挥有利因素。

2. 局部外固定的固定力

（1）布带的约束力：布带的约束力是局部外固定力的来源。捆扎的松紧度要适当。松则固定不稳固，容易再移位；过紧则可引起肢体肿胀，压伤皮肤，甚则阻碍血流造成肢体坏死。经验证明，合适的松紧度是布带上下能滑动1cm。

（2）压垫的效应力：约束力平均分布使木板与肢体表面紧密相贴而起固定作用，由于骨折部的解剖特点和移位的倾向力有所不同，所以要用压垫来强化固定力。压垫是利用三点挤压的杠杆原理，以压垫为受力点直接作用于骨折局部，压垫的效应力一般为约束力的1.4～1.95倍，其压强与压垫的厚薄、大小有关。放置压垫时厚薄要适当，形状要与体形吻合，位置要准确。三垫固定可防止骨折再发生成角畸形，二垫固定的挤压剪切力可防止骨折发生侧方移位。

（3）肌肉收缩的内在动力：外固定可维持骨折对位，要矫正整复后残留的侧移位或成角畸形还要依靠肌肉收缩时的内在动力。肌肉收缩时，肢体的周径变粗，布带的约束力和压垫效应力增高，弹性夹板发生形变；肌肉放松时，肢体周径变细，约束力和效应力下降，弹性夹板回弹，作用力集中在压垫上可使畸形矫正。

（4）牵引力：对不稳定骨折或骨折部软组织丰厚、收缩力强，容易再发生重叠移位和短缩畸形时用牵引力来对抗。牵引方式有骨牵引、皮牵引，还有利用肢体自身重量的悬吊牵引。牵引要求是等张牵引，即牵引力与肌张力平衡，而不是静态的等长牵引。

（二）局部外固定用具

1. 夹板：对夹板的要求是：

（1）可塑性：便于根据肢体各部的形状来加工塑形。

（2）韧　性：有足够的钢性而不变形、不断折或不裂折。

（3）弹　性：能适应肌肉收缩和舒张时所产生的肢体内部的压力变化。

（4）吸附性和通透性：便于肢体散热和挥发汗液。

（5）质　轻：减少对骨折端的剪力，不影响练功。

（6）能穿透X线：便于固定期间观察。

（7）外敷药和汗液等对夹板的性能影响不大。

（8）来源容易，价格低廉。

木质夹板中柳木最好，椴木其次，榆木尚可，杨木较差。还有树皮夹板、毛竹夹板、纸板、塑料夹板等可供选用。

夹板的大小、厚薄要适宜。夹板长度有超关节固定和不超关节固定，前者适用于关节内或关节附近的骨折，其夹板通常超出关节外2～3cm，以能缚扎带为度；后者适用于骨干骨折，其夹板的长度等于或接近骨折段肢体的长度，以不妨碍上下关节活动为度。

2. 衬垫外套：在接触皮肤的一面贴上衬垫并在外表封一层外套，可避免坚硬的固定器材直接压迫皮肤。衬垫要求质地柔软，有一定的吸水性，可散热，对皮肤无刺激；常用棉花、海绵、棉毡为原料制造；厚度约为0.3～0.5cm，表面平整，厚薄均匀，大小以覆盖夹板的面及边缘为宜。外套以绷带或具有一定弹性的针织布料制作较好。

3. 压垫：又称固定垫。可维持对位，轻度矫正残余移位。要求质地柔软，有一定的韧性和弹性，能维持一定形态，适度的支持力，能吸水，可散热，无刺激性。可用毛头纸、棉花或棉毡等制作。压垫的厚薄、大小、形状应视具体情况决定。大小、厚度、硬度宜适中，厚硬而小时易引起压迫性溃疡且固定不稳，薄软而大时不能发挥作用，压垫形状原则上要与形体相符合。常用的压垫形状有以下几种：

（1）平垫：适用于肢体平坦部位，多用于四肢长管骨骨干骨折。

（2）塔形垫：多用于关节凹陷处。

（3）梯形垫：多用于肢体斜坡处。

（4）高低垫：用于锁骨骨折和整复后固定不稳定的桡尺骨骨折。

（5）抱骨垫：用于尺骨鹰嘴骨折和髌骨骨折。

（6）葫芦垫：用于桡骨小头。

（7）大头垫：用于肱骨外科颈骨折。

（8）横　垫：用于桡尺下关节分离。

（9）合骨垫：用于桡尺下关节分离。

（10）分骨垫：用于桡尺骨骨折、胫腓骨骨折、跖骨骨折及掌骨骨折。

（11）空心垫：用于内外髁骨折、胫腓骨下段骨折。

（12）对角垫：用于前臂桡尺骨折有掌背侧异向移位者。

4. 扎带：一般用1.5～2cm宽度的双层白布缝成，也可用绷带或小布带作扎带。大腿用宽、厚布带，上肢及小腿用窄薄布带。

（三）夹板固定

夹板固定是治疗骨折的良好固定方法。

1. 夹板固定适应证

（1）四肢闭合性骨折，包括关节内和近关节骨折经手法整复成功者。但股骨骨折常须配合皮牵引或骨牵引。

（2）四肢开放性骨折但创面小或已闭合伤口者。

（3）陈旧性四肢骨折适用于手法整复者。

2. 夹板固定的方法

（1）续增包扎法：骨折复位后，维持伤肢在适当位置，在伤处敷贴平整均匀厚薄适宜的外用药物，再从伤肢远端开始向近端包扎绷带1～2层，然后放置压垫、安放对骨折起主要作用的两块夹板、用绷带包扎两圈，再放置其他夹板、夹板外再用绷带包扎覆盖，最后从近端到远端缚扎带3～4条，每根扎带绕肢体两周后打外科双结，检查布带松紧度。此法的优点是夹板不易移动，肢体所受压力均匀，固定较牢固稳妥。

（2）扎带捆缚法：骨折复位后，在伤处敷贴外用药物，包扎1～2层绷带，放置压垫，把几块夹板一次安放在伤肢四周，用3～4条扎带捆缚固定。此法简便，用绷带较少，但夹板位置易移动，应常检查，及时调整。夹板固定时，对腋窝、腘窝等血管神经循行部位要注意保护。

3. 夹板固定后的注意事项

（1）麻醉病人清醒前应稳妥搬运，防止骨折再移位。

（2）抬高患肢，以利肢体肿胀消退。

（3）注意观察伤肢血液循环。特别是固定后1～4天内更应注意肢端动脉搏动、温度、颜色、感觉、肿胀程度、指（趾）活动。如果夹板固定后疼痛加重，伤肢远端出现搏动性、广泛性剧痛，应及时检查作出诊断和处理。

（4）防止压迫性溃疡。在夹板两端或骨骼突出部位出现疼痛时，应及时检查。

（5）及时调整夹板松紧度，始终保持布带在夹板上能上下移动1cm。

（6）定期做X线检查。最初1周检查1～2次，对有移位者及时再复位。两周后如位置良好，也定期复查，直至临床愈合。

（7）要把固定中一切注意事项告诉病人及其家属。

（8）指导患者早期练功。

4. 夹板固定的时间

夹板一直固定到临床愈合即可拆除。

（四）其他外固定形式

1. 石膏绷带固定：优点是能够根据肢体的形状而塑形，干固后不易变形松散，固定作用可靠。缺点是干固定型后触水则软化而失去作用，干固后无弹性不能适应肢体肿胀和消肿时的变化，不能及时调节松紧度，重量大产生剪力使骨折移位，固定范围大影响练功而会有关节僵硬等后遗症，拆除不便等。石膏绷带固定适用于：

（1）夹板难于固定的骨折，如脊柱骨折。

（2）不适于夹板固定者，如开放性骨折创口未愈合或合并血管神经肌腱损伤者。

（3）某些骨、关节手术后需较长期固定关节在特定位置者。如关节融合术后。

2. 胶布固定：如肋骨骨折可用胶布叠瓦式固定法，锁骨骨折可用横8字绷带结合胶布固定，骨盆骨折可用胶布横兜固定。

3. 支架固定：有上肢支架、下肢支架，可把上肢或下肢置于功能位，还有腰背部支架适用于脊柱损伤。

4. 抓髌器和弹性带抱时固定适用于髌骨、鹰嘴骨折。

5. 固定鞋固定：用于跟骨关节内骨折。

6. 木板鞋固定：用于跖跗骨骨折脱位。

7. 持续牵引固定：有皮肤牵引、骨牵引、布兜牵引等。

三、练功活动

（一）练功的目的

练功活动即功能锻炼，是保护骨折对位、促进骨折愈合和功能恢复的重要措施。通过练功活动可以促进肢体软组织和骨内血液循环，有利于发挥血管的成骨作用；练功活动可增强骨质代谢，提高骨折组织修复能力，防止废用性骨钙丢失导致的骨质疏松；练功活动可以防止关节内滑膜粘连、关节囊挛缩、关节周围组织血肿机化形成疤痕，从而防止关节僵硬；早期练功可以在骨折端之间产生周期性应力刺激，有利于骨痂形成和新骨的力线调整。总之，练功可收到同时促进骨折愈合和功能恢复的效果。

（1）练功活动必须以保持骨折对位、促进骨折愈合为前提，鼓励有利于骨折愈合的活动，严格控制促使骨折断端分离、成角、旋转的不利活动。

（2）练功活动要以恢复和增强肢体的固有生理功能为目标。如上肢练功握拳是要保持骨折断端稳定，恢复握拳拿物的生理功能。下肢练功是要恢复肢体负重能力。

（3）练功活动要及早开始。从整复固定后就可开始，由简趋繁，逐步加强，贯穿全部治疗过程，直到功能恢复。

（4）练功活动要注意关节的活动和主动运动。

（5）练功活动要医患结合，要有医务人员指导，要充分发挥患者的主观能动性，掌握正确的练功术式，按要求训练。

（6）练功要循序渐进，次数由少到多，时间由短到长，活动幅度由小到大，以健肢辅助伤肢，以患部不痛为原则，切忌粗暴的被动活动。

（二）练功的步骤

1. 被动运动：是在病人肌肉无力而不能主动活动时，可以由医护人员或健侧肢体帮助进行辅助活动。适用于关节面受累的关节内骨折、有严重并发症或身体虚弱无力自动活动的病人。通常可进行按摩和活动关节。按摩常用于骨折部及远端有肿胀的肢体。活动关节防止关节囊挛缩、肌腱粘连。

2. 主动运动：是主要的练功形式，效果也最好。

（1）骨折早期：伤后1～2周，伤肢局部疼痛、肿胀，骨折容易发生再移位，筋骨都需要修复。这时练功的目的是消除肿胀活血化瘀，防止肌肉萎缩，预防关节粘连。练功方法主要是作肌肉收缩舒张活动，骨折部上下关节不活动或轻微活动。如前臂骨折，可作握拳和手指伸屈活动，上臂仅作肌肉舒缩活动，而腕肘关节不活动。下肢骨折可作股四头肌舒缩及踝部屈伸活动。

（2）骨折中期：骨折3～4周，骨折端初步稳定，出现纤维组织粘连和骨痂。这时要继续进行伤肢肌肉舒缩活动，但更有力，此外还要活动骨折部的上下关节，由单一关节开始，发展到多关节协同锻炼。如上肢骨折者可练伸屈，下肢骨折者可练抬高、伸屈等。骨折5～7周，软组织恢复正常，肌肉有力，骨痂将成熟，骨折断端已相当稳定，可在夹板保护下扩大关节活动范围和次数，但对不利于骨折愈合的某一方向关节活动仍须限制。下肢骨折者解除牵引后可扶拐负重，直到解除外固定。

（3）骨折后期：骨折已达临床愈合标准，已解除外固定，开始锻炼固定期间所控制的某一方向不利于骨折愈合的关节活动，恢复其功能。上肢作各种动作训练，如伸屈、回旋、收展、旋转等，下肢着重行走负重训练。功能恢复后可做一些力所能及的工作，全面恢复各部位功能。

四、药物治疗

内服与外用药物是治疗骨折的重要方法，要内治与外治相结合，辨证施治，灵活运用。通常依据“瘀去、新生、骨合”的理论作为指导，根据骨折愈合过程的病理生理特点、结合病人全身情况、分初、中、后三期论治。

1. 骨折初期：损伤后1～2周。筋骨脉络损伤，瘀积不散，肿胀疼痛。宜活血化瘀，消肿止痛为主。

内服药可选用活血止痛汤、复元活血汤、苏七散、和营止痛汤、新伤续断汤、夺命丹、八厘散、一盘珠方、肢伤一方等。肋骨骨折可用血府逐瘀汤，大便干燥可用桃仁承气汤。损伤较重，瘀血较多，要防止昏沉不醒可用大承气汤之类通利。有伤口者可吞服玉真散。

外敷常用药膏，如消肿膏、消瘀止痛药膏、定痛膏、清营退肿膏，还有双柏散，紫荆皮散等。

2. 骨折中期：损伤后3周到临床愈合期间。疼痛肿胀逐渐减轻消失，断骨初步连接，治疗以接骨续筋为主，兼调脏腑机能。

内服可选用接骨紫金丹、正骨紫金丹、新伤续断汤、续骨活血汤、桃红四物汤、肢伤二方等。常用接骨药有自然铜、续断、骨碎补、土鳖、杜仲等。

外用药如接骨膏、接骨续筋药膏、驳骨散、碎骨丹等。

3. 骨折后期：骨折已临床愈合，解除了外固定，但筋骨未坚，关节功能未完全恢复，如果伤肢已感受风寒湿外邪，天气变化时有微肿、麻痛、冷热不适等症状，治疗以壮筋益髓、补气养血，补益肝肾为主，兼温经通络活节。

内服药壮筋益髓、补益肝肾可选用生血补髓汤、补肾壮筋汤、壮筋养血汤、健步虎潜丸、左归丸、右归丸、六味地黄汤；补气养血可选四君子汤、四物汤、八珍汤、归脾汤、十全大补汤，补中益气汤；温经通络活节可选用大活络丹、小活络丹、蠲痹汤、独活寄生汤、麻桂温经汤等。

外用药膏可选万应膏、坚骨壮筋膏、金不换膏、跌打膏等；还可选用上肢损伤洗方、下肢损伤洗方、舒筋活血洗方等；还可用伤药水揉擦，如伤筋药水、舒活酒、活血酒等。

第三章　关节脱位概论

关节，或称可动关节。关节由骨端形成关节面，面上覆盖关节软骨，周转包裹关节囊，中间形成关节腔，腔内含有少量滑液。

关节脱位，古称“脱骱”，又称“脱臼”，是指组成关节各骨的关节面失去正常的对合关系。

晋·葛洪首先报告了下颌关节脱位的整复法。《补辑肘后方·治卒口舌诸病第六十二》载：“葛氏治卒欠颌车蹉张口不得还方：令人两手牵其头已，暂推之，急出大指，或咋伤也”。唐·蔺道人《仙授理伤续断秘方》首先描述了肩关节脱位和髋关节脱位。各有前后脱位两大类型，名曰：“出臼”。宋代《旅舍备要方》有脱臼之名，以后各书还有“脱节”、“落骱”、“出巢”、“掉环”等名称。清·杨时泰《本草述钩元代自然铜》载：“盖骨之上下相合处，有臼有杵，使脱臼之骨未归其窠。”这是对脱位较明确的定义。

第一节　病因病理

外伤性关节脱位多由直接外力或间接外力所致，以后者较为多见。由于暴力的作用点、方向、大小不同肢体的位置不同，导致关节脱位的类型不同。

体质虚弱、先天性发育不良或关节囊及其周围韧带松弛者，较易发生脱位。肝肾虚衰，则筋脉弛纵、痿软，无以束骨，则骨离原位，导致功能失常、关节对应关系改变而脱位。

风寒湿邪侵袭也可导致关节脱位。《医宗金鉴·正骨心法要旨·颊车骨》载：“或打仆脱臼，或因风湿侵入钩环脱臼。”

体弱或治疗不当，关节囊及周围韧带未能很好修复，易发生习惯性脱位。《正体类要·正体主治大法》载：“若骨骱接而复脱，肝肾虚也”。

关节本身的病变，如骨疽痨，也可破坏关节的稳定性，发生病理性脱位。

关节脱位还与关节解剖结构和力学特点有关。如肩关节，肱骨头大、关节盂浅而小，关节活动范围大，在其活动过程中，易受杠杆外力作用而造成脱位。

第二节　分类

1. 按脱位的原因，可分为外伤性脱位、病理性脱位、先天性脱位和习惯性脱位。

2. 按脱位的程度，可分为全脱位和半脱位。全脱位头臼完全分离半脱位仅少部分错开。

3. 按脱出的方位分类。通常以近端为基准，以远端脱出的方位而命名。如内、外、前、后、上、下、左、右及中心脱位等。

4. 按脱位的解剖部位分类。临床常见八个部位的关节脱位，即下颌、肩、肘、腕、指（趾）、髋、膝、踝等。

5. 按脱位端是否与外界相通，可分为闭合性脱位和开放性脱位两大类。前者治疗较容易，预后较佳；后者易感染外邪，发生炎症化脓，破坏筋骨形体，如果处理不当，常留有关节功能障碍等后遗症。

6. 按脱位后到复位时间隔的时间长短，可分为新鲜性脱位和陈旧性脱位。时间在 2～3 周内为新鲜性脱位，较容易整复。超过 2～3 周仍未整复者为陈旧性脱位，因气血郁滞，筋肉挛缩，整复增加了困难。

第三节　临床表现和诊断

外伤性关节脱位多见于青壮年，老人或儿童较少见。上肢脱位比下肢多见。儿童常合并骨骺分离。

关节脱位时常见肿胀、疼痛、功能障碍、畸形。

脱位时关节内外软组织损伤出血，形成瘀血，瘀血阻滞，则气机受阻，出现肿胀、疼痛，所谓“气伤痛，形伤肿”。肿胀和疼痛由于受伤轻重而表现不同。一般单纯脱位，肿胀疼痛较轻，如果合并骨折，则肿胀疼痛严重。

脱位后，关节面之间的对应关系失常，关节周围肌肉因疼痛而反射性痉挛，从而出现关节功能障碍。

外伤性脱位，伤后立即出现功能障碍和畸形，如果功能障碍和畸形是逐渐出现，多是病理性脱位。如果畸形可变动，多是脱位合并骨折或近关节处骨折。

每一种脱位都可出现特有的畸形，如果不复位则畸形不能改变。移位常跨关节以外部位摸到，肢体可缩短或延长。脱位后畸形是由于关节囊、韧带变紧张，加上肌肉痉挛收缩，从而把脱位后的骨端保持在特殊的位置上。当对关节进行被动活动时，关节仍可有轻微活动，但有弹性阻力，被动活动停止后，脱位的骨端又恢复原来的特殊位置，这就是弹性固定。常见的畸形有：肩关节前脱位出现方肩畸形；肘关节后脱位出现靴样畸形，肘后三角关系改变，髋关节脱位出现屈曲、短缩、内收、内旋畸形等。

如果新鲜脱位不及时治疗复位，拖延至2周以上则成为陈旧性脱位。陈旧性脱位通常已无肿胀和疼痛，有时可有一定的代偿性功能活动，但脱位的基本体征仍存在，如仍见关节的弹性固定和每种脱位的特有畸形。如果脱位时间较长，患处可出现筋肉萎缩、挛缩、关节局部增生粘连。

脱位的诊断要点可归纳为：患肢延长或缩短，关节前后增宽或侧方增宽，可见明显突起或凹陷，关节丧失功能，呈弹性固定，肢体畸形姿势不能变动，一般可以触摸到脱出的关节头，局部肿胀一般不严重。如果有严重肿胀并且有不能改变的畸形，应考虑同时合并关节内骨折。

脱位的诊断一般依据病史、症状、体征即可作出。不过还需要结合X线检查进一步明确脱位的方向，程度以及有无合并骨折。

第四节　治疗方法

“凡坠堕跌扑，骨节闪脱，不得入臼，遂致蹉跌者，急须以手揣弱，复还枢纽，令用药调养，使骨正筋柔，营卫气血不失常度，加以封裹摩，乃其法也。”

（一）新鲜外伤性脱位

1. 麻醉：对肌肉不很紧张的新鲜脱位者可不用麻醉，或只给止痛镇静剂即可进行复位。对需要麻醉者可选用针麻、局部麻醉、神经阻滞麻醉或硬膜外麻醉等，配合使用肌肉松弛剂，必要时可行全身麻醉。

2. 手法复位：宜早期进行，手法应正确、无损伤，这样可取得优良效果，日后可完全恢复关节的活动功能。如果延误治疗时间，会给复位带来困难，效果也差。

复位的手法，应根据脱位的方向、位置和程度等进行选择，如拔伸牵引、旋转屈伸、端提挤按、按摩推拿等。要注意利用肢体的杠杆作用，把脱位的骨端按照原脱出的路径通过关节囊的破裂口送回原位，并结合理筋手法，理顺筋脉，从而达到解剖复位。

在众多的手法中，以下几点应加以注意：

（1）原路返回：即搞清造成关节脱位的路径，按相反方向用力，使脱出的关节头从原路返回。例如，肘关节后脱位，是当肘关节在过伸位时尺骨鹰嘴向肱骨髁部过度滑移，造成尺骨喙突滑过肱骨滑车脱向后方。因此，复位时应先伸直肘关节，并使其过伸，并向远端牵拉，使尺骨喙突复又滑越肱骨滑车，保持牵引同时屈肘就能复位，这是逆向复位。

（2）拔伸复位：关节脱位后，由于肌肉痉挛，通常引起关节重叠变位而引起肢体短缩。个别情况出现肢体延长，是关节头被嵌顿，不能回复原位。因此，向远端或某一方向拔伸，可矫正重叠畸形，加上肌肉筋腱被拉紧后侧向挤压力增大，可使关节头回复原位。在拔伸过程中要注意应先顺着畸形方向拔伸，然后再逐步牵引到所需要的位置，用力要注意平稳、渐进，即逐渐加大牵引力，不宜强扭硬拉猛拽，防止加重损伤。

（3）旋转整复：要固定近端，对远端施以拔伸端提旋转等手法，应用杠杆原理使远端滑向近端，直至复位。这要根据解剖特点（如关节盂缘的解剖形态）巧借肌肉的内力来施行手法。例如，整复髋关节应用旋转复位法就是利用杠杆原理和巧借肌肉韧带的内力。髋关节后上方脱位，股骨头脱于髂骨翼处，复位时，先屈曲髋关节，使股骨头下降到髋臼后下缘的切迹处，再将髋关节外展、外旋、伸直，利用髂股韧带的牵拉作用，使股骨头滑入髋臼内。

复位成功的标志是关节恢复正常功能活动，骨性标志和X线下解剖复原。《伤科补要》记述："凡上骱时，骱内必有响声活动，其骱已上，若无响声活动者，其骱未上也"。当复位听到响声时，要立即停止增加拔伸牵引力，防止损伤肌肉、韧带、关节囊等软组织。《伤科汇纂》说："上骱不与接骨同，全凭手法与身功"。"法使骤然人不觉，患如知也骨已拢"。

儿童关节脱位，复位时要注意动作必须特别轻柔，否则易造成骨骺分离。

大多数新鲜脱位，可通过手法整复成功地获得复位。如果手法不成功时，应找出原因，运用巧思加以解决。如受伤机制判断是否正确，诊断是否准确、全面，有无撕脱或游离的骨片，有无关节囊或肌腱被夹在关节面之间。不分青红皂白的强行暴力复位会加重撕裂关节囊或肌腱，甚至引起骨折或发生关节周围血管神经损伤等并发症。

确实不能用手法复位时，可考虑手术复位。

（4）固定：脱位整复后必须把伤肢固定在功能位或利于关节稳定的位置，便于损伤部位的修复，并且可预防发生习惯性脱位和骨化性肌炎。

固定方法，上肢常用绷带，下肢常用沙袋或夹板；上肢常固定在屈曲位，下肢常固定在伸直位，个别需要固定在特殊体位，以防止造成再脱位为目的，例如肩关节后脱位，复位后要固定在肩关节外旋、外展位，可用石膏绷带塑形固定。

固定时间，要根据各关节的解剖特点，损伤程度以及患者年龄大小来确定，通常以 2~3 周为限。固定时间过短，因修复不好容易造成习惯性脱位。固定时间过长，容易造成软组织粘连、肌肉挛缩，使关节强直、肌肉萎缩、功能恢复不良。合并关节内骨折者，可适当延长固定时间。

（5）功能锻炼：脱位的关节被整复后，尽量在早期开始功能锻炼是功能恢复良好的关键。要注意循序渐进，动静结合。在固定期间就开始做未固定关节的主动活动锻炼，受伤关节附近的肌肉也应做主动舒缩活动，受伤关节也可做小范围活动，但要注意避免造成脱位的方向活动。解除固定后可逐步加强活动。

功能锻炼要避免粗暴的被动活动，但可配合适当的按摩，使关节早日恢复功能。

通过功能锻炼可以防止发生肌肉萎缩、骨质疏松、关节粘连僵硬，还可增强血液循环，加快损伤组织修复。

（6）药物治疗：可参见骨折药物治疗。

（二）陈旧性外伤性脱位

关节脱位时间超过 3 周以上者，叫做陈旧性关节脱位。脱位时间过久，关节囊内、外血肿机化，关节腔内有瘢痕组织填充，关节周围有软组织形成粘连，关节周围的肌肉与韧带挛缩，因此整复困难。

要根据患者的年龄，脱位的部位、时间和临床表现，掌握手法整复的适应证和禁忌证。

青壮年患者肩、肘、髋关节脱位在 3 个月以内，关节有一定的被动活动度，关节轮廓可以触摸清楚，X 线检查关节周围未合并骨折、无明显骨质疏松和脱钙以及骨质增生不严重，无骨化性肌炎、神经损伤，可试用手法闭合复位。但忌用暴力，防止发生骨折。

关节脱位时间在 3~6 个月以上，X 线检查显示骨质普遍疏松、或有骨折，关节活动度很小，有骨化性肌炎，神经血管损伤及感染等，都不宜采用闭合手法复位。

手法复位应作充分准备，复位前应详细检查全身和局部，根据X线片仔细研究病理变化，确定治疗方法、步骤，估计可能出现的问题并制订出防治措施。

1. 活血舒筋：整复陈旧性关节脱位不能采取一次复位法，事先要做准备，脱位时间长、关节活动度小、软组织挛缩明显或关节周围肌肉丰厚者，应先持续牵引一周左右。儿童用皮肤牵引、成人用骨牵引。可用手法在局部按摩推拿，用活血舒筋中药煎汤熏洗，使挛缩的软组织逐渐松弛，粘连逐渐松解，使脱位的关节头能被牵引到关节臼附近，为手法复位创造有利条件。可以用X线检查关节松解情况。

如果脱位时间短，关节活动范围大，可不牵引或缩短牵引时间。

2. 手法松解：先予麻醉，然后充分地拔伸、旋转、摇晃、屈伸、收展。活动范围由小到大，加力由轻到重，循序渐进，动作平稳而缓慢，切忌猛拉硬扳，在各个方向活动松解关节粘连与挛缩，直到关节头的活动基本达到似新鲜关节脱位的活动程度方可施行复位手法。

3. 整复脱位：陈旧性脱位的整复手法基本与新鲜脱位相同，通常多选用力量能直接作用于关节头的手法，尽量避免做远距离用力的扭曲。手法要温和稳健用力，要耐心勿急躁，防止因用力粗暴而造成骨折及其他并发症。如果陈旧性脱位强直在非功能位置，或手法复位不能成功者，可采用手术治疗。

复位成功后，要适当作关节的屈伸研磨活动，以压缩或挤出关节臼窝内的增生物，使关节进一步合缝。

4. 固定与练功：陈旧性脱位复位后必须适当的固定，一般2~3周。要把患肢固定在关节较稳定的位置上，如肘关节屈曲位、肩关节内收位等。肩肘关节可用绷带、三角巾固定，髋关节可用皮肤牵引。

要早期开始适当的功能锻炼，配合药物治疗。初期未固定的关节要主动活动锻炼，受伤关节附近的肌肉也应作舒缩活动。解除固定后可逐步锻炼受伤关节。

（三）脱位的并发症及其防治

1. 骨折：脱位并发的骨折大多发生在邻近关节的骨端或关节盂缘，如肘关节后脱位合并喙突骨折。通常脱位被整复后骨片也能获得较好的对位。骨干骨折与脱位处于同一肢体，通常应在整复脱位后再处理。

2. 血管损伤：大多是因牵拉或压迫所致，整复关节脱位后，常能逐渐恢复。如果有大血管破裂，要及时处理，修补或结扎血管。

3. 神经损伤：常因牵拉或压迫所致，通常整复关节脱位后，解除了牵拉、压迫、受伤的神经可逐渐恢复。如果判明神经完全断裂，应施行神经探查吻合术。

4. 骨化性肌炎：脱位可损伤关节周围的骨膜，逐渐形成血肿机化和骨样组织，从而引起骨化性肌炎。因此，复位时手法勿粗暴，防止加重损伤出血，功能锻炼时要坚持无痛性原则。

5. 关节僵硬：关节内、外的血肿机化形成关节内滑膜粘连、关节周围组织挛缩或粘连，导致关节活动受限。因此，要鼓励病人早期锻炼，还可用中药外用及施行松解手法。

6. 创伤性关节炎：常见于下肢关节，多由于脱位损伤关节软骨或整复不佳而关节面对合不良。以后因负重、活动可引起关节的退行性改变。

7. 骨的缺血坏死：是由于脱位破坏了骨端血运，导致骨的缺血性坏死，后遗关节疼痛或功能障碍。所以，早期要注意避免伤肢不合理的受力，晚期可考虑重建血运。

8. 感染：多见于开放性脱位，是清创不彻底或不及时而发生，要注意预防。

第四章　骨错缝概论

骨错缝，即关节错缝，系指构成关节的骨关节接触面因外力作用失去正常的相互接触关系，发生疼痛和功能障碍并且不能自行复位。相互接触关系的改变即错变往往很小，在 X 光片上不能显像，但经过手法治疗，通常能立即恢复功能。

骨错缝是中医骨伤科的特有名词。错，有错乱、交错、岔开之意。缝，指接合处的痕迹，如缝儿，又指裂开的窄长口子，如缝隙。这里指骨缝，即关节间隙。因此，错缝是对关节接触面相互关系微小错变的恰当命名，同时也能包含说明关节囊韧带或其他软组织被拉断、拉松、锁紧的状态。

在历代中医骨伤科文献中，关节错缝还有其他不同的名称，如“骨缝开错”、“骨缝参差”、“骨缝裂开”、“骨节间微有错落不合缝”等等。《仙授理伤续断秘方》是现存最早的一部骨伤科专著，其中有“凡左右损伤，只相度骨缝，仔细捻捺，忖度便见大概”的记载，可见“骨缝”这一名称至少在中唐时期已开始使用。《医宗金鉴·正骨心法要旨》记载：“或因跌扑闪失，以致骨缝开错，气血郁滞，为肿为痛，宜用按摩法，按其经络，以通郁闭之气，摩其壅聚，以散瘀结之肿，其患可愈。”

因为“骨错缝”是中医骨伤科的特有病名，而且没有直观的，充分显示的方法来确诊，主要依靠触摸的感觉，结合伤史，症状、体征等进行综合分析，作出诊断的鉴别，所以过去长期未引起重视，再加上受历代门户之见的束缚和科学知识的限制，骨错缝没有得到必要的交流。由于近代不少骨伤科专家有大量研究和探讨，“骨错缝”目前已被医学界接受并应用于临床。随着研究的继续深入，“骨错缝”这一名称的科学内涵和实质定会得到新的揭示。

第一节　病因病理

根据关节的解剖结构特点，关节受到外力损伤后，能发生骨折、完全脱位、半脱位或微小错变。三者发生机理相似或相同，只是因为外力的大小不同而导致的后果不同，损伤程度不同，关节脱错不同。

1. 间接外力：是导致关节错缝的主要原因。如牵拉、扭转、过伸、过屈、躲闪等，超出关节的正常活动范围，可使韧带、关节囊或其他软组织拉断，拉松而造成关节脱错。关节错缝以后，受刺激的关节囊或韧带可拉紧、交锁，使错缝关节不能复位；有人认为错缝时关节内产生负压，把滑膜吸入关节腔内，从而妨碍关节复位；或关节原本有疾病（如关节退变、大骨节病、剥脱性关节炎等），错缝后难以复位。

2. 直接外力：引起关节错缝者较少见。打击、碾搓、轧压等外力作用于手部关节或足部关节可引起关节错缝。直接外力多导致软组织挫伤而发生肿胀、疼痛，从而重叠掩盖了错缝的表现，导致漏诊或延误诊断。许多伤愈后仍存在关节功能障碍者往往因错缝所致。

3. 自身肌力：单纯由于肌肉收缩而引起关节错缝者少见。自身肌力往往与外力共同发生作用而致伤。如脊柱小关节错缝与棘肌和背部诸肌相关；骶髂关节错缝与股后肌和腹直肌相关；桡骨小头错缝与肱二头肌相关。

错缝后发生的疼痛，除了由于关节囊、韧带和其他软组织受损伤而引起外，常常是由于构成关节的两骨不正常的接触关系，导致接触比压改变，使关节软骨面某一部位应力高度集中，引起关节面下痛觉神经受过度刺激而发生疼痛。

第二节　辨证诊断

不同部位的关节错缝可有不同的表现，但也有一些共同的或常见的表现。

一、症状

1. 疼痛：关节错缝后都会产生疼痛。疼痛通常在活动时或负重时出现，在安静、不负重或保持适当体位时可无痛感或仅仅有不适感。例如脊柱、骨盆关节错缝后，患者打喷嚏、咳嗽、大便时会增加胸腔、腹腔、盆腔压力，活动有关关节从而出现疼痛。医生可采用局部按压、叩击等方法验证有无疼痛。

2. 麻木：是错缝后引起的传导神经症状。如肱尺关节错缝引起前臂与手麻木；颈椎小关节错缝引起上肢麻木；骶髂关节错缝引起下肢麻木等。当患者有麻木感觉时，医生应检查麻木范围是否符合有关神经分布，从而判断是否与错缝有关。应注意，多数关节错缝后并没有麻木症状。

二、体征

1. 肿胀：错缝后，可引起肿胀。但肿胀范围较局限。肿胀有轻有重，程度不同。也有错缝后不发生肿胀者。

2. 畸形：关节错缝后，畸形表现部分明显，部分不明显。有经验的医生可以用手指摸出有无畸形，如凸起、凹陷、侧偏、软硬、锐钝等，从而判断有无异常。

3. 特殊体态：关节错缝后，许多患者的身体形态发生变化，成为某一部位损伤的特殊体态表现。如下颌关节错缝口齿咬合不严，肩关节错缝垂肩，小儿桡骨小头错缝多见肘半屈，小儿髋关节错缝跛行，颈椎小关节错缝项强，胸椎关节错缝侧偏，腰椎关节错缝挺腰弓腿等等。

4. 功能障碍：关节的活动范围受限。功能障碍常由于因受疼痛影响而发生。有时患者因畏惧疼痛而主动限制关节活动范围。医生检查时应对各个关节的正常活动范围有所了解，才能做出正确判断，也可采用患侧与健侧对比的方法来判断。

三、切诊

切诊在伤科中又称摸诊，是中医伤科的重要诊法。很多损伤外表看不出，X 线片不显示异常，要根据摸诊得出结论。也就是现在所说的“手摸心会”法。具体方法是，把两手的拇指或一手的拇指、食指相对地放在伤处，并由伤的远处向伤处移动，查明受伤的部位。摸脊柱时还可将食指、中指分别放在棘突两旁，由上向下，沿脊柱向下滑动，判断有无侧偏。摸诊的力量要由轻到重，了解伤的深浅。边摸要边拨动皮下组织，仔细体会凸起、凹陷、软硬、松紧、锐钝等。当有关节错缝时，仔细触摸可摸到异常，应注意和健侧作对比，还应注意与患者主诉的疼痛部位相印证。如果几方面的判断相互吻合，关节错缝的诊断大体可以确定。在条件允许时，还应拍摄 X 光片，以排除其他疾病。

第三节　治疗方法

关节错缝的主要治疗方法是手法复位，并且手法复位常能立即取得明显效果。固定、练功、用药等疗法仅作为辅助疗法，并且要在关节正确复位后进行，目的在于稳定关节和加速恢复关节的功能。

一、手法复位

手法复位通常有三个方法，一个原则。

1. 矫正畸形：即凸者按之，凹者提之，硬者软之，软者坚之，松者张之，紧者弛之，偏者正之，错者复之。

2. 逆向疗法：即逆着受伤时力的方向用力，使错缝复位。在未发现畸形时多用此法。

3. 逆痛疗法：即向着疼痛方向用力使错缝复位。这种疗法多在不该施行前二法时使用。

4. 无痛或少痛原则：为了使患者无痛或减少疼痛，复位时应做好准备工作。首先要把患者的体位摆好，在摆时要轻放稳放，不能引起患者疼痛。根据情况可施以必要的按摩使患者肌肉放松。还可用言语诱导，转移患者的注意力或让患者主动配合，向复位时医生用力的方向，活动关节。在充分做好这些准备工作后，要突然施以复位手法，用力要急，要稍重，“法使骤然人不觉，患者知痛骨也拢”，保证一次成功。

这里强调要在患者主动配合的情况下突然施以手法，用力急而重。患者主动配合时可利用患者自身的内力复位，术者不需施加太大的外力，而且患者不会感觉疼痛因畏痛而抵抗，术者虽加大外力也难成功。突然用力也是避免患者产生与复位方向相反的内力，不但引起疼痛，复位慢、复位难。用力轻，不能保证一次复位成功，再复位时患者会产生抵抗力。

要注意复位用力虽急而重，但要适度，过分就会引起副损伤。因此，要心中有数，用力有度。

二、固定

错缝的关节复位后通常不需固定。当体位合适时，错缝关节一般可保持稳定。少数关节需要用器具固定以维持关节的稳定。固定的器具根据具体情况选用，如木板、塑料板、硬纸板、布绷带等都可以酌情选用。固定的具体方法，在错缝的各节中详细叙述。

三、功能锻炼

半动关节或微动关节不必强调练功。因为全动关节损伤时，通常周围组织出血多，若不早期练功，关节易发生粘连而影响关节活动。半动或微动关节损伤后，通常出血少，有粘连范围也小，并且关节周围粘连对功能影响不大，随着损伤的修复，关节的活动功能可随之自然恢复。

四、药物治疗

1. 外用药：关节错缝复位时，通常不需要用麻醉剂。常用的外用膏有消瘀膏、乌龙膏、损伤膏、金黄膏等，多用于关节错缝伴有肿胀者，在复位后的早期用。不伴有肿胀者可不用。常用的骨科洗剂有洗伤药、骨科洗药、海桐皮汤、五加皮汤等。洗剂多用于晚期，对关节活动不佳或时常有肿胀者施用。

2. 内服药：以舒筋活络、理气活血、补益肝肾、强筋壮骨为主。常用药有：续筋丹、活血丸、定痛和血汤、补筋丸、壮骨丸等。

根据具体情况，有些患者可以不必用药。

下　　篇

第一章　上 肢 部 分

第一节　骨　　折

锁骨骨折

一、锁骨局部解剖特点

锁骨是具有 2 个弯曲呈 S 状的长骨，无髓腔，外侧粗糙而扁宽，末端有圆形肩峰关节面。借肩锁韧带与肩胛骨的肩峰相连，内侧端较粗，近似三棱形。与对向内下方的胸骨关节面与胸锁韧带与胸骨柄的锁骨切迹相关节，正常位置时锁骨方向近乎水平，内侧段前凸，有胸大肌、胸锁乳突肌附着。外侧段突向后，有三角肌、斜方肌附着，后方有臂丛神经及锁骨下动静脉经过。整个锁骨及其两端胸锁关节和肩锁关节均位于皮下，皮下仅有颈阔肌存在，可清楚触及。由于锁骨覆于坚固而易于剥离的骨膜，尤其是儿童时期，骨膜较发达，故儿童锁骨骨折常不伴有骨折移位，骨折两端往往被坚韧的骨膜鞘所固定。颈阔肌的存在相隔，可使锁骨外皮肤松弛而易活动，因此锁骨骨折后虽然在皮下，但很少穿出皮肤。锁骨对肩关节起着支撑作用，使其与胸壁距离固定，便于上肢活动，对于维持正常肩部外观起一定作用。锁骨血供丰富，其来源于滋养动脉及骨膜动脉，起自肩胛下动脉及胸肩胛动脉。骨滋养动脉从锁骨中1/3后面进入骨干中，骨折愈合快。

二、病因病理

锁骨骨折多由间接暴力所致，少数由直接暴力引起粉碎性或横断骨折。间接暴力常因肩外侧撞击或手掌着地跌倒，外力由肩锁关节传至锁骨在多曲部形成压弯组合变形破坏，以斜形为多。骨折后内侧断端，因胸锁乳突肌向后上方牵拉力量占优势，胸大肌部分肌组织产生向前下方分力占劣势，因此向后上方移位；外侧断端则相反，上肢重力和三角肌及部分胸大肌牵力占优势，使其向下移位，两肢肌力完全相反，造成剪力错位。同时，因胸大肌横向拉力分量在骨折后作用于断端产生向下向前之分力致使骨折部向上向前成角，（如图1）如骨折移位严重可合并损伤锁骨后方臂丛神经和锁骨下动静脉。

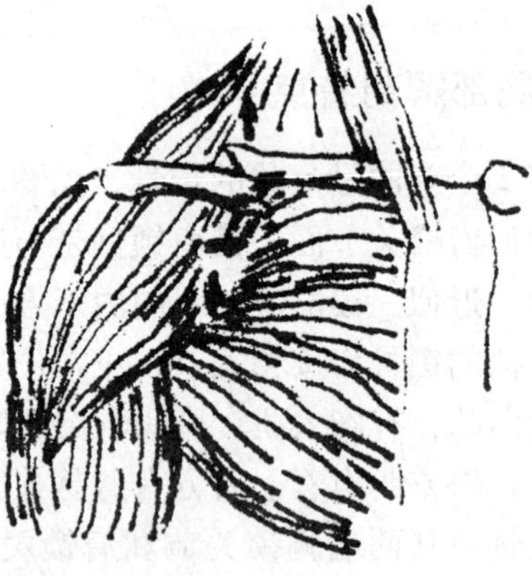

图1

三、辨证诊断

锁骨骨折后为减轻错位带来的疼痛，患者以健手托持患侧肘部，头向患侧倾斜，下颌偏向健侧以松弛胸锁乳突肌，减轻患肢重力。牵拉局部可直接触及畸形，骨擦音。儿童因多为青枝骨折，且皮下脂肪厚又缺乏诉说能力，体征常不明显，但检查时往往拒绝搬动患侧上肢，尤其按压患侧锁骨部时疼痛反应强烈。触诊时与健侧对比，患侧锁骨较隆起。根据受伤史，摄片检查可明确诊断其骨折类型、移位大小和方向。

四、治疗

对于儿童如无移位，成角不明显的青枝骨折可作三角巾患侧功能位悬吊，2 周可愈，成角较大者应作手法整复纠正成角，然后用 8 字绷带或双圈固定。此骨折位于皮下，极易触摸，其整复并非难点所在，其不易之处在于固定及维持整复后的对位状态、抵消移位剪力、成角的力。

患者坐后挺胸抬头，双手叉腰，助手以膝顶其背双手扳其双肩，用力向后扳拉使骨折端牵开，达欲合先离状态，消除重叠。（如图 2）然后术者对骨折部手摸心会，根据骨折移位方向大小成角作捺压挤按手法。

固定

（1）双圈固定法

于腋下各置棉垫，以患者自身胸围一半为固定圈之周长，以绵纱布裹至患者手腕一半之粗，也可以中号毛巾环绕成圈接头放于背后，复位后套入双肩，在背后上下各扎一绷带收紧至适当张力。注意检查双上肢血运状况及桡动脉搏动，防止过紧阻断腋动脉血运，防止压伤臂丛神经。此固定目的在于维持骨折部牵引状态，克服因胸大肌之横向拉力作用于骨端造成的成角倾向。

（2）8 字绷带固定法（如图 3）

在两腋下各置棉垫，在牵引状态下用绷带从患侧肩后经腋下绕至肩前上方，横过背部经对侧腋下绕过对侧肩前上方，绕回背部交叉至患侧腋下反复包绕 8 ~ 10 层，对骨折移位成角严重者因软组织破坏也严重，因稳定性很差，仅用 8 字绷带或双圈法固定，难以保持其对位对线。可在绕 8 字绷带于背交叉同时作交叉点于患侧肩锁部包绕，具体方法是在绷带绕过患侧腋

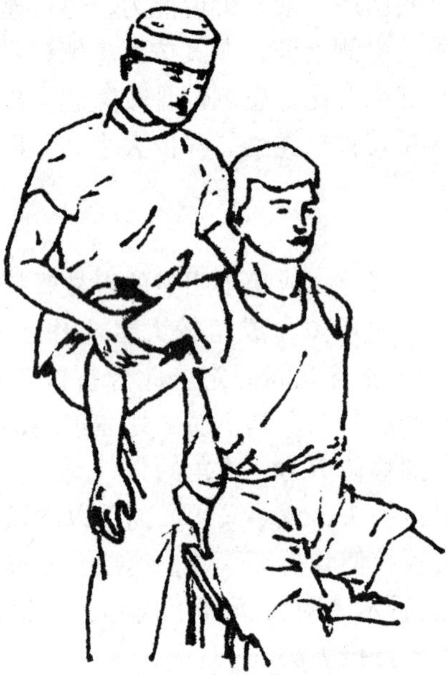

图2

下后不走背部叉绕过而向患侧肩上绕过，经颈前达健侧腋前绕过腋下过背后达患侧肩锁至腋下。反复5~6次后，在患侧锁骨骨折部形成一增厚的绷带包绕交叉部。在此交叉点下，可按定位要求放置葫芦垫。对于双圈法，可于双圈前部以一绷带连系，拉紧其患肢连系点偏上接近骨折端，健侧连系点偏下至腋下（防止压迫咽喉）。此双圈的患侧圈横向连系绷带的联合作用产生一股向下向后之压迫合力，制止了骨折向上向前成角和剪力移位。如遇成角倾向严重或肥胖者，也可于骨折部加压垫以使向下的束缚力更集中于骨折部。

由于普通绷带无弹性，在上肢轻微活动中会造成束缚力时而过大时而过松，致使固定失效，且容易压伤血管神经，可用弹力绷布代替普通绷带。在弹性范围内固定束缚力始终跟踪骨折端达到持续稳定的固定目的。

（3）肩肘带固定法

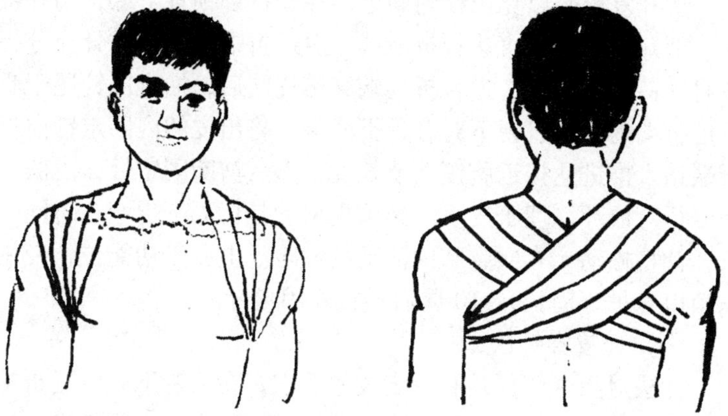

图3

以弹力绷带作8字交叉包绕后从肘部（屈肘）绕过至患侧肩锁反复8圈，为防向肩外侧滑脱，分别前后两侧系绷带相连于健侧腋下，在弹力绷带绕过锁骨骨折部衬以葫芦压垫，前臂于功能位悬吊，此法较适合骨折端偏外1/3部。

（4）斜背带式固定法

作双圈或8字绷带固定后，在腰间系一腰带（需较柔软宽厚）以一弹性带从腰前偏于健侧或中间（视骨折部位而定）连系腰带跨绕骨折端达背后至腰带与前连系点对侧点绕过腰带加力收紧，如遇成角移位较大或较胖者常在骨折端加压垫于弹力绷带下。此法因固定力强而可靠，适合肌力强健的年轻患者，外观要求较高之年老患者。以上几种外固定各有所长，根据骨折特点患者要求及耐受力综合考虑。

由于骨折部肿胀变化及患肢活动、肢体受力点变形等诸因素，无论何种外固定都必须在早期随时调整，如有条件，每日作一次调整无疑是保持骨折部稳定于对位对线良好状态，防止软组织受伤的有力保证。以上外固定均可用“丁”字板作辅助外固定，使患者保持外观挺胸挺腰之姿势。卧床行平卧，枕头不可过高。

（5）手术治疗

切开复位施以克氏针内固定，在骨折部锁骨下缘，切开皮肤，剖开筋膜后可直达骨折断端，对远折端中心松质骨充分指向肩峰钻入克氏针，过骨折远端穿出皮肤后，抽克氏针尾于骨折远折端内，在直视下对合骨折两端，将出皮的内固定针向近折端钻入推进达接近胸锁关节长度，然后剪断固定针，皮肤外部分折弯成环，埋于皮下。必须提出的是：如不折弯，时间一长，针将松动，有向胸肺内活动的危险。上肢于功能位，使用三角巾悬吊 3 周，8 ~ 10 周后再拔除固定针。

（6）经皮穿针法

此法对闭合整复是有一定技术要求，在局麻下先将远折端捺之皮下前面，以固定针刺入皮肤，穿锁骨中心松质骨内向远端钻入，出肩峰皮肤，针尾抽入骨折远端内后在闭合状态下手法整复骨折端至对位对线良好状态，再顺行钻入固定针到适当深度，由于此操作在闭合状态下决不允许深入骨折近端皮肤外，有条件在电视下或 X 光机监视下进行，否则有误伤附近血管神经及胸腔之危险。但此法无手术疤痕，无须复杂的外固定装置，是其一大优点。

锁骨骨折因其血运状态良好，在闭合治疗中即便对位不多，甚至完全错位，一般一个月后达临床愈合，骨折错位因其长度缩短，胸大肌横向拉力减小，其成角倾向反而变小，2 ~ 7 个月内连接牢固，手术切开复位的固定，因破坏了部分血运，愈合较慢。只有极少数病例，当尖锐骨折端将危及血管或有穿破皮肤危险时，可选择手术治疗。即使切开复位，尽量少剥离软组织，以保护血运。锁骨骨折不连接极为少见，只发生于接骨板或螺旋钉固定，因过多地剥离了骨膜，破坏了局部血流供应，对少数锁骨不连接应做后期手术治疗，切除硬化致密折端后，应做髂嵴松质骨植入。植入部位应于锁骨下方，植于皮下产生体表突出，影响外观，术后仍应作患肢悬吊 3 周。

就锁骨功能而言，只要锁骨对线正常，其上肢支架作用及上肢功能活动都无明显影响，而向上向前成角需纠正。尤其在骨折愈合未牢固时，胸大肌横向拉动将使锁骨骨折端成角加大，造成活动受力疼痛，影响外观及功能恢复。骨折治疗的目的在于功能恢复，因此，不能一味要求解剖对位而作切开复位内固定，破坏血运，延长愈合期，残留手术疤痕，得不偿失。即便对于年轻女性、演员等特殊职业要求者，应讲明利害，分析得失，除特别瘦者外，于外观一般影响不大，功能更无妨碍。

肱骨外科颈骨折

肱骨外科颈位于小结节下缘与肱骨干交界部，是松质骨与皮质骨移行处，此处皮质骨突然变薄，松质骨骨小梁稀疏（老年人尤为明显），常易发生骨折，在附近有紧靠肱骨外科颈内侧的腋神经，内侧腋窝有腋动静脉、臂丛神经通过，严重骨折移位可并发上述神经血管损伤。

一、病因病理及分型

多由上肢传达暴力所致，直接暴力较少，受伤类型与传达暴力侧向偏量方向有关，可分为五个类型两个亚型。

（一）裂隙骨折（包括青枝骨折）

受暴力后，肱骨外科颈部连续性完整性遭破坏但未发生移位，局限于骨膜下。

（二）嵌插骨折

此型多见于骨质疏松者。骨折后传达暴力继续沿肱骨轴线作用，使断端间嵌插，松质骨发生部分塌陷，以上两种属于比较稳定的类型。

（三）外展型骨折

当冲击暴力方向偏向外展方向时，暴力中的外展分量在外科颈部造成外展折弯力矩首先形成折断，然后轴向冲击力继续作用于骨折端，使骨折端外侧嵌插或远折端向内移位，骨折向内成角，常伴有大结节骨折。（如图4）

（四）内收型骨折

当冲击暴力方向偏于内收方向时，其中的内收分量造成内收成角折断，远折端向外移位，内侧骨折端嵌插。(如图5)

1. 后伸亚型

当上肢后伸位支撑冲击暴力时，冲击力中前侧向分量，造成外科颈向前成角，远端向前移位，后部嵌插，前部分离，此时从X线正位片看，骨折端有重叠影，大结节形态消失，外科颈以上的肱骨头变短变扁，需从穿胸位、侧位片上辨明。(如图6)

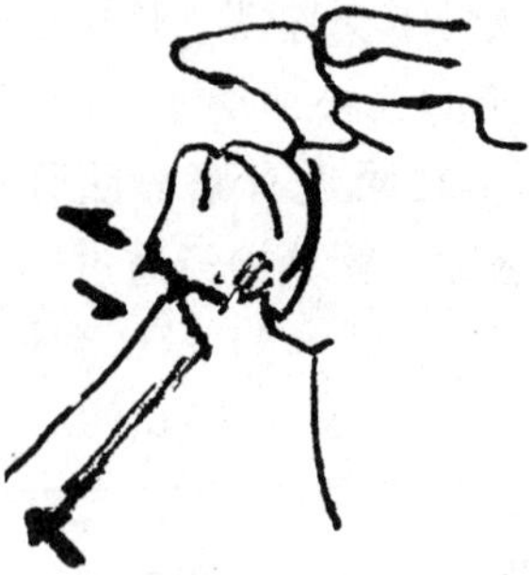

图4

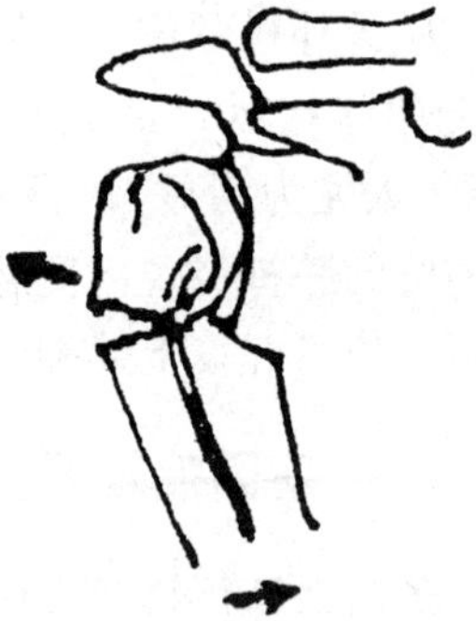

图5

2. 前屈亚型

与上述亚型方向相反，冲击暴力由前下至后上，其中的后侧向分量造成骨折向后成角，正位片与上述亚型相似从侧位像中可清楚区分。

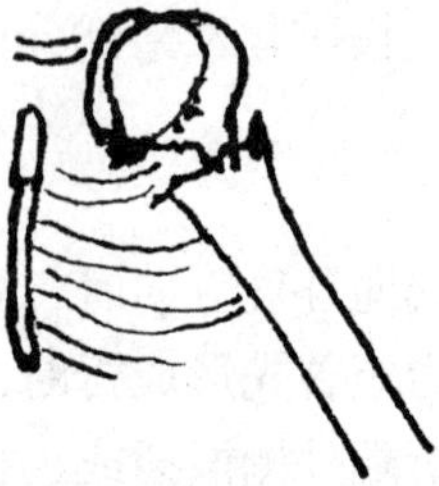

图6

上述两亚型任一种可同时与外展内收型分别共存，如不加以辨明，可造成隐匿的骨折残留成角移位，带来日后的功能障碍。

（五）肱骨外科颈骨折合并肩关节脱位

受强力外展外旋传达暴力作用于肱骨头，造成肱骨头向前下方脱位。有时肩关节脱位受错误、粗暴的方式整复不当，脱位未复又添肱骨外科颈骨折（肱骨头卡在盂外，强行撬拨），此时肱骨头断离于肱骨干，受喙突、肩盂或关节囊的阻隔得不到整复，关节向内下、骨折面向外口、位于远端的内侧。于脱位状态对合骨折端几乎没有治疗意义，要想纠正关节脱位，缺乏有效的操作手段，虽然临床少见，但若处理不当易造成严重功能障碍。

肱骨外科颈骨折是接近全身运动度最大的关节肩关节的骨折，周围肌肉发达，肌肉附着点较多，关节囊韧带松弛，骨折后容易产生软组织粘连。由于骨表面的结节间沟有肌腱通过，若不平滑，易继发肱二头肌长头肌腱炎，冈上肌腱炎或肩周炎。

二、诊断要点

伤后局部肿胀、疼痛、功能障碍，局部压痛、纵向叩击痛，一两天后上臂可见瘀斑，如果是非嵌插性骨折可摄 X 片，从肱骨头正位，穿胸侧位，（或外展侧位）可确定骨折类型及移位情况。

三、治疗

无移位骨折或嵌插骨折，外展或内收角度甚小，愈合后不影响功能者，老年人的内收骨折，均可不作特殊处理，以三角巾悬吊，1~2 周后开始功能活动。有移位的各型骨折应在麻醉下作手法整复，超关节夹板固定。

整复方法：

患者坐位或平卧，一助手用布带绕过腋下向上牵拉，另一助手握其前臂向下对抗牵拉（沿肱骨纵轴），欲合先离纠正缩

短重叠拉开嵌插，根据不同类型分别采用下列手法：(如图 7)

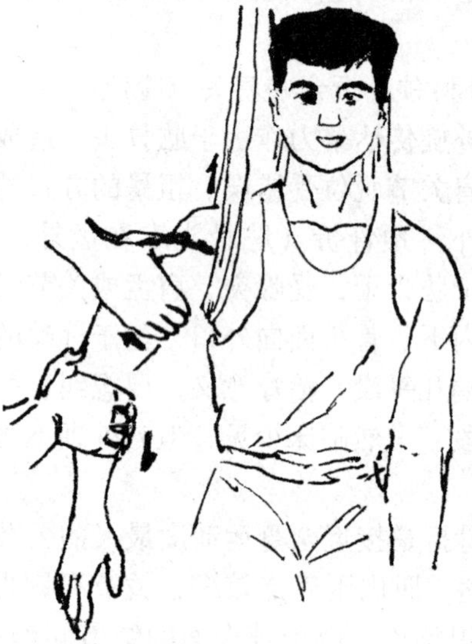

图 7

（一）外展型

术者双手环抱骨折部，两拇指位于骨折外侧按于骨折近端，余各指，由内侧抱住骨折远端与拇指同时相对捺正，术者感到手下骨折移位纠正到位后，助手在保持牵引力同时内收上臂，复位即告完成。

（二）内收型骨折

术者两拇指压住骨折近端余四指位于拇指下，于内侧向外用力，构成力偶使骨折远端外展如有远折端向外移位，侧拇指向内顶压推送、如成角畸形较大，嵌插过紧可在牵引同时将上臂外展至 180°当推举至有阻力加大时仍未达正常外展角度 180°可继续推举直至 180°，此时肱骨头难以从外部掌握其动态但通过骨折面，骨折近端将其推至外展极限位，如继续推送远端上举原不可操纵的肱骨头已被稳住与被推送上的骨折远端对合。

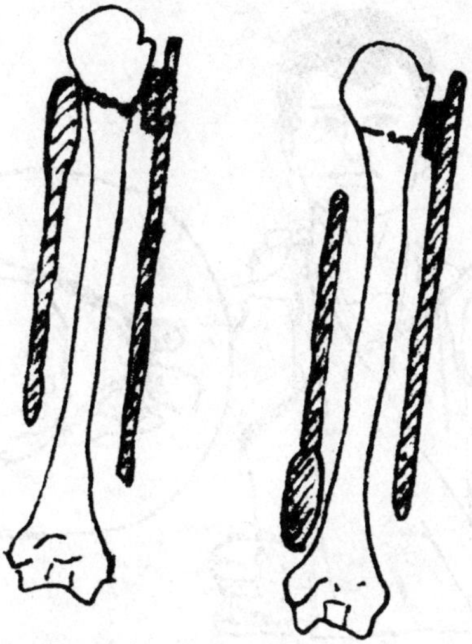

图8

对于后伸亚型，可采用同样方法。拇指与四指相对挤压捺正，然后从前面上举过头顶，达上肢正常功能角度180°后松开牵引力，缓缓放下上肢至胸前。因松开牵引后，肌力收缩使骨折端嵌紧，通过操纵骨折远端将骨折近端拨正。对前屈亚型复位方法与上述类似，方向相反。对于少数斜形断面、斜面相背的情况，可通过侧位像采用旋转回绕法整复。

固定：超肩夹板，下达肘部，上超肩部，（如图8）夹板上端可钻孔穿入布带束结，内侧夹板下端用棉垫包绕呈蘑菇头状，将棉垫3～4个放于骨折部，按纠正原移位之剪切力方向放置。若为内收型，蘑菇头放于肱骨内上髁上部；若外展型骨折，蘑菇头向上置于腋窝部，并在成角突起部放一平垫，三块长夹板分别放在臂前后外侧，以三条绷带捆紧夹板，用长布带绕过对侧腋下同棉花垫打结。（如图9）

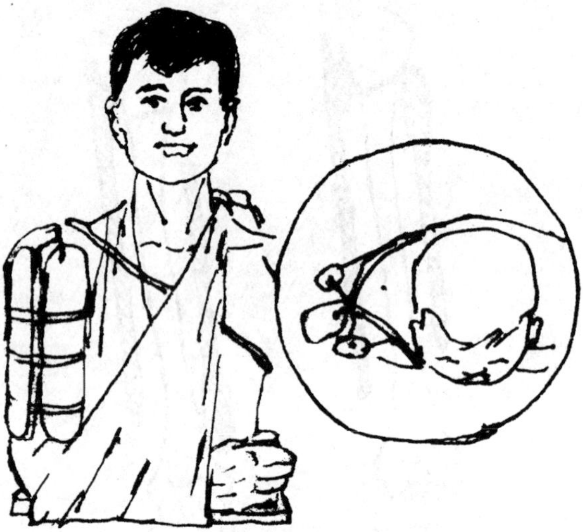

图 9

肱骨干骨折

一、局部解剖

由肱骨外科颈以下 1cm 至内外髁上长管状皮质骨部分称为肱骨干，它上部较粗至中部 1/3 以下变细，下 1/3 逐步过渡成扁平状，稍向前弯，其骨干中下 1/3 交界处，后外侧有一后上至前下的桡神经沟，桡神经紧贴骨干通过，此骨折易并发桡神经损伤。（如图 10）

二、病因、病理

肱骨干中上部骨折可因直接暴力，也可以由扭转暴力引起，肱骨干上段肌肉附着点较多，由于肌肉的牵拉，在不同的骨折部位，有相应不同的移位，上 1/3 骨折（三角肌支点以上）近骨折端因胸大肌、背阔肌、大圆肌等内收肌群牵拉，向内侧向前移位。远端因三角肌、喙肱肌、肱二头肌和肱三头

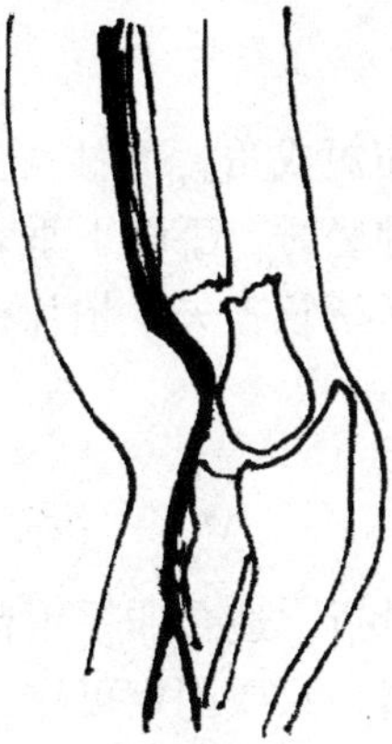

图 10

肌牵拉而向上向外移位。中 1/3 骨折，因近端三角肌、喙肱肌牵拉力占优势而向外、向前移位。远端因肱三头肌及肱二头肌牵拉而向上移位，肱骨干下 1/3 骨折多由间接暴力（如投弹、掰手）所致，常呈斜形、螺旋形骨折（如图 11）。移位可因暴力方向、前臂和肘关节的位置而异，多为成角、内旋移位。（如图 12）

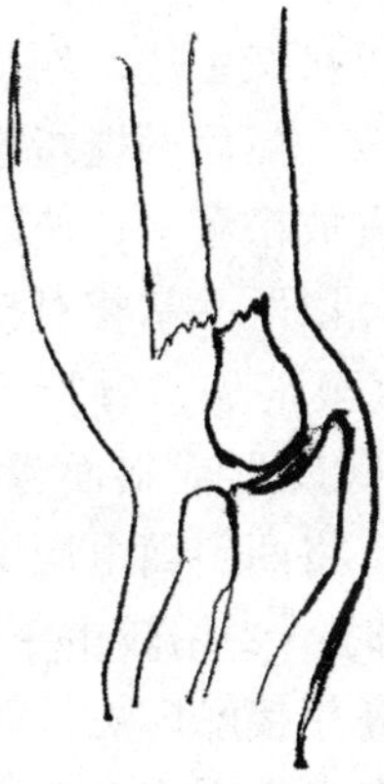

图 11

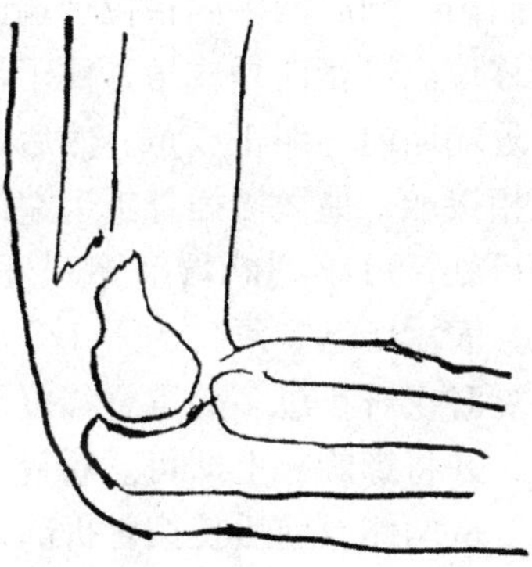

图 12

三、诊断

上臂肿胀疼痛，缩短成角，可触及骨擦音、异常活动。若中下 1/3 骨折损伤桡神经时，手腕下垂和伸拇及伸掌指关节功能失常，桡神经感觉区感觉丧失，拍片检查可显示出骨折类型和移位关系。

四、治疗

绝大多数为闭合骨折，适合非手术治疗，手法复位。夹板外固定，局部血运丰富，只要固定可靠，愈合较快。

五、整复方法

患者坐位或平卧位，助手用布带绕过腋窝向上，另一助手握前臂中立位向下，上下对抗牵引，牵引力适中，防止过度牵引而过度分离。上 1/3 骨折，在维持牵引下，术者两拇指顶住骨折远端外侧，其余四指环抱近端内侧，将近端托起向外，使断臂稍向外成角，继而拇指由外推远端向内，可复位。中 1/3 骨折（骨折线在三角肌点以下），两手拇指顶住骨折近端的外侧，其他四指环抱骨折远端内侧，在维持牵引下，两拇指推近端向内，同时两手四指拉远端向外，行端提挤按手法，纠正侧方移位。可稍向外成角，便于纠正侧方移位。然后两拇指推骨折近端向内，纠正成角。然后，嘱助手慢慢放松牵引，使断端互相接触，微微摇摆骨折远端或从前后内外以两手掌相对挤压骨折处，可感到断端摩擦音逐渐减小，直至消失，骨折处平直，表示已基本复位。下 1/3 骨折，多为螺旋形或斜面骨折，整复时仅矫正过多的重叠移位及成角畸形。将两斜面由周围挤紧，并将螺旋扣上即可。粉碎骨折，复位时不要用较重手法，术者从两侧或前后挤按骨折部，使骨折面互相接触即可。游离碎片往往不能一次靠拢时，可加用纸垫，在夹板固定中持续复位，如发现对位后有弹性阻力，放手后立刻恢复原移位，应考虑断端间有软组织嵌入，可试用回旋手法，解脱断端间的软组织后，再重新进行复位，外固定夹板应加强压垫，抵消移位倾向。在治疗过程中，应避免过度牵引，避免反复多次整复，如遇体质虚弱、肌力差、骨折断骨横断和粉碎性骨折患者，由于上肢重量的下坠作用在治疗期间可逐渐发生断端分离，若不及时纠正可导致骨折迟缓愈合或不愈合。

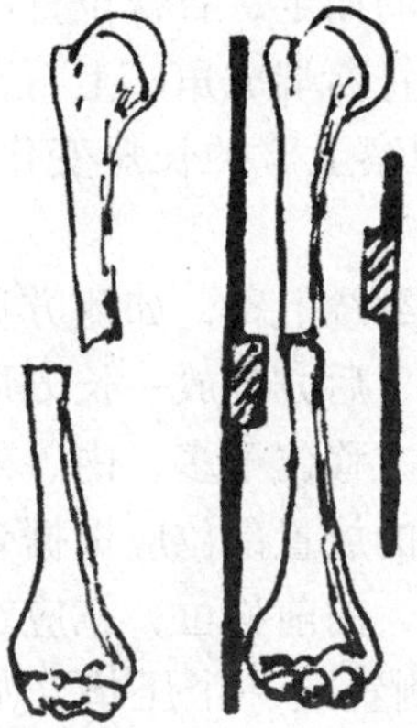

图 13

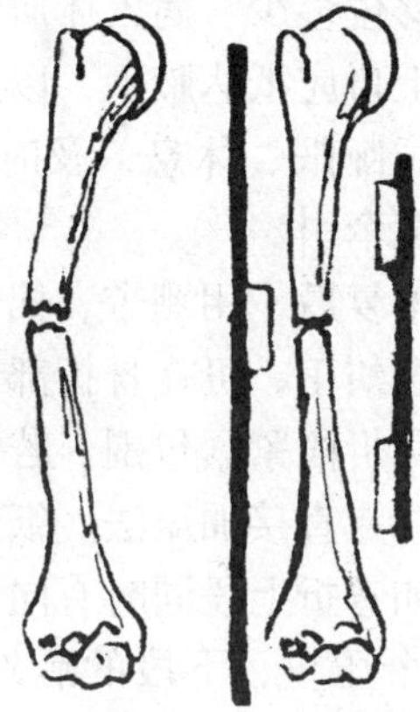

图 14

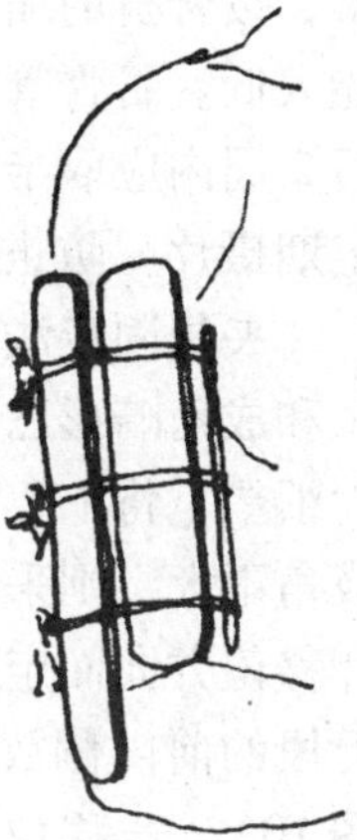

图 15

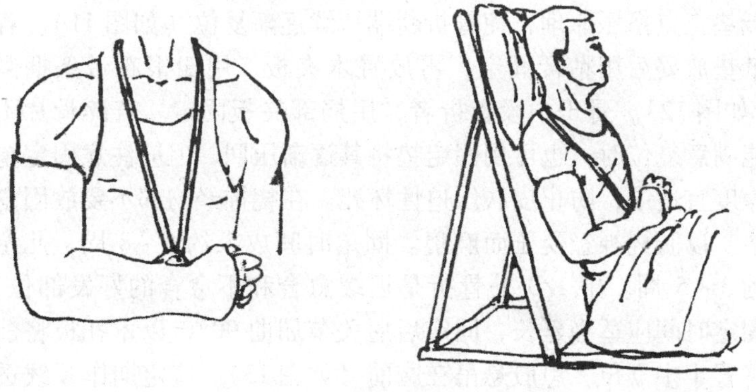

图 16

六、固定

对于斜形骨折，可采用悬垂石膏整复固定法，从腋下至腕部包以石膏管形，近腕部安置一环，以便系吊带挂于胸前。肘部屈曲 90°，前臂稍旋前，以消除旋后肌的牵拉。石膏的重量，按骨折的缩断移位多少、病人体质强弱而定，石膏位置不能太低。石膏管形上口应抵达腋下，以防止断端成角。上石膏后 2 周内应取半卧位睡眠、休息，及时观察上臂的长短变化，定期摄片，防止过度牵引。

夹板固定法：整复后，用绷带、棉垫缠绕上臂，如侧方移位和成角畸形已完全纠正，可在骨折部前、后方各放一长方形大纸垫，将上、下骨折段紧紧包围。若侧方移位不多，内、外成角不大，则采用二点直接加压法。纸垫的放置部位应根据骨片移位方向而定，如骨折上段同时有向内、向前移位，就应在上段的前内侧放一个压垫，下段的后外侧置放一个压垫（如图 10）。若移位较多，成角较大，为了扩大压力面积，除在上、下骨折端直接加压外，还可在远侧段的远端放置第三纸压垫间接加压，其放置方向与下骨折段近端纸垫正好相反，利用纸垫三点挤压原理，使骨折断端持续逐渐复位（如图 11）。各纸垫放妥后用粘膏固定，再放置木夹板，用四根布带条捆紧（如图 12）。骨干中段骨折者，用局部夹板固定。若碎骨片不能满意复位时，也可用固定垫将其逐渐压回，但应注意固定垫厚度宜适中，防止皮肤压迫性坏死。在桡神经沟部不要放固定垫，以防桡神经受压而麻痹。固定时间成人约 6 ~ 8 周，儿童约 3 ~ 5 周。中 1/3 处骨折是迟缓愈合和不愈合的好发部位，固定时间应适当延长，固定后肘关节屈曲 90°，以木托板将前臂置于中立位，患肢悬吊在胸前（如图 13）。应定期作 X 线透视或拍摄照片。若发现断端分离，应加用弹性绷带上下缠绕肩、肘部，使断端受到纵向挤压而逐渐接近。

七、药物治疗

按骨折三期辨证用药，骨折迟缓愈合者，重用接骨续筋药，如自然铜、骨碎补等，并延长外固定时间。闭合性骨折合并桡神经损伤，可在骨折复位夹板外固定后内服药中加舒气活血，舒筋通络之品，如黄芪、地龙、鸡血藤，外用海桐皮汤熏洗，一般多为钝性挫伤，大多数能逐渐恢复。

前臂骨折

前臂骨折包括尺桡骨干骨折及尺桡骨干骨折合并上、下桡尺骨关节脱位。儿童发病率高，约占全身骨折的 7% ~8%，为全身最常见最复杂的骨折。前臂由桡尺二骨组成。尺骨上端大而下端小，为构成肘关节的重要组成部分；桡骨相反，上端小而下端大，为构成腕关节的主要组成部分。前臂上 2/3 肌肉丰富，下 1/3 多是肌腱，因而上粗下细，外形椭圆。从正面看尺骨较直，桡骨干约有 9.3°的弧度突向桡侧。从侧面看，二骨干均有约 6.4°的弧度突向背侧。桡、尺二骨借上、下桡尺关节及悬张于骨干间的骨间膜紧密相连。上桡尺关节由桡骨头环状关节面与尺骨桡切迹构成，桡骨头被附着在尺桡切迹前后缘的环状韧带约束着。正常的尺骨是前臂的轴心，通过上、下尺桡关节及骨间膜与桡骨相连。桡骨沿尺骨旋转，自旋后位至旋前位，回旋幅度可达 150°。前臂肌肉较多，有屈肌群和伸肌群、旋前肌和旋后肌等。骨折后可出现重叠、成角、旋转及侧方移位，故整复较难。前臂骨间膜是致密的纤维膜，几乎连接桡尺骨的全长，其松紧度是随着前臂的旋转而发生改变。前臂中立位时，两骨干接近平行，骨干间隙最大，骨干中部距离最宽，骨间膜上下松紧一致，对桡尺骨起稳定作用；当旋前或旋后位时，骨干隙缩小，骨间膜上下松紧不一致，而两骨间的稳定性消失。因此，在处理桡尺骨干双骨折时，为了保持前臂的旋转功能，应使骨间膜上下松紧一致，并预防骨间膜挛缩，故尽可能在骨折复位后将前臂固定在中立位。

前臂的肌肉可分为4组：

（1）屈肌：起于肱骨内上髁，位于掌侧，主要由正中神经支配。

（2）伸肌：起于肱骨外上髁，位于背侧，主要由桡神经深支支配。

（3）旋后肌：肱二头肌、旋后肌、肱桡肌。

（4）旋前肌：旋前圆肌、旋前方肌。

尺桡骨双骨折

尺桡骨双骨折最常见，多发生在青少年。二骨完全骨折，断端间可发生重叠、旋转、成角和侧方移位四种畸形。治疗时须将二骨远近骨折端正确对位，四种畸形均得到矫正，并保持在整复后的位置，直至愈合，才能恢复前臂的旋转功能。采用中西结合的整复方法，可以将骨折整复；局部夹板外固定，可以有效地防止骨折再移位。固定后，即可开始功能锻炼。因此，不但骨折愈合时间缩短，关节功能也可及早恢复，95%的尺桡骨干双骨折可用手法复位、夹板局部外固定及功能锻炼的方法治疗。

一、发病机理与骨折类型

传达、扭转或直接暴力均可造成尺桡骨干双骨折，但不同的损伤暴力造成不同类型的骨折。

1. 传达暴力：多见于从高处坠落或滑倒跌伤，地面的反作用力由桡腕关节向桡骨干传递，在桡骨的中或上1/3生理弯曲部发生应力集中现象，造成该处骨折；然后残余暴力通过骨间膜即刻传达到尺骨，使之发生骨折，所以尺骨干骨折线低于桡骨干骨折线。骨折线桡骨为横断型或锯齿型，尺骨为短斜型，骨折移位较大，但软组织损伤并不严重。偶尔因暴力过大，骨断端刺破皮肤，造成开放骨折。

2. 扭转暴力：多见于机器扭绞伤。前臂过度旋前或旋后扭转，造成两骨的螺旋型骨折。多数是由内上（尺骨内侧）面斜向外下方（桡骨外侧）。骨折线的方向是一致的，但平面不同，尺骨干骨折线在上，桡骨干骨折线在下。这类骨折常伴有皮肤及软组织的擦伤或挫裂伤。

3. 直接暴力：多见于打击、机器或车轮辗压伤。两骨的骨折部在同一平面，偶有一骨或双骨多段骨折。骨折多为横断型或粉碎型，常伴有严重的软组织损伤。

二、骨折分类

一般根据骨折线水平及形状、骨折发生时间及骨折周围软组织病理改变来区分。

1. 根据骨折后的时间可分为新鲜骨折及陈旧性骨折。骨折后 3 周之内，均可按新鲜骨折处理。骨折 3 周后，由于纤维骨痂的形成，可能给骨折的闭合整复带来一定困难，而且骨折后时间越长，整复的难度也越大。

2. 根据骨折线水平的形状分类：上 1/3 骨折，骨折线在旋后肌止点水平，中 1/3 骨折骨折线在旋前圆肌水平，下 1/3 骨折骨折线在旋前方肌的上缘水平。结合骨折线形状，可进一步估计骨折的稳定程度，有助于确定整复固定方法。如尺桡骨干中 1/3 横型骨折，骨折线在同一水平，用分骨手法复位，可使两骨同时获得稳定，达到满意复位效果。桡骨干上 1/3 横型骨折，尺骨中 1/3 短斜型骨折，桡骨近折段由于旋后肌的肌力作用，常发生旋转畸形。用旋转复位手法将桡骨整复后则尺骨多同时满意对位。

3. 根据骨折周围软组织病理改变可分为闭合骨折和开放骨折。闭合性尺桡骨干双骨折常伴有严重的肢体肿胀，应警惕发生缺血性挛缩。穿破性尺桡骨开放骨折可于清创后关闭伤口，按闭合骨折处理。复杂的前臂开放骨折常伴有严重的血管、神经、肌腱损伤，需在清创的同时分别予以修复。

三、治疗

凡属闭合性骨折，不论其部位、类型，都可应用手法复位、夹板固定法治疗。若遇患肢肿胀严重，先外敷消肿膏，临时用夹板固定，抬高患肢，密切观察数日后，待肿胀基本消退后，再做整复固定。

开放性骨折，伤口在3cm以内，伤缘整齐，污染不重，且其位置不妨碍放置分骨垫，清创缝合后，仍应按闭合性骨折处理。但若①伤口在3cm以上；②骨折远近折段异向分离，骨间膜严重撕裂，失去手法整复、夹板固定基础者；③一骨或双骨多段骨折，中间骨折段游离，移位严重者；④骨折碎片移向骨间隙，手法整复后骨碎片未能复位，桥架于二骨之间者。⑤上1/3骨折，经多次整复失败者，均宜应用切开复位内固定治疗。

（一）手法整复

整复前应仔细判读X线片，根据受伤机理、骨折类型、移位方向、成角方向选择麻醉形式及整复手法操作步骤。对骨折远近端发生的成角、旋转、重叠、侧方移位，都必须逐一加以纠正，恢复尺桡骨的等长和生理弧度。对中1/3骨折，如其中一骨干为横断或锯齿状属稳定型骨折。而另一骨干为不稳定的斜形、螺旋形、粉碎形骨折，应首先整复稳定性好的骨折干，以此为支架，再整复另一不稳定的骨折。如先整复不稳定的一骨折，再整复另一稳定骨折时，极易发生再移位，顾此失彼。如尺桡骨干均为不稳定的斜形、粉碎性骨折，在上段应先整复较粗的尺骨干，在下段应先整复较粗的桡骨干。总之，应根据骨折对合后的稳定性来随机应变决定尺桡骨整复的先后顺序，以达到稳定推进、章法适度。

一般采用臂丛麻醉。患者取仰卧或端坐，患肩外展70°~90°，肘部屈曲90°或150°。为避免肱二头肌、旋前圆肌等肌肉紧张，造成骨折移位加重，一般不宜取肘关节完全伸直位。前臂于中立位，1/3骨折前臂稍旋后位，一助手握肘上，另一助手握手部大、小鱼际，顺前臂纵轴作对抗牵引1～2分钟，矫正骨折重叠成角畸形。牵引应持续稳定。术者可用两手的拇指及食中环三指分置于骨折部的背、掌侧沿前臂纵轴方向挤夹骨间膜，使向中间靠拢的尺桡骨向内外两侧分离，作分骨手法时手指应贴紧患肢皮肤，两手分别将桡尺骨向两侧提拉，使骨间膜撑开。

横断骨折，如牵引不能完全纠正重叠移位，应用折顶法在持续分骨状态下，术者双手拇指顶压骨折部，掌侧或背侧加大原成角，在软组织被充分松弛的情况下，移位突出的骨折端会容易与下陷的一骨折端对顶，待对顶接合后再骤然反折，对于仍有残余的侧方移位，按移位的相反方向，在持续分骨的状态下提按或推挤。如同时有桡侧和掌侧移位时，提按推挤用力应斜向进行。

对斜形或螺旋骨折，骨折端有背向侧方移位的情况下，如背向重叠较多，单纯拔伸牵拉，是无法矫正重叠移位的，若用暴力强制推按则有将骨折尖端折断，造成新的骨折块，损伤骨折的稳定性的危险。应采用回旋手法：上下助手持续牵引，术者一手固定骨折近端，另一手推挤骨折远端向造成背向移位反方向途径，紧贴骨折近段回旋，如感觉有软组织阻挡说明取向有误应改变回旋方向。用回旋手法，应将两骨折端紧贴，严防血管神经的损伤，防止软组织嵌入骨折端。

骨折对合后，术者两拇指及示指分别由掌背侧挤捏改变位的骨折端，嘱远端助手轻轻地小幅度前后旋转前臂，并微微上下、左右摇摆骨折端，然后术者两手紧提骨折部上下、左右摇摆，助手缓缓放松牵引，一般可感到微细的骨擦音，待骨擦音完全消失后，提示骨折已复位稳定，可在分骨捏挤状态下，另一手沿骨干纵轴上下捋顺筋骨，纠正旋转扭曲的软组织。

（二）固定

一般采用夹板固定。石膏固定因对肘腕关节无分骨夹挤作用，极易造成再移位和关节功能障碍，较少运用。

伸直型桡骨下端骨折

本病是英国人克雷氏于1814年系统报道，此后简称“克雷氏骨折”。属多发病，多见于成年人、老年人。女性多于男性。儿童常见骨骺滑脱。

解剖要点

骨折发生范围距桡骨远端2～3cm。因膨大的松质骨与骨干坚质骨在此处接壤，结构薄弱，易发生骨折。桡骨下端有两个生理倾斜角：掌倾角可向掌侧倾斜10°～15°，尺倾角可向尺侧倾斜20°～25°。下尺桡关节上端有一个三角软骨盘隔开桡腕关节并构成两个关节腔。三角软骨盘及桡骨内侧缘有坚强的韧带相连接，稳定下尺桡关节。如果发生骨折移位，上述腕结构发生系统联合损伤。

一、病因病机

直接暴力少见。系直接打击伤，骨折常为粉碎型。

传达暴力为多。常发生于跌倒时，向前跌时，上肢前伸，前臂旋前，腕背伸位，手掌着地。身体重力和地面的反冲力集中作用于桡骨下端而发生骨折，若暴力小仅见骨皮质皱折，骨折轻者无移位发生或骨折端嵌插，仅有轻度掌成角。若暴力强大，导致骨折远段向背侧和桡侧移位。移位明显时骨折端互相重叠，腕及手部成“叉样”畸形。桡骨远端关节面改向背倾斜，尺倾角减小、消失甚至反向倾斜。尺骨茎突骨折时，三角纤维软骨随骨折移向桡侧背侧。尺骨茎突完整而骨折移位明显时则三角软骨附着点必然破裂。骨折严重移位，肌腱常发生相应移位、扭转。20岁以前的患者，骨骺与骨干尚未完全闭合，多发生干骺型骨折或骨骺分离。

二、辨证诊断

患者均有外伤史。腕关节肿胀、疼痛、局部压痛，纵向叩击痛，腕关节功能障碍或完全丧失，握拳时疼痛加重，移位时可见“叉样”畸形。尺侧直尺试验阳性，结合 X 线表现可明确诊断。

三、治疗方法

治疗目的以恢复桡腕关节和下尺桡关节的正常功能为主，尽量达到解剖对位。

骨折无移位则不需整复，直接用夹板固定 2 ~ 3 周即可。已移位的骨折则应手法整复、小夹板外固定加功能练习。除陈旧性骨折外，国内外学者一致公认闭合手法整复是最佳治疗法。

（一）整复手法

1. 掌屈尺偏法适用面广，手法稳妥，简单易行，安全可靠。①牵引：患者仰卧或坐位，局部麻醉，患肢肩外展30° ~ 40°，肘屈位或伸直，前臂中立位。两助手分牵肘上两髁和手大小鱼际，维持牵引，轻轻摇摆 3 ~ 5 分钟，当有骨擦音时标志骨折嵌插重叠已被矫正。接着施旋转手法矫正旋转移位。②矫正桡侧移位：维持牵引，术者分握骨折近、远端，一拇指在骨折远端向尺侧推挤，使腕尺偏，维护掌尺偏角。③矫正掌背侧移位：术者两手环抱骨折近端，两手拇指压背侧向掌侧挤按骨折远断端，加大骨折掌成角，使骨折前缘分离，余指端提近端掌侧，纠正掌背侧移位。④矫正掌成角：维持牵引，两手拇指扣紧骨折远端，余指抵住骨折近端加大腕掌屈纠正骨折掌成角，恢复生理掌成角。⑤理筋：矫正骨折移位，畸形消失后，术者轻轻挤按骨折部及下尺桡关节，舒理捋顺肌腱韧带，使之归位。上述各步手法要连续进行，不要颠倒顺序。要熟练协调，不可强拉硬拽，以免造成粉碎骨折片移位扭转或损伤软组织。

2. 牵抖复位法：不需要麻醉，适用于骨折线未进入关节面者。粉碎性骨折忌用。术者应有一定经验，操作敏捷。患者平卧，患肢外展，肘部屈曲 90°，前臂旋前位，一助手握住上臂下段术者两手紧握手掌，两拇指并列扣骨折远端背侧，其余四指置于腕掌部，扣紧大小鱼际肌。触摸准确后，先顺势拔伸2~3分钟，完全矫正重叠移位后，将远段旋前，并利用牵引力顺纵轴方向骤然猛抖，同时迅速尺偏掌屈。尺偏掌屈时不要用力旋转骨折即可复位。如复位不满意，术者可把患手交给另一助手维持牵引，然后用两手拇指捏挤骨折部，迫使骨折远端尺偏掌屈即可达到解剖对位。（见图17、图18、图19）

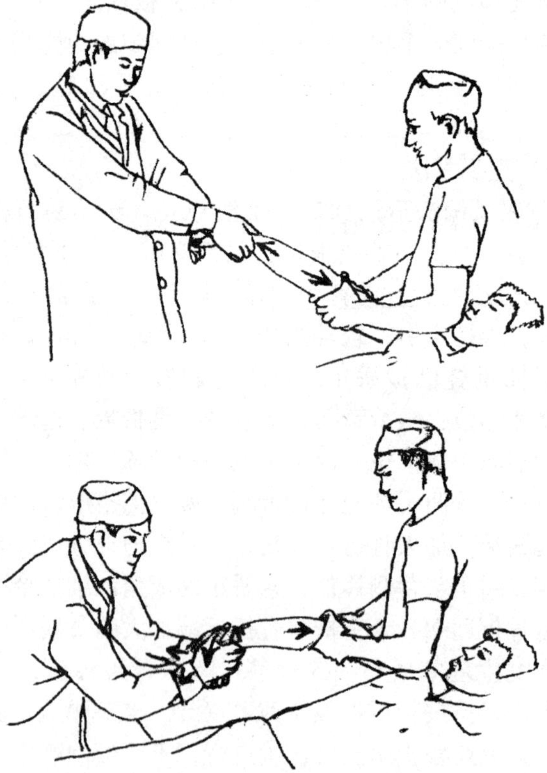

图17　桡骨下端伸直型骨折牵抖复位法

不管用什么方法整复，都要严格按照骨折特点及损伤机制相反的过程进行。

注意事项：①粉碎型骨折应采用固定支架牵引，防止桡骨

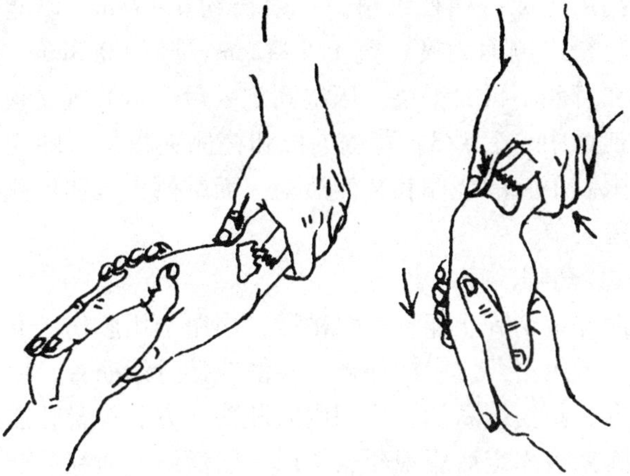

图 18　桡骨下端骨折手掌向下一人整复法

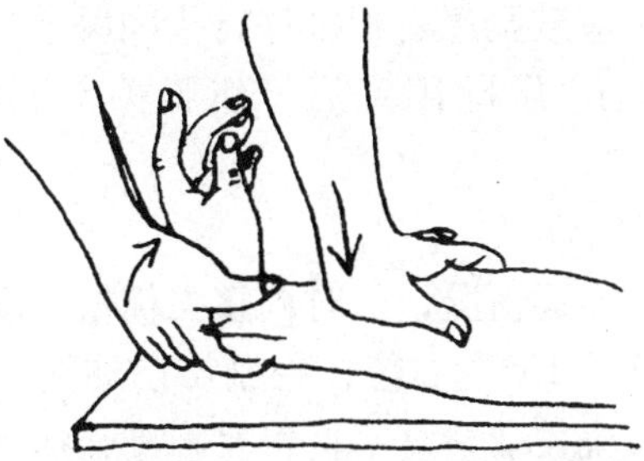

图 19　桡骨下端骨折手掌向上一人整复法

远端短缩。②骨折端背侧有骨折碎片及粉碎型骨折不宜用快速牵抖法。③掌侧有骨折片竖立者，掌屈要防止刺破皮肤、桡动脉和神经。④拔伸要彻底。旋转及桡偏一定要纠正完全，否则下尺桡关节整复不好。

桡腕关节、下尺桡关节、尺偏角、掌倾角的恢复是衡量伸直型桡骨远端骨折整复效果的重要标志。

（二）固定方法

在维持牵引下，局部外敷药物后用四块夹板超腕关节固定。在骨折远端背侧和近端掌侧分别放一平垫。在骨折远端的背桡侧尚可先放一横档纸垫，一般长约 6～7cm，以能包绕远段的背、桡二侧面为度，宽 1.5～2cm，厚约 0.3cm。如放横档，则在背侧不再放平垫。压垫固定妥后，再放置夹板。夹板上端达前臂中、上 1/3，背侧夹板和桡侧夹板的下端应超过腕关节，限制手腕的桡偏和背伸活动，而掌侧夹板和尺侧夹板则不超过腕关节。

（三）药物治疗

初期外敷消肿止痛膏或双柏散，内服选用肢伤一方、桃仁四物汤、云南白药。中期外敷驳骨散或接骨续筋膏，内服选用肢伤二方、新伤续断汤。后期内服肢伤三方、补肾壮筋汤。

解除夹板固定后用中药熏洗以舒筋活络、通利关节，选用骨科外洗一方、二方或四肢损伤洗方。

（四）功能锻炼

复位固定后应鼓励患者积极进行指间关节、指掌关节屈伸及肩肘关节活动。解除固定后，作腕关节屈伸和前臂旋转锻炼。

（五）护理预后

应注意患肢血运情况，及时调整夹板松紧度。注意保持前臂中立位或稍旋后 15°左右位，控制旋前屈肘，用三角巾悬吊固定胸前。下尺桡关节整复不良将有腕旋转痛。三角软骨盘无损伤预后多属良好。若三角软骨盘损伤，修复机会较少，预后多有腕无力及腕痛。粉碎型骨折关节面遭受破坏，愈合后常易导致创伤性关节炎及腕管综合征，尽早练功对预后有良好作用。

屈曲型桡骨下端骨折

屈曲型桡骨下端骨折又称史密斯骨折，多发生在桡骨下端 2～3cm 范围，其损伤机理及骨折移位特点均与伸直型桡骨下端骨折相反。临床较少见。

一、病因病机

多为间接力损伤。跌倒时腕关节急骤掌屈位，掌背着地。骨折线由背侧远端斜向掌侧近端，骨折断端连同腕骨向掌侧桡侧移位。骨折横断者可向背侧成角。移位大者可造成下尺桡关节损伤，关节分离，尺骨茎突骨折或损伤三角软骨盘。儿童可见桡骨远端骨骺分离或干骺端骨折。

二、辨证诊断

损伤史为腕背着地。局部肿胀、瘀斑、疼痛。腕功能丧失。外观畸形恰与克雷氏骨折相反。成人多见桡骨远端背侧骨皮质断裂，掌侧嵌插，甚则移位向背成角，或骨折掌侧嵌插背侧分离。摄 X 线片可确诊。

三、治疗方法

（一）整复方法

步骤手法与伸直型相反。患者仰卧或坐位，患肢外展屈肘 90°，前臂旋后，掌心向上。待局麻或臂丛神经阻滞麻醉生效后，两助手做拔伸牵引 2～3 分钟，牵开骨折嵌插。术者两手拇指推按骨折远端向尺侧和背侧，其余四指同时由背侧向掌侧端提骨折近端，纠正桡偏及掌侧移位后，缓缓把腕关节背伸并尺偏，以纠正骨折背成角，恢复生理性掌倾角或尺偏角。捏挤下尺桡关节使分离复位，在掌背侧舒筋按摩，理筋入槽。（图 20、图 21）

（二）固定方法

复位成功后，保持稍背伸位牵引，术者捏住骨折部，经 X 线证实复位良好时，予以固定。腕部先敷消肿膏或垫薄层脱脂棉，外用两三层绷带缠好。骨折远端掌侧垫一横档，控制向桡侧和掌侧的移位，骨折近端背侧加一块方垫，控制近端相对背移及发生背成角。外用克雷氏骨折夹板固定。掌侧板要过腕，背侧板要平桡骨茎突，防止骨折远端向掌侧移位，使腕背伸

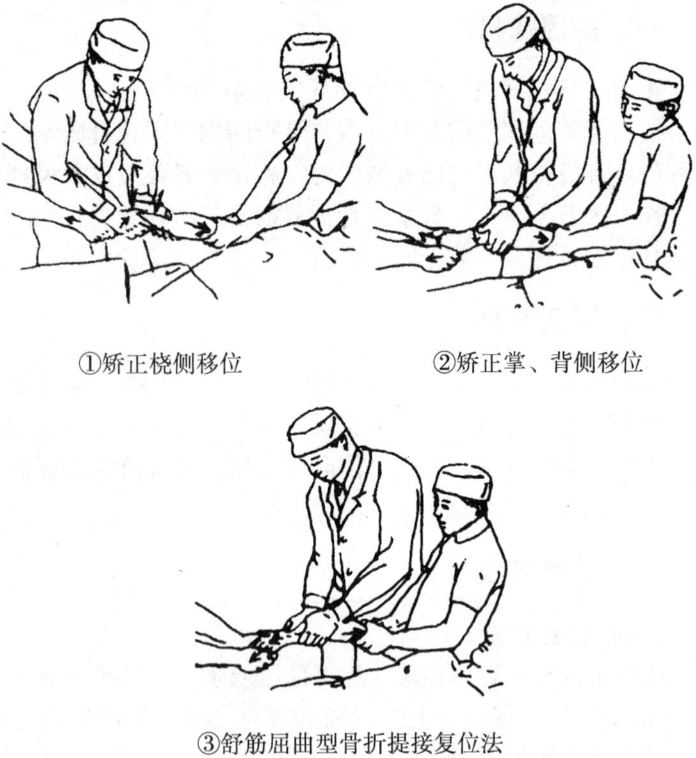

图 20　矫正桡侧，掌、背侧移位及舒筋屈曲型骨折提接复位法

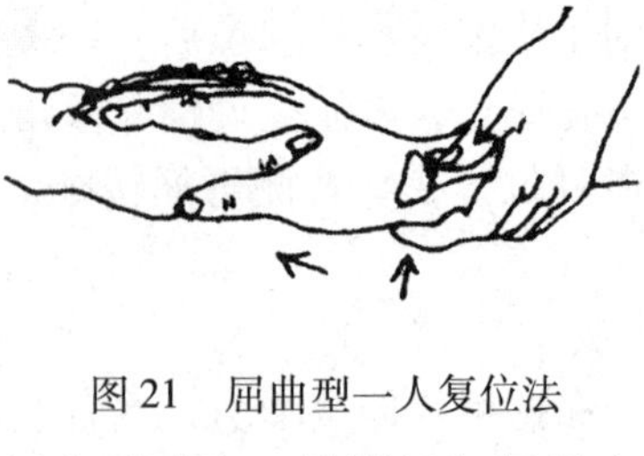

图 21　屈曲型一人复位法

20°～30°。桡侧板也要过腕，尺侧板与尺骨小头平，使腕尺偏于20°～25°。固定后保持前臂旋后位，用前臂托板及三角巾悬吊胸前。

（三）其他疗法

药物疗法参考克雷氏骨折。功能锻炼及注意事项与克雷氏骨折相同，但要方向相反。如前臂是旋后位而不中立位或略旋前，练功时鼓励腕背伸，禁止屈掌，只有一点与克雷氏骨折相同，就是可以尺偏，但不可桡偏。

桡骨远端前（后）缘骨折合并腕关节脱位

是关节内骨折，临床不常见。只要骨折线波及关节面而且合并腕关节脱位者，均属本病范畴。临床上易将本病误诊为史密斯骨折。即屈曲型桡骨下端骨折。

一、病因病机

骨折多因间接暴力所致。跌倒后，腕过伸位着地，使桡腕关节背侧缘骨折移位，并发腕骨随骨折移位而脱位。跌倒后，腕掌屈位着地，使桡腕关节掌侧缘骨折移位，并发腕骨随骨折移位而脱位。也可发生桡骨远端前后缘同时骨折并有腕脱位，但临床更少见。

背侧缘骨折不超过关节面1/4，复位后较稳定；骨折超过关节面的1/4，复位后不稳定。

掌侧缘骨折不超过关节面1/4的复位后稳定，反之则不稳定。

掌侧缘背侧缘同时骨折则极不稳定。

二、治疗方法

不稳定骨折整复后难以固定，多数人主张手术。但采用闭合整复，特定塑形夹板固定，收效满意。

（一）整复手法

患者坐位或仰卧，臂丛麻醉，患肢外展60°，屈肘90°，掌侧缘骨折前臂旋后，掌心向上，背侧缘骨折前臂中立位，掌心向下。两助手拔伸对抗牵引2～3分钟后，术者按骨折移位相反的方向用力端提挤按使骨折复位。接着屈腕，掌侧缘骨折背屈，背侧缘骨折掌屈，腕关节脱位同时得以纠正。如果双侧缘同时骨折，前臂中立位下牵引，术者两手拇指按骨折片移位特点，把掌背侧骨片同时向中心扣挤，使分离骨片靠拢，关节面吻合。

（二）固定方法

复位成功后，在骨折远端侧加横档，控制移位，在对侧放一平垫做对抗挤压，防止骨折片再移位。如果是掌背侧缘同时骨折，可加抱骨垫。用特制超腕弓形夹板，腕取背伸立，前臂取旋后位；如果背侧缘骨折，背侧放长弓形夹板，腕宜掌屈位，前臂置旋前位或中位；双侧骨折应固定在腕功能位。正确选择前臂固定体位是保持复位治疗成功的关键，否则往往发生骨折片再移位。

桡骨远端骨折一般4周解除外固定，不稳定骨折6周解除外固定。但特殊情况可延长，千万不可不必要地延长固定时间而延误功能锻炼，尽早功能锻炼是保证腕功能良好的重要手段。

（三）其他疗法

药物治疗、功能锻炼、术后护理、可参照桡骨远端骨折。

桡骨茎突骨折

临床常见，往往是腕部骨折、脱位的并发症。单发者也又不见。常为间接暴力损伤。跌地时腕过度桡偏，掌心着地，受舟骨冲击使桡骨茎突发生骨折。骨折线累及关节面，骨折片向桡侧移位。腕部扭伤时可发生撕脱性骨折常有移位。轻微骨折，骨折片多向尺侧移位或嵌卡于桡腕关节间。

骨折发生后，局部疼痛、肿胀、瘀斑、腕功能受限。轻微骨折，骨折线症多不明显。X片有助诊断。

治疗方法，骨折远端向桡侧背侧移位，则牵引取尺偏位，以加大桡腕关节间隙。如果骨折片挤出关节间。用拇指按压移位的骨片，使其复位。复位后按前述原理、方法固定4~5周，早期功能锻炼。

骨折累及桡腕关节面时常有晚发性创伤性关节炎或继发骨质增生而导致腕功能障碍。

尺骨茎突骨折

多因间接暴力损伤，常并发于桡骨远端骨折或腕关节扭伤。跌倒时前臂旋前。局部疼痛，肿胀、瘀斑、压痛、腕功能受限。腕关节正侧位 X 线片有助于诊断。

采用前臂中立位，腕尺偏位固定。固定较困难，常有迟缓愈合或不愈合，但无明显症状。如果有腕功能障碍或腕无力，多因三角软骨盘损伤。外固定 4～5 周。其他事项参照桡骨远端骨折。

腕舟骨骨折

是腕部最常见的骨折，仅次于克雷氏骨折及尺骨茎突骨折。居第三位。多见于青壮年，男性多于女性。骨折后固定难稳，不愈合者多见。

一、病因病机

舟骨骨折常因间接暴力所致。当前仆时，手掌着地，腕极度背伸桡偏，桡骨茎突背侧缘或突缘冲击舟骨而发生骨折。

舟骨骨折可分为三型：

1. 头部骨折：供血条件较好，约 6～8 周可愈合。

2. 腰部骨折：大部分病例如能及时适当固定到 10～12 周左右愈合。少数病例因局部血运不良和剪力大，骨折需固定 6～12 月始能愈合。个别病例不愈合或近端骨块缺血性坏死。此型骨折临床最常见。

3. 近端骨折：近端无血管进入，坏死机会多。骨折固定时间与腰部骨折类同。

二、辨证诊断

有前仆手掌着地损伤史。腕背侧肿胀、疼痛，鼻烟窝处饱满、压痛，腕无力，活动受限。握拳、桡偏腕关节时纵轴向叩击第3掌骨头部可引起腕部剧痛。摄X线正位、侧位、尺偏斜位片有助诊断，但容易漏诊。某些裂纹骨折早期在X线片阴性，临床怀疑骨折时应暂时按骨折处理。2周后重摄X线片，骨折线多能明显认出，或用牵引拇指的方法拍摄腕正位片可显现骨折线。

三、治疗方法

无移位骨折，作前臂超腕关节夹板固定。有移位骨折须先行手法复位。

1. 整复方法：患者坐位，前臂轻度旋前，术者一手握患腕，另一手拇指置鼻烟窝处，余四指握拇指，牵引下使患腕尺偏，然后以拇指向掌侧、尺侧按压移位的骨折远端即可复位。

2. 固定方法：可靠固定是治疗的关键。要认真研究固定方法。

①塑形硬纸壳固定法：取硬草纸片，厚约1.0～1.5mm，按患肢掌腕轮廓剪好，加水浸软。把纸片凸圆部分放在桡侧与第一掌指关节平齐，将纸片较宽部分包掌、腕、臂部。固定范围包括前臂下1/3、腕至掌横纹、拇指掌指关节及指间关节。前臂中立位。腕功能位，背伸30°，稍给尺偏，拇指对掌位，把纸壳塑形，在患腕鼻烟窝处垫一小毡垫，胶布固定平，以挤压骨断端，有利于两骨折端的接触和稳定。用绷带包扎固定。塑形固定，达到要求至纸片干燥。固定期间如果患者感觉固定松动，再加一卷绷带绑紧，以不妨碍患肢末端血运为宜。纸板断裂要及时更换。

纸壳固定法简便易行，重量轻，有利于练习指功能，具有良好效果。

②前臂石膏管型固定法：把腕关节固定在功能位，即腕关节背伸30°，尺偏10°，第一掌骨与前臂纵轴平行。石膏管形范围：前臂远端2/3，拇指掌骨及其他四个掌骨的近2/3部分，相当于掌横纹，以不妨碍握拳及各指的屈伸活动为度。

③掌屈尺偏夹固定法：有人认为用腕关节功能位来固定腕舟骨骨折，骨折端必将有较大的剪力，不利于骨折愈合。置腕掌屈30°，尺偏10°位时，骨折与桡骨下关节面可完全平行，肌肉收缩张力对两断端可产生纵向压缩力，有利于骨折愈合。此法有道理，可酌情应用。

3. 药物治疗：早期内服活血止痛汤或壮筋养荣汤，中期内服正骨紫金丹或肢伤二方，后期内服健步虎潜丸，六味地黄丸等。解除固定后用骨科外洗二方煎水熏洗。

4. 功能锻炼：早期可屈伸手指，活动肩肘关节，禁忌作腕桡偏动作。中期以握拳活动为主，可防止骨质疏松。解除固定后增加腕的主动屈伸、旋转活动。骨折愈合迟缓者腕部活动暂不宜过多。

5. 手术疗法：有自体骨植术、桡骨茎突切除术、桡骨茎突切除植骨术、舟骨切除术、腕关节融合术等，可根据具体情况选择适当的手术疗法。

手部骨折

手部骨折一般应遵循以下治疗原则：①既要充分固定又要适当活动。②固定骨折时，必须将其附近的关节放于屈曲位，有利于复位，并防止关节囊挛缩。③对未受伤的手指绝对不能固定，以保证经常活动。④骨折整复对位不能有成角、旋转、重叠错位等畸形愈合。⑤对开放性骨折要首先争取伤口一期愈合，同时也要注意骨折正确整复。⑥固定应注意将手指的指端指向舟骨结节。

一、第一掌骨骨折

（一）骨干骨折

比较少见。可为单根或多根骨折。多由直接暴力所致，如打击或挤压伤，多见横断或粉碎。由扭传或传达暴力所致者，多为螺旋或斜形骨折，骨折向背侧成角及侧方移位。局部肿胀、疼痛、功能障碍，有明显压痛、纵压痛或叩击痛，可扪及骨擦音。

治疗方法：整复时助手握持前臂，术者一只手牵引患指，另一手施行手法。拔伸牵引下，先提按骨折端矫正向背侧突起成角，然后用食指和拇指在骨折的两旁自掌侧行分骨挤压，矫正侧方移位。复位后在骨折处背侧两骨之间各放一分骨垫，用胶布固定（如果骨折端向掌侧成角，则在掌侧放分骨垫）。然后在掌侧和背侧各放一块夹板，用胶布固定，外加绷带包扎。斜形、粉碎等不稳定骨折，需加用末节指骨骨牵引，并用丁字铝板作功能固定加以牵引，3 周后解除牵引，继续夹板固定，解除固定后开始练功。

（二）基底骨折

多由拇指受到纵向暴力冲击所致。骨折多位于第一掌骨基底 1cm 处。多见横断型。骨折远端向掌侧及尺侧移位，近端向背侧及桡侧移位，形成骨折处向桡侧背侧成角畸形，在尺侧骨折端可互相嵌入。局部肿胀，疼痛，拇指末节稍能屈曲，但内收、外展对掌障碍，握力减弱。

治疗方法：臂丛麻醉，术者一手握腕，拇指置于骨折成角突起处，另一手握患侧拇指向远侧与桡侧牵引，然后把第一掌骨头向桡侧与背侧推扳，同时用拇指由背侧压迫成角畸形，然后用 30°弧形外展夹板及小毡垫固定。固定时，先在骨折部背侧放一小毡压垫，防止背侧成角，另一小压垫放在掌骨头掌侧，防止掌侧屈曲。两压垫均用胶布固定于皮肤。用一弧形夹板放在前臂桡侧及第一掌骨的桡背侧，弧形夹板成角部正好对准腕关节。先用宽胶布将夹板近端固定在前臂及腕部，再用一条胶布把置于掌骨头掌侧的小压垫环绕固定在夹板的远端，保持第一掌骨在外展 30°位轻度背伸，拇指屈曲在对掌位。掌指关节及指间关节可允许有一定的活动度。透视检查对位满意后用绷带包扎固定。每周检查 1 次，4 周后解除外固定练习活动。

（三）掌骨基底骨折合并腕掌关节脱位

由纵向暴力冲击所致。骨折线呈斜形，由掌骨基底内上方斜向外下方而进入腕掌关节内，掌骨基底内侧形成一个三角形骨块，此骨块因有掌侧韧带固定而仍然在原位，而骨折远端从大多角骨关节面上滑向外侧和背侧，造成腕掌关节脱位和掌屈。其他临床表现似基底部骨折。

治疗方法：可采用与基底部骨折相同的整复方法，但应注意，如果仅仅使拇指外展而未将第一掌骨外展，反而会加重掌骨内收，则脱位难以整复。复位时患者取坐位，助手一手握患侧拇指处于外展和轻微对掌位，另一手握其余四指，术者用一手握腕上，拔伸牵引，另一手拇指压骨折部背侧与桡侧，同时用食指在第一掌骨头掌侧端向桡背侧提托，使第一掌骨外展而复位。固定较难稳定，易移位。一般采用30°弧形外展夹板局部外固定，具体方法见拇指掌骨基底骨折。容易引起短缩移位时可再在拇指的两侧粘一条2cm×10cm的胶布作皮肤牵引，也可用铁丝外展支架（即鸭式固定器）防止移位。还可采用局部加压短臂管型石膏外固定于外展对掌位，同时加用拇指牵引，在石膏上包一粗铁丝作皮肤牵引，或作拇指末节指骨骨牵引。

二、其他掌骨骨折

第二至第五掌骨最易发生掌骨颈骨折，其次为掌骨干骨折，掌骨基底部骨折少见。

（一）掌骨颈骨折

由间接暴力或直接暴力所致，以传达暴力多见。以拳击物时，第四、五掌骨头首当其冲，最易骨折，故名“拳击骨折”。骨折后断端向背侧突起成角，掌骨头向掌侧旋转，近节指骨向背侧脱位，掌指关节过伸，手指越伸直，畸形越明显。局部肿痛，明显压痛，纵压或叩击则疼痛加重，可扪及骨擦音，掌指关节伸屈受限。

治疗方法：整复时在牵引下先屈曲掌指关节至直角位，使近节指骨基底托住掌骨头，此时沿近节指骨纵轴推顶，同时用拇指由背侧轻轻推挤骨折近段，骨折即完全复位。由于骨折端向背侧成角，有人错误地将掌指关节于背伸或伸直位牵引，这样会使掌骨头向掌侧旋转，反而加重掌骨头屈曲畸形，更难整复。整复后把直角竹片、铝板、塑料片放在手背及近节指骨的背面，用胶布固定。保持掌指关节于90度屈曲位，再用绷带包扎。3周后解除固定，练习活动。

（二）掌骨干骨折

多由直接暴力所致，可为单根或多根骨折，多呈横断或粉碎型。由扭转或传达暴力所致者多为螺旋或斜形骨折。骨折后多为背侧成角及侧方移位。单根掌骨骨折移位较轻，多根骨折移位较甚并且骨间肌损伤也较严重。

治疗方法：臂丛麻醉。助手握持前臂，术者一手牵引患指，另一手施行手法。在拔伸牵引下，先提按骨折端矫正向背侧突起成角（如果骨折向掌侧成角时，屈曲掌指关节，把掌侧成角向背侧推挤，使成角消失），然后用食指和拇指在骨折的两旁掌侧与背侧行分骨挤压，矫正侧方移位。固定时，先在骨折部背侧两骨之间各放一个分骨垫，用胶布固定（如果骨折向掌侧成角，分骨垫放在掌侧）。然后在掌侧与背侧各放一块夹板以胶布固定，外加绷带包扎。4周后解除外固定，练习活动。螺旋骨折或斜面骨折不稳定，为维持整复后的位置，需做患指末节指骨牵引，并用丁字铝板做功能位固定加以牵引。3周后解除外固定，练习活动。

（三）掌骨基底部骨折

此种骨折较少见，多呈横断型，移位不严重。

治疗方法：用热塑塑料托外固定或石膏外固定，3周后除去外固定，功能锻炼。

［附］ 掌骨骨折的其他疗法

药物治疗：早期可外敷跌打万花油，内服七厘散或四物止痛汤。中期内服续骨活血汤或驳骨丹，后期内服六味地黄丸或补骨方。解除固定后可外用骨科外洗一方煎水熏洗患肢。

功能锻炼：有移位的掌骨骨折在复位后应暂时避免活动患

指，但可活动肩、肘关节。第一掌骨各类骨折在3～4周内不能做腕掌关节内收活动。在3～4周内，掌骨颈骨折不能做伸指活动，第2～5掌骨干骨折不能做用力的伸指、握拳活动。通常4～6周骨折临床愈合后可解除外固定，要逐步加强腕关节和手指的功能活动，要主动活动，禁止做被动扳拉活动。

手术疗法：某些不稳定骨折用外固定不满意可考虑用钢针内固定。陈旧性骨折也可根据情况选择适当手术。

护理：复位固定后要注意固定的松紧度，压垫不宜过厚过硬。要及时调整夹板的松紧度。手指要保持在适当位置（具体位置见前述），以免造成骨折脱位重新移位、骨折畸形愈合或关节僵硬。

三、指骨骨折

是手部最常见的骨折，又称竹节骨骨折。治疗处理不当可发生畸形愈合，或造成关节囊挛缩，或肌腱粘连而致关节功能障碍，甚至关节僵直，严重影响手功能。骨折按部位分为近节、中节、末节三种，按类型分为横断、斜形、粉碎三种。闭合骨折多见横断型，斜形其次。开放骨折多见粉碎性。

（一）近节指骨骨折

多由间接暴力所致，多见骨干骨折，常有掌侧成角畸形。若颈部骨折，远端可向背侧旋转达90°，使远端的背侧与近端的断面相对，而阻止骨片的修复。

治疗方法：横断骨折以手法复位夹板固定局部外固定为佳。臂丛麻醉。术者握患手，用拇指和食指捏住骨折近段固定患指。另一手四指握住骨折远段，拇指顶住骨折掌侧，拔伸牵引下屈曲指间关节，同时拇指向背侧挤压骨折部，矫正成角。如有侧方移位，术者用拇指和食指分别捏骨折处的内、外侧进行挤捏，矫正侧向移位。指骨颈整复时，应加大畸形，用反折手法，先将骨折远段呈90°向背侧牵引，然后迅速屈曲手指，屈曲时应将近端的掌侧顶向背侧，使骨折复位。（如图22）整复后用小夹板固定，其长度相当于指骨，不超过指间关节。然后用胶布固定，绷带包扎。如果是小斜面骨折，可用侧方夹板固定。有成角移位加用加压垫。如果是大斜形不稳定骨折可加用指骨牵引。(如图23)

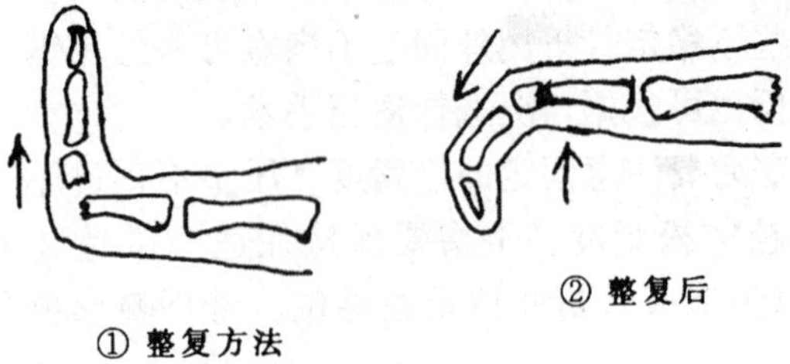

图22　指骨颈骨折整复方法

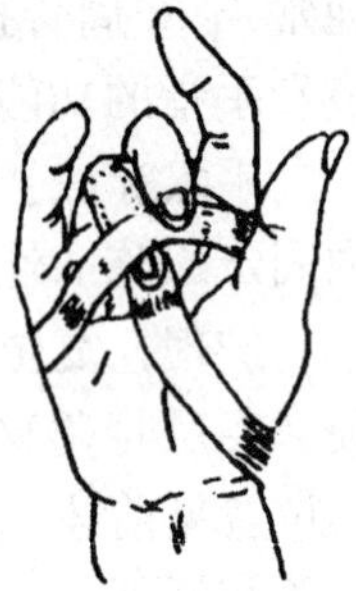

图23　近节指骨骨折整复后的固定方法

（二）中节指骨骨折

直接暴力可致横断骨折、间接暴力可引起斜形或螺旋骨折。由于骨折部位不同，可分别发生向背侧或向掌侧成角畸形。但骨折移位不多。

治疗方法：整复时术者一手拇指和食指捏住骨折近端固定患指，用另一手拇指食指扣住患指末节拔伸牵引，然后挤捏骨折处内外侧，矫正侧向移位，再提按骨折处掌背侧矫正掌背侧移位。固定方法：有掌侧畸形者与近节指骨骨折同；有背侧畸形者手指固定在伸直位较稳定，但不宜在伸直固定过久，以免造成关节侧副韧带挛缩及关节僵直。

（三）末节指骨骨折

多因直接暴力所致，可有指骨末端粗隆及指骨干骨折。轻者仅有骨裂纹，重者可粉碎并多合并软组织破裂。骨折移位少，间接暴力可导致末节指骨基底背侧发生撕脱骨折，呈典型的锤状指畸形。

治疗方法：整复末端粗隆及骨干骨折，可在牵引下挤捏骨折处内外侧和掌背侧，矫正移位。用夹板固定于功能位，固定3周左右。如为粉碎性骨折合并开放损伤，在清创缝合前要将小骨片切除，以免将来引起指端疼痛。整复末节指骨基底背侧撕脱骨折时，只要把近节关节屈曲、远侧指间关节过伸，就可使撕脱的骨折块向骨折远段靠近，复位后用夹板固定患指近侧指间关节于屈曲位、远侧指间关节于过伸位6周左右。（如图24）

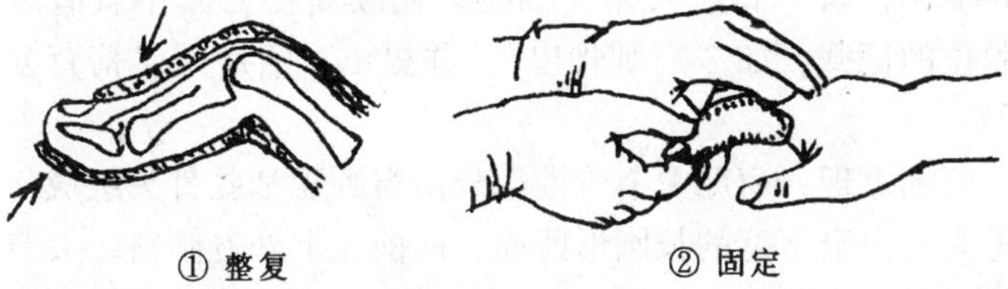

图24　远节指骨基底背侧撕脱骨折整复固定法

［附］ 指骨骨折其他疗法

药物治疗：早期内服七厘散，中期内服八厘散或接骨丹。后期无兼证可免服药。固定解除后可用上肢洗方煎水熏洗患手。

功能锻炼：其余手指需经常活动，但应不影响固定。骨折愈合后患指即应尽早活动，防止关节僵直。关节内骨折固定三周后即应开始关节功能锻炼。

手术治疗：复位不成功者或斜形骨折不稳定者可考虑切开复位、钢针内固定。钢针不能穿过关节面，陈旧性骨折也可考虑切开复位。开放性骨折应彻底清创。有皮肤缺损者必须用各种方法修补缺损。较大的碎骨块不要随便摘除，防止骨质缺损而致骨不愈合。

第二节 脱　　位

肩关节脱位

广义的肩关节包括肩肱关节、肩锁关节、胸锁关节和肩胛胸壁关节。肩关节脱位一般指肩肱关节脱位，肩肱关节以结构不稳运动广泛为主要特征，属于球凹关节。由于肱骨头大而肩胛盂浅，为适应其最大活动，关节囊和韧带薄弱松弛且经常处于大角度，大负荷运动状态，因此肩关节容易发生脱位。好发人群为20~50岁成年男性。肩关节因有周围强大肌群保护，其发生率占全身关节脱位的第二位，仅次于肘关节。最早在公元841年，唐·蔺道人在《仙授理伤续断秘方》中就有肩关节脱位的记载，如“肩胛骨出”，并提出了治疗用“椅背复位法”。

解剖生理：肩肱关节骨性部分由肩胛盂和肱骨头组成。肩胛盂为一上窄下宽的长圆形凹面，向前、下外方倾斜，关节面覆盖一层中心薄、边缘厚的透明软骨。盂缘被纤维软环围绕，称之为关节盂唇。关节盂唇加深了关节盂凹，有利于保持关节稳定。肱骨头为大半球形，覆盖以关节软骨面，向后上、内侧倾斜。部分关节面与肩胛盂的关节面接触构成肩肱关节接触。因关节囊比较松弛活动范围达120°左右，而盂头不相称，致使该关节骨性接触极不稳定。此外，长头腱经过结节间沟，可随肱骨内收外展和旋转活动而上下滑动。

肩关节脱位，按发生机理病理变化不同可分为前脱位和后脱位，比较常见的是前脱位，按脱位后时间划分，脱位3周后仍未复位的为陈旧性脱位，现分项讨论：

一、新鲜外伤性肩关节前脱位

是临床最为多见的一种肩关节脱位，根据脱位后肱骨头脱落的部位，可分为喙突下脱位、盂下脱位和锁骨下脱位，个别如为暴力强大，可见肱骨头冲破肋间进入胸腔形成胸腔内脱位。

（一）发生机理

肩关节前脱位，可因直接暴力，也可因间接暴力所致，其中间接暴力最为常见。

直接暴力是由外力直接冲击肱骨头（向前），致使肱骨头冲破关节前侧壁、下侧壁，向前下方脱位。较常见的是脱出于喙突下；如暴力较大，外力继续作用，可脱出于锁骨下。

最常见的是间接暴力致使肩关节脱位。间接暴力又分为轴向传达暴力和杠杆横向撬拨力两种。

1. 轴向传达暴力：伤者侧向跌倒，伤侧手臂斜向撑地，躯干重力冲击力与手臂撑地反作用力于肩关节部相对会合，如上肢稍有后伸外旋外展，则产生向前合力由肱骨头冲破肩关节前壁，脱出于喙突下；如暴力较大，继续作用则进一步向内侧滑脱而成为锁骨下脱位。

2. 杠杆撬拨力：伤者摔倒或失去平衡，伤侧上肢猛然抬举、撑扶物体，此时上肢外展外旋，肱骨大结节与肩峰抵触形成支点，手掌撑物的反作用力成为力点，肱骨头近端被撬拨抵向前下侧关节囊，继之冲破关节囊壁向下脱出于关节盂下，成为盂下脱位，如受胸大肌、三角肌、肩胛下肌肌力作用牵拉，则将肱骨头再拉至喙突下，成为喙突下脱位。

（二）病理变化

肩关节前脱位的主要病理变化是关节囊前下壁撕裂，肱骨头脱出，在胸大肌三角肌牵拉下，交锁卡压于关节盂边缘之外。随着肱骨头脱位，关节盂缘或关节唇撕裂，肱骨头后外侧压缩性骨折。当关节囊靠近肱骨头撕脱时，肩袖、肩胛下肌腱及肱三头肌长头腱可能与关节囊一并撕裂，撕脱的肱韧带不能约束肱头肌长头腱，致使长头腱从腱沟滑出，脱向肱骨头后侧，造成对肱骨头复位的阻挡。由于肱骨头移位严重，约有50%病例合并大结节撕脱性骨折，但大多数病例因骨折块与肱骨干仍有骨膜等软组织联系，在复位后撕脱性骨折随之对合。少数病例，肱骨头冲击挤压，致使关节盂前缘骨折或肱骨头后面塌陷，增加了复位难度，并造成复位后对位不稳，易再次脱位。此外，肩关节脱位常并发冈上肌断裂、肱骨外科颈骨折、肱骨解剖颈骨折。

（三）临床表现

有明显外伤史，肩部肿胀、疼痛，失去正常三角肌轮廓外观，特有的方肩畸形，上臂于20°外展位不能活动，患侧上臂比对侧长，肩峰下空虚，在腋窝、喙突下、锁骨下可扪及肱骨头作搭肩试验（Dugas）阳性，（患肢手掌扶对侧肩峰时，患侧肘关节内侧不能接触于胸前）。摄 X 片可明确诊断，并可发现有无骨折并发。应注意伤侧有无神经血管损伤体征。

（四）治疗

新鲜肩关节脱位应及早治疗。首先在麻醉下的手法复位，必要的麻醉可避免手法带来的痛苦。减小复位阻力和操作难度可防止血管神经损伤，常用麻醉方法有臂丛麻醉和关节腔浸润麻醉，臂丛麻醉安全，可靠肌肉松弛给复位带来很大方便，但臂丛麻醉技术操作要求高，不易麻醉成功，最好由专业麻醉师进行。关节腔浸润麻醉即用 2% 普鲁卡因 20～30ml，注入关节腔内待 15 分钟后麻醉生效再行整复，应避免患者精神紧张，肌肉痉挛，手法操作应柔和渐进，防止粗暴硬撬，否则轻则复位失败，重则造成骨折，如整复确有阻力，应分析判别阻碍复位的原因，如肱二头肌长头腱脱位套住肱骨头、撕裂的关节囊阻挡、骨折块抵挡、肌肉紧张；针对原因改换手法。对手法确无效果者应切开复位。

手法整复

1. 拔伸足蹬法：公元1406 年，明·朱肱等《普济方·折伤门·肩胛骨脱落法》载“肩胛骨脱落法；令患者服乌头散麻之，仰卧地上，左肩脱落者，用左脚蹬定……拿病人手腕近肋，用力倒身扯拽，可再用手按其肩上，用力往下推之。如骨入臼，用软绢卷如拳大，垫于腋下。”此法是最为常用的手法，简便易行，无需助手，施力均衡强大。（具体操作步骤见图 25）。

麻醉生效后，患者仰卧于床，术者立于患肢一侧，术者两手握紧患肢手腕。

术者用一足抵于患肩腋下，缓缓发力使肩外旋小角度外展沿患肢纵轴向拔伸牵拉。

抵于患者腋下的一足稍由原来偏斜变为用力抵，将肱骨头向外侧挤压，如足部挤压力较大可采回旋转患肢加大拔伸和足

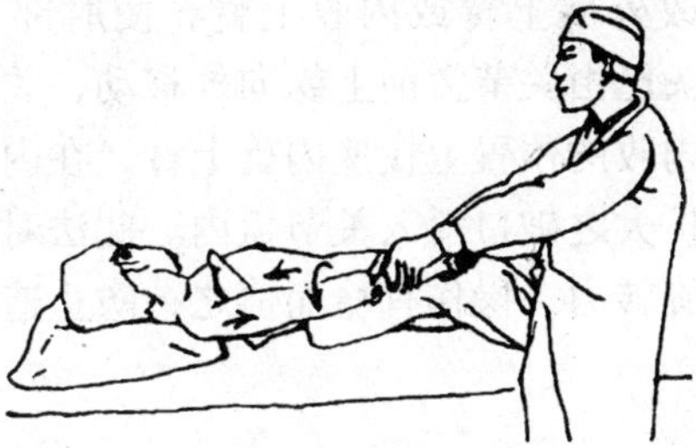

图25　拔伸足蹬法

抵力度，利用足部作牵拉反作用力点和杠杆撬拨支点，将肱骨头拉出交锁部挤入关节盂内。注意切不可足部强力撬拨挤压，过度暴力可能引起腋窝血管神经损伤引起肱骨外科颈骨折，老年骨质疏松者尤需注意。

2. 拔伸端提法：此法出自清代胡延光著《伤科汇纂·髃骨》“肩膊骨出臼，如左手出者，医者右手叉病人左手：如右手出者医者以左手叉病人右手，却以手撑推其腋，用手略牵伸其手，如骨向上，以手托上。”此法特点是危险性小，容易掌握，适用于肌力不强的骨质疏松的老年患者，需多个助手一同施术。步骤：①患者平卧，一助手用一宽布带绕过胸背向健侧牵拉；②另一助手用布带通过腋下套住病人上臂，向上向外牵拉；③第三助手用双手紧握患肢手腕向内下方牵拉，并稍作外旋转内收用力，三人协同缓缓加大力度；④术者立于患侧，双手抱握肱骨上端，四指交叠于腋下，两拇指顶压肩峰向外端提，随着肱骨头突然滑动，复位告成，注意如整复阻力大可持续牵拉片刻，内外旋转患肢不必操之过急。（如图26）

3. 牵引回施法：此法操作复杂但无需助手，主要依靠牵引加杠杆作用，将脱位的肱骨头撬入关节盂内，操作步骤见图27①患者仰卧，以右肩为例，术者立于右侧，用右手把握住患肢肘部；左手握紧患侧手腕；②右手缓缓用力向下牵引并外展上臂，屈肘；③持续牵引半分钟外旋上臂松开胸大肌的紧张牵拉。使脱位之肱骨头回到关节盂前上缘；④在继续牵引上臂外旋上臂下内收改外展上臂或内收上臂，使肘部与前下胸壁接触，此时肱骨头已由关节盂前上缘向外移动，关节囊破口被扩大；⑤左上臂内收的位置上快速内旋上臂，在内旋过程中，肱骨头可通过被扩大之破口滑入关节盂内。此法对肱骨上段的弯矩较大并伴有旋转力，操作宜稳而慎之，防止造成肱骨外科颈骨折。

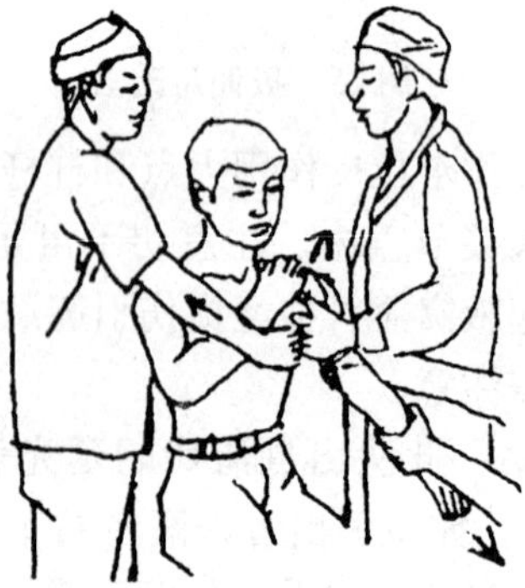

图 26　肩关节拔伸托入法

4. 椅背整复法：公元 846 年，唐 · 蔺道人《仙授理伤续断秘方》首次描述了采用椅背作为杠杆支点，整复肩关节脱位的方法（如图 28）。此法步骤①让患者端坐于靠背椅，患肢放于靠背外，腋窝架在椅背顶部并用大团衣物垫衬，防止损伤腋下软组织；②助手扶稳一椅背和患者；③术者握紧患侧手腕先向外展外旋位拔伸持续半分钟，逐渐加大力度；④继之，慢慢内收上肢并内外旋转患肢使之复位。

脱位整复后体征：①肩部恢复饱满外观方肩畸形消失。②腋下及喙下触不到肱骨头。③搭肩试验阴性。④摄 X 线片可见肩关节解剖关系恢复正常。

（五）术后处理

将上臂维持内收内旋位，肘屈 90°，前臂悬吊于胸前，用纱布棉垫垫于腋下和上臂内侧与胸壁之间，防止出汗造成皮肤糜烂（见图 29）。须防止上臂外旋，1 周后开始肩关节伸屈活

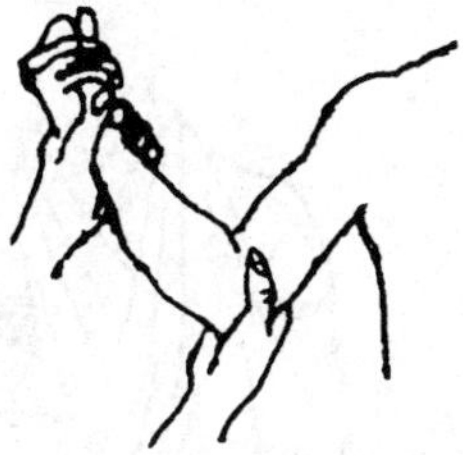

① 牵引下外展上臂

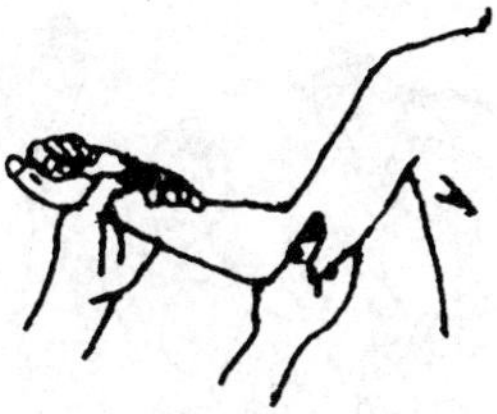

② 牵引下外旋上臂

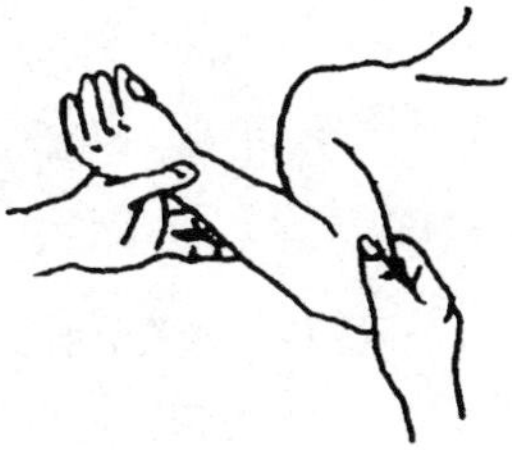

③ 牵引下内收肘部

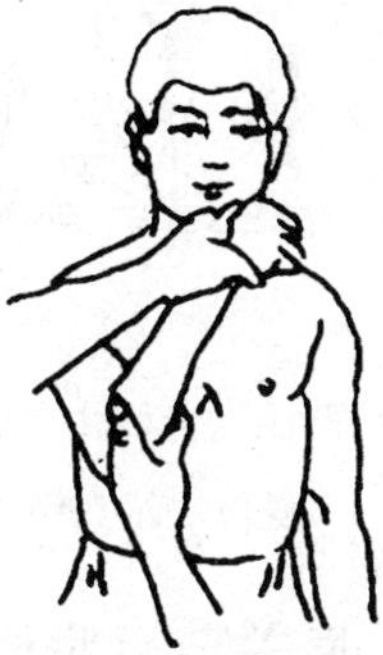

④ 牵引下内旋上臂

图 27　牵引回旋法

动，2 周后去除悬吊，进行功能活动，但避免过度用力。一般 2 个月后功能即可恢复正常。

新鲜肩关节前脱位很少需要切开复位，但遇有下列情况可考虑手术复位：①肩关节脱位合并血管神经损伤，应切开复位及时修复血管神经损伤，解除压迫；②合并肱二头肌长头腱滑脱卡压于肱骨头后，阻碍手法整复；③肩关节脱位合并肱骨外科颈骨折或肱骨解剖颈骨折，经整复不成功者；④合并肩胛盂大块撕脱骨折影响关节整复者。

手术步骤和手术后处理与陈旧性肩关节脱位相同，术中应仔细清除关节血肿，用螺钉固定肱骨大结节撕脱性骨块，整复肩胛盂骨折块并加以固定，用接骨板固定肱骨外科颈骨折块并加以同时修补，缝合肌腱袖和关节囊。

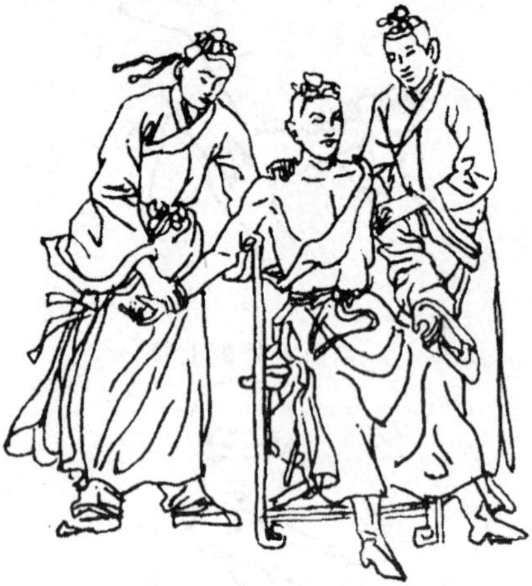

图 28　蔺氏靠背椅式肩关节脱位复位法示意图

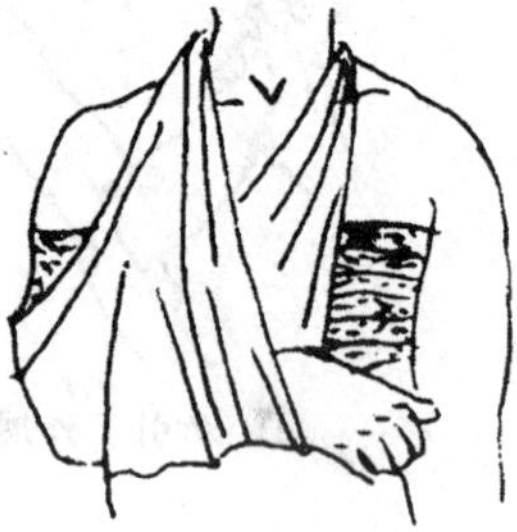

图 29　肩关节前脱位整复后固定法

二、肩关节后脱位

当肩部肱骨头受到来自前面冲击暴力，可使肱骨头脱向肩胛盂后，或肩关节前屈，肱骨头过度内旋，由上肢轴向传导暴力造成肩关节后脱位。

肩关节后脱位，病理变化表现为关节盂后缘撕脱，后侧关节囊破裂，有时伴关节囊后半部骨折，肱骨头前内部塌陷骨折，肱骨头脱位于关节盂后侧，停留在肩峰下或肩胛冈下，因其症状不如前脱位明显比较少见，容易漏诊。其主要临床特征为喙突明显突出，肩前塌陷，搭肩试验阳性，摄腋窝或肩关节穿胸位 X 线片可协助诊断明确。整复采用拔伸端提法。牵引时轻轻前屈外旋上臂，配合端提肱骨头即可还纳。复位后，用肩人字形石膏。固定上臂于外展、后伸外旋位。

三、陈旧性肩关节脱位

肩关节脱位后超过 3 周而未整复者，列为陈旧性脱位。

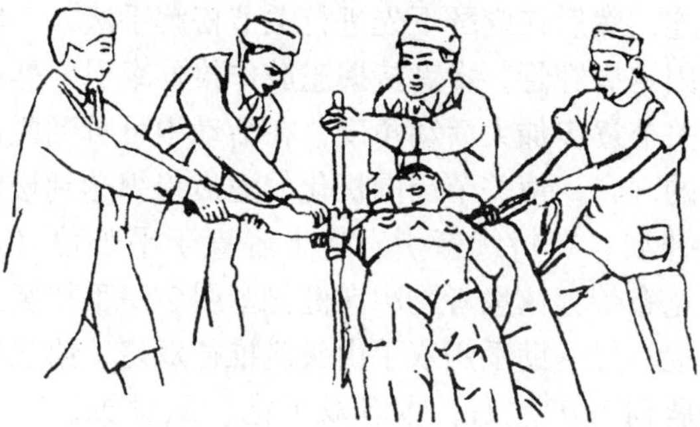

图 30　陈旧性肩关节脱位卧位杠杆整复法

（一）病理变化

关节周围和关节腔中的积血发生机化形成大量的疤痕组织，充填于关节腔内，脱位时间越长，其疤痕组织越坚实，并且与周转的关节囊、肩袖粘连，同时肱骨头也被疤痕组织牵拉固定在关节囊外，肩胛下肌、三角肌，背阔肌、大圆肌及胸大肌发生挛缩，阻碍肱骨头复位，同时合并大结节骨折的部位发生畸形愈合，大量的增生骨痂亦严重阻碍关节复位。

（二）治疗

由于发生了上述病理变化，给治疗、复位带来了很大困难。治疗仍应争取手法复位。手术切开复位虽可以恢复骨性的解剖形态，但操作复杂，术后关节功能恢复欠佳，应根据患者的身体状况和功能要求以及局部的病理变化情况酌情决定。

对年老体弱、脱位超过 2 个月以上、无血管神经压迫症状、上臂尚能活动 70°~90°者，可不作治疗。因为无论手术与非手术复位，局部的病理变化都难以使肩关节功能有明显改善。对年轻患者、脱位时间在三个月以内者，可以使用手法整复；如手法整复失败或原有明显的血管神经压迫症状，应采用手术切开整复。手术时根据局部病理变化及患者职业的要求，有的做单纯切开整复即可，有的须做关节骨性融合术，方能达到较好的疗效。

1. 手法整复：在手法复位前成人可作尺鹰嘴骨牵引，儿童可作皮肤牵引，于肩外展位牵引一周，以便拉开肌挛缩和疤痕组织粘连，然后在麻醉下先进行关节松解手法，一助手抱住患者肩部固定肩胛骨，术者持握患肢作拔伸牵引，然后反复被动活动肩关节逐步加大活动角度，在活动中可听到脱位关节周围有撕裂的声音，使关节周围机化的疤痕组织达到松解，挛缩的肌肉被伸展，在持续牵引，将患者置于平卧位（见图 30）一助手用宽布带套住患者胸廓向健侧牵引，一手扶竖立于手术台旁的木棍，另一助手用双手由头侧推往双肩，第三助手牵引患肢，外展到 120°左右，术者双手抱住肱骨头，三个助手同时用力，第 3 助手在牵引下徐徐内收患臂，利用棍为杠杆的支点迫使肱骨头复位。在复位过程中各方用力适中，动作要缓慢，避免发生外科颈骨折及并发血管神经损伤，复位后拍照肩关节前后位 X 线片，术后处理同新鲜肩关节脱位。

2. 手术治疗：青壮年从事体力劳动，脱位在 1 ~ 2 个月以上，功能明显受限，手法复位未成功者，或合并血管神经损伤，合并骨折、关节周围有骨痂、骨块嵌插在关节盂内等，应考虑手术治疗。

一般采用肩前内侧切口，注意保护腋动脉神经，切除所有粘连的疤痕组织，显露关节盂及肱骨头，将其复位。必要时可切断小结节上附着的部分肌肉。复位后用骨圆针固定。术后处理与手法复位后相同。

手术中如发现关节软骨面已严重破坏，需同时作关节融合术。一般手法有：①接骨板螺丝钉融合术：先将肱骨头，关节盂软骨面凿除，再将肩峰下面凿成糙面，使肱骨头与肩盂、肩峰密切接触，并保持肩关节功能位。将 4 孔接骨板弯成适当角度置于肩峰与肱骨头外侧，用 2 枚螺丝钉固定在肩峰与肱骨头顶部，另外 2 枚固定在肱骨头和关节盂上，保持功能位。将凿下骨块填塞在肩峰、肱骨头与关节盂之间隙内。②蛙嘴式融合术：游离肩峰并将其根部造成不全骨折，使其向下倾斜，开肱骨头呈“蛙嘴”式张开，外瓣占肱骨头 2/5，内瓣占 3/5，将游离的肩峰插入张开的肱骨头骨瓣内并用钢丝固定或关节夹固定。

术后用肩人字石膏固定，直至骨性愈合。施行肩关节融合术的同时将肩锁关节切除，可加大关节活动的范围。

凡患者年龄高，不参加体力劳动或畸形较大妨碍功能及压迫神经血管者，可考虑行肱骨头切除术。

陈旧性肩关节后脱位需行切开复位处理。切口起于肩峰，沿着肩峰缘切至其止点部，然后将冈上、冈下肌及小圆肌的联合腱从其止点部切断，切开关节囊显露肱骨头，在牵引向前旋转上臂的动作中送回肱骨头，最后缝合三角肌，术后处理同前，预后较前脱位为佳。

肘关节脱位

肘关节是人体六大关节之一，肘关节脱位发病率为全身关节脱位之最，约占肘部损伤5.3%，多见于成年男性，儿童和老年人少见。因肘关节血管神经及韧带分布复杂，脱位发生后常伴有严重的关节囊和韧带以及血管神经损伤，并可伴有骨折，如处理不当，易发生功能障碍。

一、解剖生理特点

肘关节由肱桡关节、肱尺关节、上尺桡关节三个关节组成。

1. 肱骨下端：肱骨下端扁而宽，前有冠状窝，后有鹰嘴窝，两窝之间仅有一层极薄的骨板相隔。肱骨下端内侧有一骨突，称为内上髁，髁下是窝上滑车关节面。肱骨下端外侧有一骨突，称为外髁，与内上髁无明显分界线，髁下是肱骨小头关节面。肱骨下端与肱骨长轴形成30°~50°的前倾角。滑车略低于肱骨小头，当肘伸直位时，呈现5°~7°携带角（此角的大小因人而异，小儿大于成人，女性大于男性，可达15°左右）。（携带角过大）称肘外翻；过小则称肘内翻，对肘功能有一定影响。

2. 尺骨近端：尺骨近端粗大，其向后伸出，略呈沟状，称鹰嘴。鹰嘴后面粗糙，为肱三头肌腱附着处。近端前深凹光滑处称半月切迹，与肱骨滑车构成屈戌关节。在半月切迹前端有一骨突称冠状突，其上方粗糙隆起为肱肌的止点，其外侧缘有一斜方形的关节面，称桡骨切迹，与桡骨小头构成上尺桡关节。

3. 桡骨近端：其细小，头部稍膨大，称桡骨小头。头顶关节面略呈凹窝状，与肱骨小头相关节。头部周缘为环状关节面，与尺骨冠突外侧的桡骨切迹构成上尺桡关节。头下缩细部分称桡骨颈，颈部稍下后内侧有一粗隆，称桡骨粗隆或结节，为肱二头肌腱所附着。

4. 肘部关节

（1）肱桡关节：由肱骨小头球状关节面和桡骨小头顶凹窝状关节面构成，为多向运动关节。绕肱骨小头可做伸屈及环转运动，稳定性差，常在前臂骨折时合并脱位。

（2）肱尺关节：由肱骨滑车和尺骨半月切迹构成关节，前有冠突，后有鹰嘴，加之肱肌及肱三头肌附着，形成稳定的关节骨性结构，为典型的屈伸关节。

（3）上尺桡关节：为桡骨小头环状关节面与尺骨冠突外侧的桡骨切迹，通过环状韧带的栓套构成，为车轴样关节，可做自身的环转运动，儿童时期（2～6岁）由于桡骨小头发育不够完善，环韧带松弛，桡骨颈部没有明显的形成，极易滑脱，造成滑膜嵌顿成半脱位。

以上3个关节同称肘关节，同属一个关节囊，有韧带附着及骨关节结构特点，较为稳定，但由于肘关节是人类劳动的主要工具，功能复杂，损伤机会较多。

5. 肘部血管和神经：位于肘部正中前方有正中神经及肱动、静脉并行，在肱二头肌筋膜下通过进入前臂，肘关节后脱位时常可导致损伤，尺神经在肱动脉内侧，经内上髁后面的尺神经沟进入前臂，肘关节内侧方脱位时常可造成尺神经损伤，桡神经是上肢一条较粗大的神经，行至肱骨外上髁上方，在肱桡肌与肱肌之间分为深浅两支，浅支循桡动脉下行，深支则循上臂外侧经桡骨颈前外侧穿过旋后肌至前臂背面，在桡骨小头脱位中常有合并损伤。

二、发病机理及脱位类型

肘关节脱位多由传达暴力或杠杆作用所致。患者摔倒，手掌于旋后位撑地，肘关节过伸，尺骨鹰嘴紧抵肱骨鹰嘴窝，形成支点，暴力的横向力量撕断喙突上的肱前肌和肘关节囊前壁，然后暴力继续作用，肱骨下端继续前移，尺骨鹰嘴向后方冲击，喙突越过肱骨滑车，形成肘关节后脱位；如过伸暴力强大，则折断尺骨鹰嘴，尺骨上端移向肱骨滑车前方形成肘关节前脱位；如暴力方向向侧方倾斜造成肘关节侧向脱位，尺骨半月切迹关节面脱离肱骨滑车关节面，位于滑车内侧的称尺侧脱位，常伴桡骨小头骨折发生，滑车骨折者少见。位于滑车外侧称桡侧脱位，多合并有肱骨内上髁撕脱性骨折。肘关节脱位常伴有严重的软组织损伤和血肿。

三、临床表现和诊断

肘关节脱位的诊断并无困难，一般脱位均有明确的外伤史，肘关节活动度丧失，弹性固定在130°~160°半屈位，肘部前后尺寸增宽，显靴状畸形。如是侧方脱位则左右径增宽，并伴内翻或外翻变形，肘前侧窝饱满，可触及异常骨突，前臂短缩，肘后三角改变。严重的肘关节前脱位应注意血管和神经的损伤及合并骨折，摄X线片可进一步明确诊断。

小儿骨骺滑脱实质为肘关节脱位。临床可借肱桡关节关系改变作出诊断鉴别，必要时可拍对侧X线片对比。

四、治疗

新鲜肘关节脱位应手法整复。

肘关节后脱位整复法

（1）肘半伸位牵引整复法：此手法是在原病理强迫体位上顺势拔伸，同时用手法推按脱出的部位。此手法对周围软组织影响小，临床应用最广。患者取仰卧或端坐，待麻醉生效后（一般为臂丛麻醉，也可用关节浸润麻醉）两助手分别握紧前臂和上臂，作顺势对抗拔伸，有侧移位者先矫正侧方移位。术者两手 2 ~4 指环抱上臂下端，拇指顶推尺骨鹰嘴，在牵引维持下徐徐屈肘，此时助手应顺术者作用方向持续牵拉前臂，一般屈肘达60° ~70°时，肘关节多能自行复位，随着滑入臼声复位即告成功。（图 31）复位成功的标志是畸形消失，屈伸功能恢复，肘三角正常。

（2）过伸复位法：本法是通过肘关节过伸，借助尺骨鹰嘴的杠杆支点作用，使喙突离开鹰嘴窝在伸直位牵引下，将肱骨小头与尺骨喙突拉开达到肱骨滑车与尺骨切迹接合。

患者取平卧或坐位，麻醉生效后，两助手分别握患肢上臂、前臂。先作顺势拔伸，术者双手环握患肢，两助手逐渐加大拔伸和过伸角度，同时术者双手作屈伸侧对合挤压，感觉滑入臼声后即整复成功。

（3）推按复位法：此手法可二人进行。患者平卧或端坐；麻醉生效后，助手固定上臂对抗拔伸，术者握前臂远端向下牵拉，一手推压上臂向后。缓缓屈肘，迫使滑车关节面滑向喙突，使之复位。

整复成功后，肘屈 90°，前臂中立位，三角巾悬吊前臂于胸前。两周后解除悬吊，开始练习关节屈伸功能。严禁强力按摩或粗暴被动活动，肘部为创伤性肌炎好发部位，应注意防止关节强硬。

腕部脱位

腕部关节灵活，易受损伤而发生脱位。腕部为前臂与手的联结枢纽，包括 8 块腕骨以及与其形成关节的桡尺骨下端和 5 个掌骨的近端，其中包括桡腕关节、腕骨间关节及腕掌关节。腕骨中月骨最易脱位。

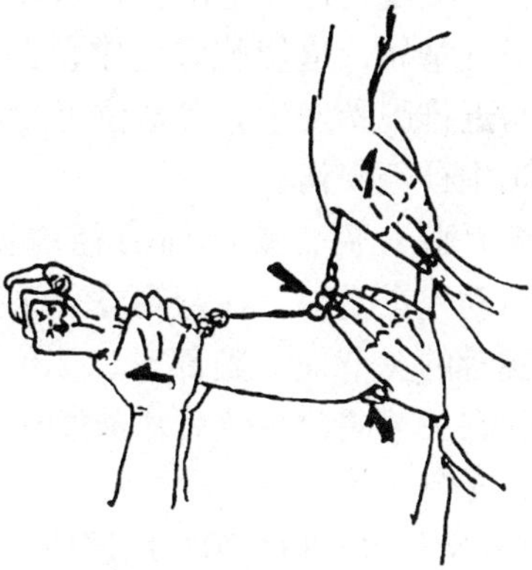

图31　肘关节脱位

一、下桡尺关节脱位

下桡尺关节损伤较常见，患者多为青壮年，有急性旋转性扭伤或长期劳损史。主要病变发生在下桡尺关节的腕背侧韧带，或三角纤维软骨盘破裂，或腕背侧韧带撕裂。

辨证诊断：临床可见下桡尺关节分离或前臂旋前时尺骨头向背侧脱位，疼痛，患手不能持重，不能用力做腕部旋转活动，握力减弱，腕背伸、尺偏、旋后活动受限，可出现弹响。

治疗方法：急性期患者宜用桡骨下端骨折夹板把前臂固定在中立位。3~4周后开始练习活动。绝大多数患者症状能消失，可以恢复工作。少数患者后遗腕部慢性疼痛，并且尺骨头持续向背侧明显脱位，旋转时有“咔嗒”声，经久不愈。对工作或日常生活有严重影响者，可考虑做尺骨头切除术。手术可解除部疼痛，但握力也减弱。如果不存在尺骨头向背侧脱位，应根据病史和临床症状、体征考虑有无三角软骨盘损伤，如有条件可做腕关节碘油造影，确诊后可行软骨盘切除术。

二、腕关节脱位

又称桡腕关节脱位，由间接暴力所致。跌地时，如手掌着地则外力迫使腕关节极度背伸，迫使腕骨向背侧脱位。如果手背着地则腕关节极度掌屈，迫使腕骨向掌侧脱位。（见图 32）桡骨下端关节面与近排腕骨发生分离移位可能合并桡骨远端前缘后缘骨折以及正中神经损伤。

辨证诊断：腕骨脱位后，腕部前后径增宽，局部肿胀疼痛，腕关节功能活动完全受限。在背侧或掌侧可触及桡骨远端的关节面和近排腕骨的关节面。腕部正、侧位 X 线有助确诊。正中神经损伤往往在关节脱位复位后才被发现，所以在复位前应做详细检查。

治疗方法：患者坐位，肩外展 70°，肘屈曲 90°，前臂中立位。两助手分别握患者手部和肘部拔伸牵引。有时脱位经过拔伸就能复位，如果没能复位，术者根据脱位的不同方向双手拇指放在脱出的腕骨关节面上方，由近向远推按，其余手指放在桡骨下端关节面下方，由远向近提拉就能复位。固定要求：向背侧脱位者，掌屈腕关节 30°固定，可用两块硬纸片、石膏片、热敷塑料放在伤腕的掌侧和背侧。背侧板要长，下至掌骨头，上至腕上 10cm，手背部多垫棉花维持屈腕角度；掌侧板要短，下齐腕横纹，上自腕上 10cm，内衬棉花，外用绷带包扎。向掌侧脱位者，固定方向要相反，保持腕关节背伸位 30°。固定期间应不断练习伸指握拳活动。2～3 周解除固定，其后即开始腕关节的屈伸活动，活动范围由小到大，以不痛为度。（图 32）

三、月骨前脱位

腕骨中月骨最易脱位。月骨近侧为凸面与桡骨下端形成关节，远侧为凹面与头状骨形成关节，血运通过桡月前后韧带进入月骨，月骨前面相当于腕管，有屈指肌腱和正中神经通过。

跌地时，腕关节极度背伸，月骨被桡骨下端和头状骨挤压而向掌侧脱出。

辨证诊断：脱位后腕部掌侧隆起、肿胀、疼痛，腕关节自动和被动屈伸活动受限。腕关节呈轻度背伸位，手指不能伸直。在腕掌侧可触及月骨突起。握拳时第 3 掌骨头有明显塌

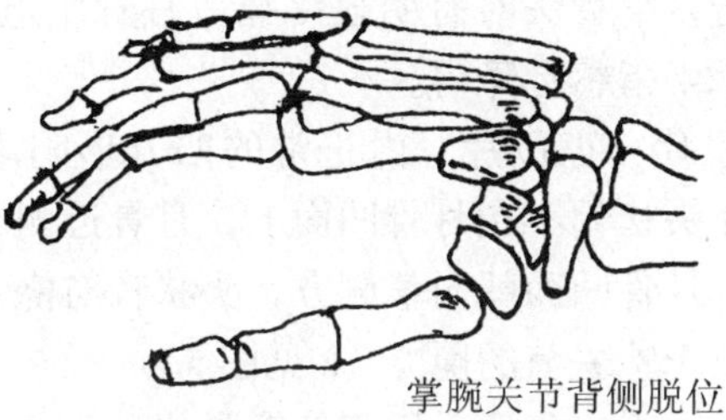

掌腕关节背侧脱位

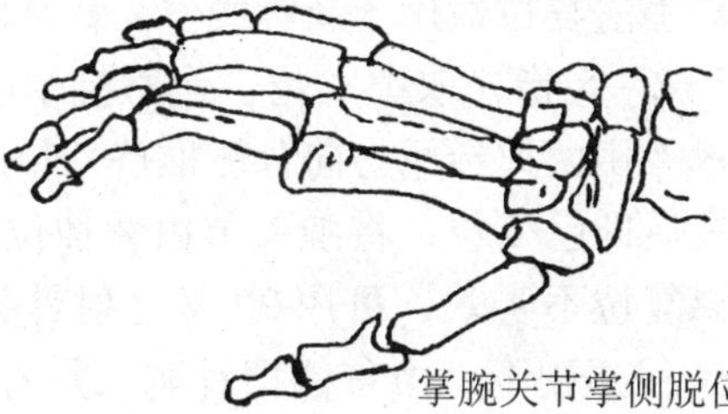

掌腕关节掌侧脱位

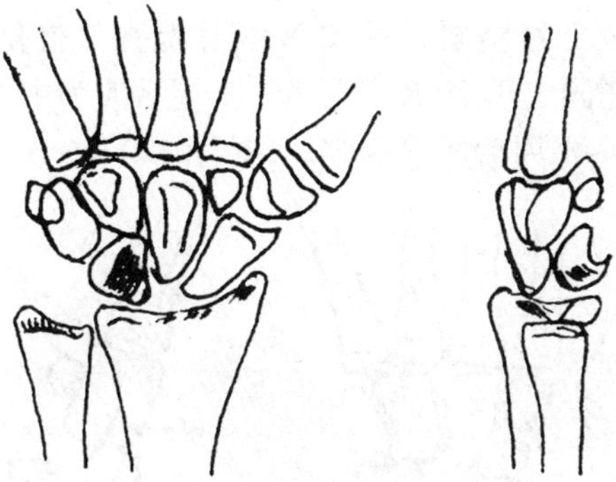

①　月骨前脱位　②

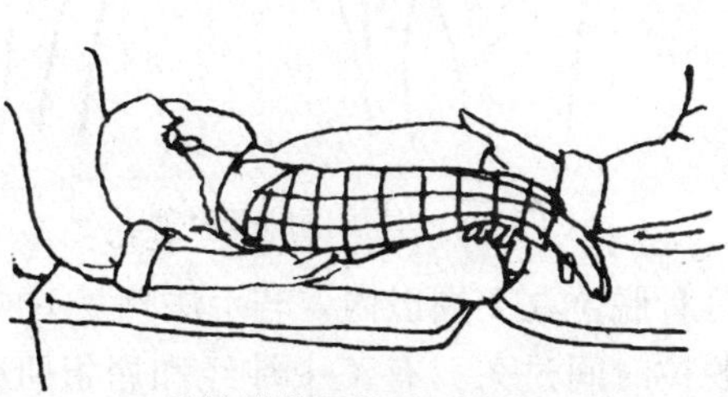

月骨脱位整复后固定法

图 32　掌腕关节脱位、月骨前脱位及月骨脱位整复后固定法

陷，轴向叩击该掌骨头时有明显疼痛。月骨压迫正中神经时，可有桡侧三个半指感觉障碍。

腕部 X 线片：正位片，由正常的四方形阴影变成三角形阴影；侧位片头状骨不在月骨凹面上，月骨近侧凸面离开桡骨下端关节面，月骨凹面朝向掌侧方，头状骨与桡骨下端关节面接触，月骨位于腕关节的前方。（见图 32）

治疗方法　手法复位适用于新鲜脱位。臂丛麻醉，两助手握持患者前臂和 2 ~ 5 指，取中立位，作对抗牵引，并将腕关节尽量背伸。术者用两拇指用力向背侧推挤月骨远端，当腕掌侧月骨突起消失后即已变位，将腕关节由背伸位变为屈曲 45°以上位置。如果复位不奏效，可用 20 号注射针头或克氏针在无菌操作下及 X 线透视下，由掌侧把针刺入月骨凹面的远端，在相对拔伸牵引下向背侧压迫协助复位。手术后如中指可以伸直则证明脱位已经整复，并拍 X 线片检查。整复后用掌背侧夹板或石膏托固定于 30 度掌屈位，1 周后改为中立位，2 周后开始活动。3 ~4 周后解除固定。（见图 32）

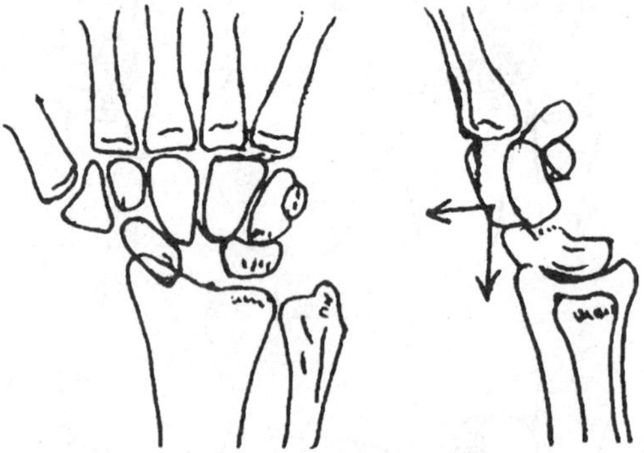

图 33　月骨周围腕骨脱位

陈旧性月骨脱位在 2 周以内。若手法整复不成功，可行切开复位。若脱位时间过久，有正中神经和屈指肌腱受压症状。月骨已显示坏死则行月骨摘除术。陈旧性月骨脱位而无明显症状者，则不必特殊治疗。

四、月骨周围腕骨脱位

系指月骨和桡骨下端保持正常解剖关系，但其周围腕骨向后或向上或向外侧移位。

跌地时，手掌触地，腕过度背伸而致损伤。

X线片显示：正位片，月骨与其他腕骨失去正常的解剖关系，腕骨向桡侧移位。侧位片，月骨与桡骨下端关系正常，其余腕骨向后侧上方移位。（见图33）

治疗方法：用闭合复位手法容易成功。前臂充分旋后，两助手分牵前臂和手掌，作对抗牵引，拉开腕骨之间的间隙，术者用力挤压突起的腕骨即可复位。复位后腕取屈曲45°位，用小夹板或石膏托固定3周，一般8～12周可恢复功能。解除固定后应练习活动和物理治疗。

五、其他腕骨脱位和骨折脱位

腕骨脱位或骨折脱位类型相当多，最常见的还有：

1. 舟月骨周围脱位：即舟骨和月骨与桡骨下端关系正常，其他腕骨向上、向背侧脱位。（见图34）

2. 经舟骨的月骨周围骨折脱位：本型骨折，有舟骨腰部骨折。X线片可见：腕骨的正常关系紊乱，月骨和头状骨的关节间隙变宽，月骨和舟骨的近段与桡骨的关系正常，腕骨和舟骨远端向背侧、桡侧移位。（见图35）

3. 月骨和舟状骨脱位：即月骨和整个舟骨向前脱位，头状骨与桡骨下端关节面相接触。（见图36）

4. 月骨舟骨近端骨折脱位：即月骨和舟骨骨折的近端与桡骨下端关节脱位并向前移位。头状骨和桡骨下端关节面相接触。（见图37）

以上骨折和脱位，其发生机制和月骨脱位相似，为明确诊断，需拍摄腕部正、侧、斜位X线片。治疗方法同单纯月骨脱位和月骨周围腕骨脱位；若合并骨折，固定时间应相应延长，到骨折连接为止。一般初期固定在腕关节屈出45°位，1～2周后

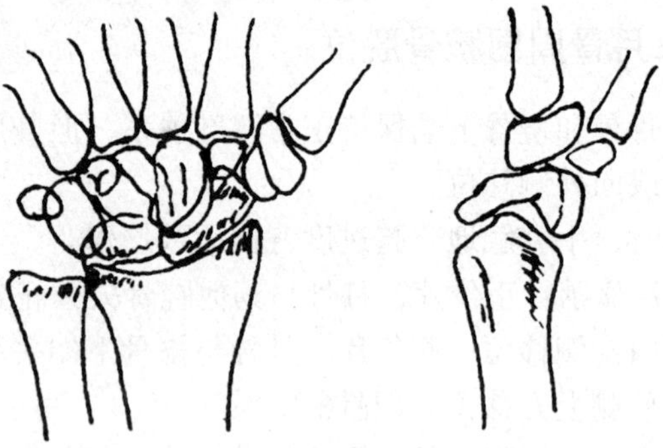

图 34　舟月骨周围脱位

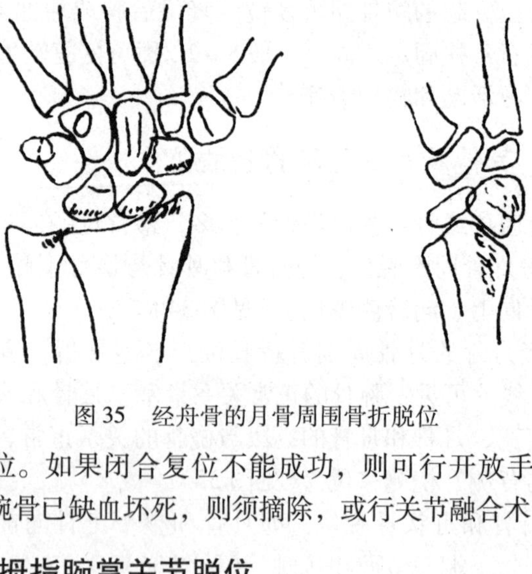

图 35　经舟骨的月骨周围骨折脱位

改为中立位。如果闭合复位不能成功，则可行开放手术复位。若脱位的腕骨已缺血坏死，则须摘除，或行关节融合术。

六、拇指腕掌关节脱位

拇指腕掌关节由第一掌骨头与腕骨中的大多角骨构成。当第一掌骨被迫强力外展背伸时，第一掌骨头向上向背侧移位，大多角骨向掌骨头前下方移位。X 线正位片可明确诊断。（见图 38）

治疗方法：用一绷带缠绕固定在患手拇指上，绷带的另一端绕在术者手上，在外展背伸位牵引拇指，同时另一手拇指按压掌骨头背部，把掌骨头推向前方及内侧。复位后，局部骨突

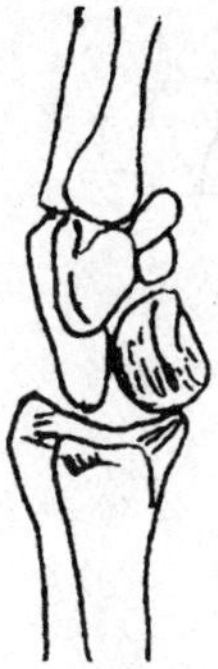

图 36　月骨和舟骨脱位

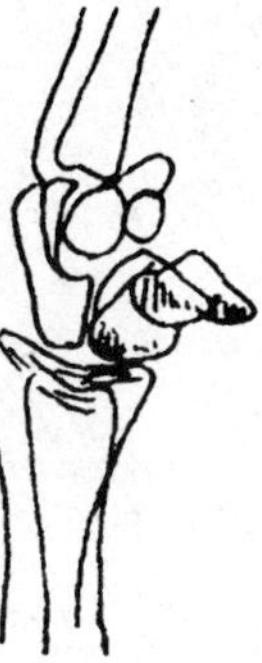

图 37　月骨和舟骨近端骨折脱位

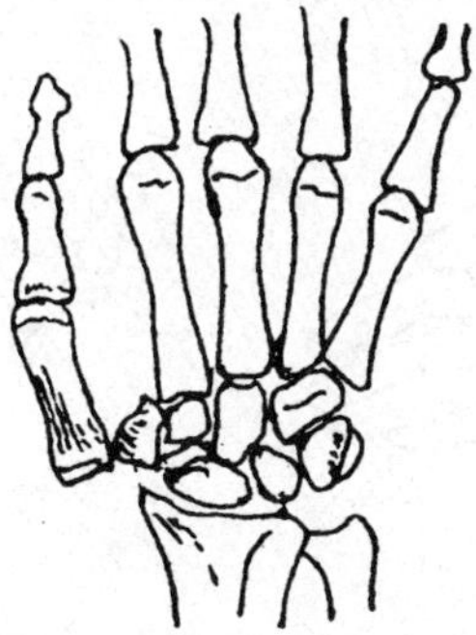

图 38　拇指腕掌关节脱位

畸形消失，拇指恢复外展内收功能。用夹板或石膏固定，取拇指腕掌关节轻度前屈、外展对掌位。4 周后解除固定，练习活动。(见图 39)

掌指关节及指间关节脱位

一、拇指掌指关节脱位

多因暴力使拇指过伸。掌骨头向掌侧移位，指骨基底向背侧移位。拇指外形缩短，背伸，指间关节屈曲，拇指掌侧面隆起，掌骨头可触及。丧失拇指掌指关节功能。(见图 40 –①)

X 线片可见：指骨过伸位并向上向背侧移位，指骨基底处

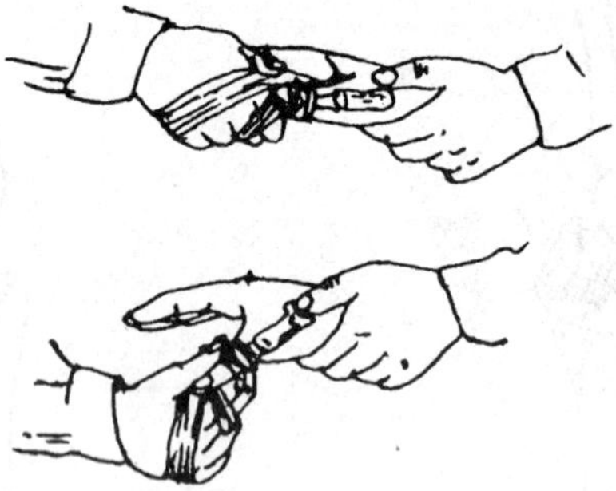

图 39　拇指腕掌关节脱位复位手法

于掌骨头的后上方。（见图 40 –②）

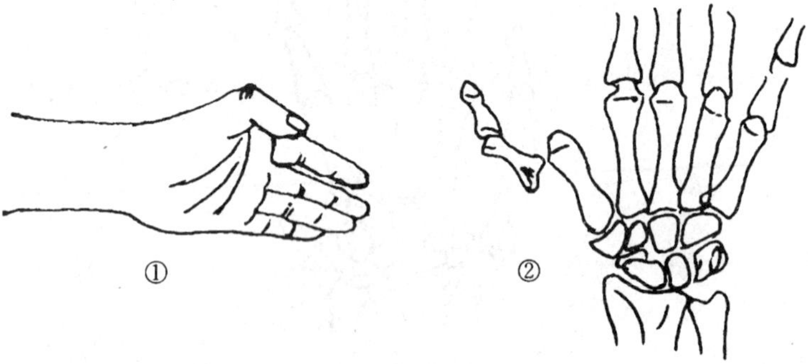

①　②

图 40　拇指掌指关节脱位

治疗方法：用绷带绕系于患手拇指，另一头绕于术者手上，术者用拇指、食指捏牢患手拇指在过伸位持续牵引，术者用另一手拇指向前方推挤指骨基底部，然后屈曲拇掌指关节即可复位。如果复位不能成功，可能是因掌骨头前方关节囊或屈拇肌腱卡住掌骨头，可行开放手术复位。复位后，取拇掌指关节轻度屈曲位，铝板或石膏固定 3 周。

二、掌指关节脱位

掌指关节是由掌骨小头和第一节指骨基底构成，2 ~ 5 指的掌指关节是球窝关节，功能有屈、伸、内收、外展和环绕。

关节的背侧、掌侧和两侧都有副韧带。

2～5指的掌指关节脱位多为背侧脱位，少见侧方和前方脱位。常由过伸暴力所致，因过度背伸扭曲而发生。掌骨头移向掌侧，指骨基底部移向背侧。可分为全脱位和半脱位。

患处疼痛肿胀，手指短缩，指间关节屈曲，掌指关节呈过度背伸位，呈弹性固定，丧失关节功能。摄X线片可确诊。(见图41)

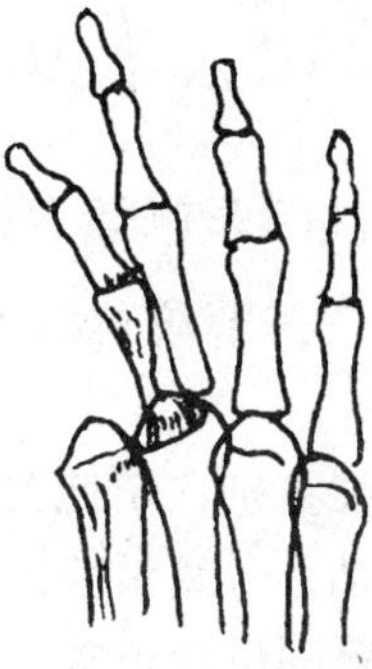

图41　指掌关节脱位

治疗方法：术者两手分握患手掌部和患指顺势拔伸牵引，并将患指逐渐置于极度背伸位，同时用拇指压住掌骨头向背侧推按，用食拇指把指骨基底部压向掌侧，并将掌指关节屈曲，即可复位。保持掌指关节轻度屈曲对掌位，固定1～2周。解除固定后进行自动伸屈关节锻炼活动。(见图42)

三、指间关节脱位

手指间关节由近节指骨滑车和远节指骨基底部构成，为屈戌关节，只能做伸屈动作。关节囊两侧有副韧带。指间关节有近侧、远侧指间关节之分。脱位常因过伸或侧方成角的外力引起，多见背侧、内侧、外侧脱位，少见前方脱位，常合并指骨基底部骨折。

患者可自行牵引推挤把脱位整复。就诊时仅见患者的指间关节肿胀、压痛和自动伸屈活动受限。如果被动过伸或侧方活

①

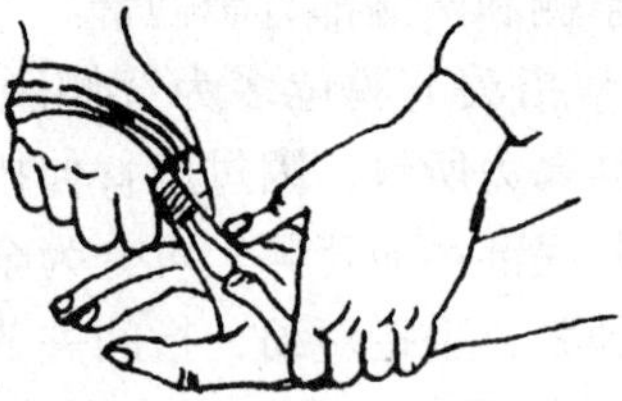

②

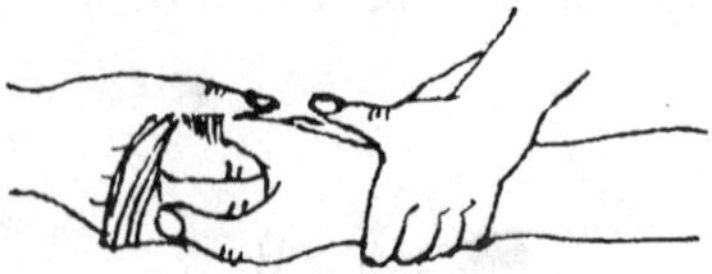

图 42 指掌关节脱位复位手法

动，患指关节可再度出现关节脱位的畸形。如果侧副韧带已断，则有明显侧方活动。

与单纯关节韧带断裂鉴别：单纯关节韧带断裂只有关节一侧压痛，异常的侧方活动，分离试验阳性。用强迫位置扩大畸形，X 线片显示骨关节解剖位置正常。如果是关节脱位则有明显的关节解剖关系改变。

用牵引推挤法可矫正畸形达到复位目的。通常无需固定。当合并骨折，并且骨折片明显分离移位、旋转或嵌入关节间隙，可使闭合复位失败或不能维持复位后的位置，可行开放复位内固定或牵引固定。

指间关节脱位后功能恢复慢，常需 3~8 个月。常有后遗症，如疼痛，关节增粗、僵硬、伸屈功能受限等。

可外用中药熏洗或外擦，做主动活动锻炼，局部禁忌强力牵引按摩。

第三节 错 缝

肩关节错缝

本病又名“肩关节假性脱位。又称为牵拖肩”。好发于儿童，女多于男。

（一）病因病理

上肢因受强力的外展前伸牵拉而致伤。有人认为，当牵拉上肢时，肱二头肌紧张，使长头腱从结节间沟中滑出，不能自行复位而致本病；也有人认为，牵拉上肢时，肱骨头一刹那间离开肩胛盂，关节下方松弛的关节滑膜被吸入关节间隙中，被关节夹住不能脱出而致本病。

（二）辨证诊断

有上肢被牵拉的外伤史。上肢上举、内收外旋受限，强行试验则疼痛，无肿胀，在肩关节前外方或腋下有压痛。

（三）鉴别诊断

上肢不能抬举的症状与小儿桡骨小头错缝类似，应予以鉴别。

（四）治疗方法

复位：患者坐或卧，患侧朝向术者。术者一手用拇指从肩前外方向后方推，另一手握住患者手腕，引导患肢前伸、上举、向后下放、后伸、下垂。活动患肢时，要保持患肢外旋位，同时后推肩部肌肉。如果复位成功，则患肩正常活动功能恢复。

功能锻炼：复位后3日仍不敢自动活动可指导进行患肢上举、前伸活动。避免被动活动，特别是牵拉上肢，防止再发。

药物治疗：局部有压痛，可外敷消瘀膏、乌龙膏等，活动时尚有疼痛，可服补筋丸。症状消除后停药。

小儿桡骨小头错缝

本病是儿童特有的、常见的损伤，又名“小儿桡骨头半脱位”，俗称“错环”。X线不显影。发病后肘关节活动功能受影响，少数病例可不治自愈，大部分患者需经复位后才能痊愈。

（一）病因病理

当强力牵拉小儿前臂时，造成肱桡关节松动而有疼痛，小儿因疼痛反应而屈肘，使肱二头肌突然收缩，把松动的桡骨头拉向肘关节前方，导致尺桡上关节同时错缝，叫做前错，约占本病90%以上。如果屈肘跌倒，前臂旋前位，可将桡骨小头挤向尺桡关节后方，称为后错，约占本病10%以下。病机尚有争论，有三种意见：其一，关节在脱错过程中可能引起环状韧带不全滑脱，障碍关节自行复位；其二，牵拉前臂时肱桡关节松动，关节负压将滑膜吸入关节腔内而阻碍关节自行复位；其三，错缝后引起前臂骨间膜和环状韧带紧张，锁住桡骨头不能自行复位。

（二）辨证诊断

有相关致伤史。前臂处于旋前位，旋后试验引起疼痛，前臂上举或屈肘时肢体抖动无力，肘部不肿或微肿，肘外侧有压痛。X线片不能发现异常，故易漏诊、误诊。

（三）治疗方法

复位：一次复位可立即痊愈。患者家长抱扶患儿，露出患肢朝向术者。前错缝时术者一手握患腕使其旋前，另一手托住肘关节，用拇指压在桡骨小头的前外方，准备向内后方推压，乘患者不备，突然将前臂旋后，下压桡骨头，屈曲肘关节到最大限度，可听到清脆的复位音，证明已复位。当复位不成功，则功能未恢复，应考虑是后错缝，复位时将前臂旋后改为旋前，其余方法同前，再屈肘时即可复位。

复位后一周内避免牵拉前臂，防止引起习惯性错缝。

药物治疗：通常复位后功能即恢复正常，无需用药。局部有肿胀可外敷消瘀膏至肿消。如为习惯性错缝，可内服补筋丸1～3周。

成人肱尺关节错缝

本病好发于青壮年男性，罕见于老幼。伤势较重，但X光片不能发现关节异常，所以常不能及时复位，成为陈旧性损伤。旧伤约占60%，治疗恢复比新伤难。

（一）病因病理

跌倒时，前臂外展、旋后，肘关节过伸，手掌触地，外力迫使肱尺关节分离，而肱桡关节被挤压不能和肱尺关节同时分离，不造成肘关节脱位，而是前臂骨间膜、环状韧带、尺桡上关节、内侧副韧带和关节囊等撕裂，发生软组织广泛损伤和肱尺关节错开以及尺桡上关节错开。因软组织广泛撕裂，妨碍关节自行复位。

（二）辨证诊断

有明显外伤史。肘关节明显肿胀，内后方更重，前臂处于旋前位，旋后试验引起剧烈疼痛，尺骨半月切迹的内侧有压痛，伸屈受限，伸达20°~40°，屈达90°~110°，活动范围仅有70°。陈旧性损伤超过3周则肿胀明显消退，疼痛减经，但肘关节功能无好转，压痛点局限于肘关节内后方。如果治疗失败而又经反复被动牵拉，则由于损伤出血，局部瘢痕增生粘连，压迫尺神经，可出现轻度的尺神经症状。少数患者因为有反复小损伤，肿胀不消，超过两个月者，可发生外伤性骨化性肌炎，在X光片上显示肘关节后方有骨化阴影，或如云雾状之改变。

（三）鉴别诊断

应摄X光片，排除肘关节其他损伤。

（四）治疗方法

复位：患者坐位或仰卧，术者立于患侧，一手握腕，一手压肩前，先练屈伸活动，以无痛为度，令患者主动配合适应，突然用力屈曲肘关节至最大限度，维持10分钟。屈肘过程中关节内有碾磨音，有剧烈疼痛。复位后伸屈如初，但肿胀疼痛仍存在。

陈旧性损伤复位后可出现尺神经症状，疼痛剧烈，手臂麻木，但疼痛1~2小时后渐消失。

固定：新伤复位后无需特殊固定，屈肘90°吊带悬前臂于胸前即可。旧伤患者复位后、屈肘至锐角、再用绷带绕上臂和腕部交叉缠绕形成“8”字，固定2 ~3 周。

功能锻炼：新伤复位后即可练习屈肘。肿消痛减后加练伸肘，以练屈肘为主。约 3 周肘关节功能完全恢复。

旧伤患者去固定后以练屈肘为主。也可有夜间睡眠时用吊带屈肘 90°悬挂胸前，防止夜间伸肘时间过长。

药物治疗：常需配合内外用药。肿胀、疼痛外用消瘀膏，后期用骨科洗药熏洗患肘。内服活血丸、定痛活血汤，一周后改服补筋丸、续筋丹等，肿消痛除即可停药，通常服 2 周。

下尺桡关节错缝

本病好发于中年女性，常继发于下尺桡关节韧带损伤。治疗不及时可继发下尺桡关节脱位。

（一）病因病理

跌倒时前臂旋前，手外展，手掌触地，外力先使尺桡下关节韧带损伤，继发关节不稳而错缝。也可同时发生腕三角软骨破裂。绞拧衣裳或比腕力时，前臂旋转受力，也可造成关节错缝。工作时长期反复转腕可造成尺桡下关节慢性错缝。

（二）辨证诊断

有相关病史。前臂回旋受限，手掌用力支撑身体时有疼痛，局部不肿或微肿，下尺桡关节处掌、背侧有压痛，按压尺骨小头时有浮动感，握力减弱。

（三）鉴别诊断

下尺桡关节脱位（分离）：腕部变宽变平，前臂回旋时尺骨小头随之向掌背侧滑动，尺骨小头周围压痛。

三角软骨破裂：前臂回旋有轻微疼痛和弹响音。

本病在出现弹响音时不见尺骨小头前后滑动。

（四）治疗方法

复位：患者坐位，向前伸手，术者一手握患腕，另一手用拇指食指捏住尺骨小头向桡侧推按，同时徐徐转动患腕，当听到有滑动音时且压痛减轻即是复位。

固定：用布绷带绕腕部 5～6 周，松紧适宜，以不引起手肿为度。新伤固定 3 周，旧伤固定时间适当延长。

药物治疗：与成人肱尺关节错缝相同。

腕间关节错缝

本病指八块腕骨之间的接触面发生微小移动，偶有发生，但易漏诊漏治。

（一）病因病理

常因受钝性物体直接轧压，使腕背侧韧带撕裂，腕间关节失去稳定而错缝。

（二）辨证诊断

有外伤史。伤后全手疼痛、肿胀、暂时无法判断有无关节错缝。X 光可排除骨折。此类病人都应予以手法复位，防止漏诊漏治。如未做手法复位，肿消后仍有活动疼痛，不能用力，常属错误漏诊漏治。

（三）治疗方法

复位：两助手分握患腕手指和腕关节上方，拔伸牵引。术者用两手拇指按压于患手背侧，余指托掌心，在疼痛重的关节间隙处逐个推压，上下活动，使错缝关节复位。

固定：用硬纸板覆于掌侧和背侧，内垫棉花，外用绷带包扎，固定三周。

药物治疗：与成人肱尺关节错缝相同。

腕掌关节错缝

本病系指腕骨的掌骨关节面与掌骨的腕骨关节面受外力作用而有微小移动。

（一）病因病理

跌倒时掌骨远端触地致伤。常见掌背侧触地则掌骨基底部向掌背侧移动，少见掌侧触地而掌骨基底部向掌侧移动。错缝常发生于三、四腕掌关节。

（二）辨证诊断

有外伤史。伤后掌侧背侧肿胀严重，腕掌关节处有压痛。在指下可触及患处不平和从掌骨头向上顶冲时引起腕掌关节疼痛。应摄X光片排除骨折与完全脱位。

（三）治疗方法

复位：根据移位方向进行复位。患者坐位，手向前伸。助手握腕上，术者一手握患指拔牵，另一手拇指食指放在患处掌侧背侧进行提按和上下活动，当有复位感或复位音时，摸指下平复，则标志复位。

固定：在患处放1cm厚的纱布平垫，用胶布贴牢，外用纸板固定，方法与固定腕间关节相同。

药物治疗：参见成人肱尺关节错缝。

第二章 下 肢 部 分

第一节 骨 折

股骨颈骨折

股骨颈骨折又称残废性骨折，是一种常见于老年人的损伤，但也见于中年或儿童。老年人以女性较多。损伤原因主要是在绊倒时，扭转伤肢，暴力传导至股骨颈，引起断裂。老年人的骨骼骨质疏松，所以只需很少的扭转暴力就能引起骨折；而中青年病人，就需承受较大的暴力，才会引起骨折，所以骨折不愈合的机会较多。

一、局部解剖要点

股骨颈是构成髋关节的一个部分，股骨颈前面全部在关节囊内，后面仅有2/3在关节囊内。股骨颈和股骨干之间形成了一个内倾角，或称颈干角。正常值在110°～140°之间。颈干角随年龄的增加而减小，儿童平均151°，而成人男性为132°，女性为127°。颈干角大于正常值为髋外翻，小于正常值为髋内翻。股骨颈的中轴线与股骨两踝中间的连线形成一个角度，叫前倾角或扭转角，初生儿约为20°～40°，随年龄增长而减小，成年人约为12°～15°。在治疗股骨颈及转子间骨折时，必须注意保持这两个角度，尤其是颈干角，否则会遗留髋关节畸形，影响髋关节的功能。

股骨颈的血运参见髋关节股骨头的血运部分。

二、发病机理及分型

（一）发病机理

所有的股骨颈骨折都由外旋暴力引起。股骨颈部细小，处于疏松骨质和致密骨质交界处，负重很大。中医认为老年人之所以多见，是由于肝肾不足，筋骨衰弱所致，有时仅受较轻微的旋转外力便可引起骨折。而随着暴力程度的不同，会产生不同程度的移位。典型受伤姿势是平地滑倒，髋关节旋转内收，臀部先着地；青壮年、儿童多因车祸、高处坠下等强大暴力而致伤。在刚受到暴力而骨折时，断端会表现为嵌插型，骨折线接近水平位；若暴力持续下去，嵌插就变成分离，骨折线也变成接近垂直位。因此，对任何表现为嵌插型骨折的病人，不能认为不会移位。如果不予恰当的治疗，所谓嵌插骨折可以变成有移位的骨折。

（二）分型

1. 按骨折线的部位，可分为：①头下骨折；②经颈骨折；③基底骨折。（图43）前两种骨折的骨折线都发生在关节囊内，因而叫做囊内骨折，后者因骨折线的后部在髋关节囊外，故叫做囊外骨折。移位的囊内骨折，股骨头脱离了来自关节囊及股骨干的血液供应，以致骨折近段缺血，不但骨折难于愈合，而且容易发生股骨头缺血性坏死。基底骨折因骨折线部分在关节囊外，而且一般移位不多，除由股骨干髓腔来的滋养血管断绝外，由关节囊来的血运大部分无恙，骨折近端血液供应影响较小，因此，骨折不愈合或股骨头缺血性坏死现象极为少见。

2. 按X线表现，可分为：①内收骨折；②外展骨折。内收骨折是指远端骨折线与两髂嵴连线所形成的角度（称Pauwels角）大于50°；而外展骨折是指此角小于30°；前者属不稳定骨折，容易复位，而后者属于稳定骨折，但处理不当，或继续扭转，也会移位，变为不稳定骨折。

3. 按移位程度，据Garden分类，可分为：①不完全骨折；②无移位的完全骨折；③部分移位的完全骨折；④完全移位的完全骨折。

三、临床表现与诊断

（一）病史症状

病人有绊倒病史。老年人跌倒后诉髋部疼痛，不敢站立和走路，应首先想到股骨颈骨折的可能。

（二）体征

有以下几种表现：

1. 畸形：伤侧足呈45°~60°的外旋畸形及轻度屈髋屈膝。

2. 疼痛：髋部除有自发疼痛外，活动患肢时疼痛更为明显，在患肢足跟部或大粗隆部叩打时，髋部也感疼痛，在鼠蹊韧带中点的下方常有压痛。

3. 肿胀：股骨颈骨折多系囊内骨折，骨折后出血不多，又有关节囊和丰厚肌群的包围，因此，外观上局部不易看到肿胀。

4. 功能障碍：移位骨折病人在伤后就不能坐起或站立。但也有一些无移位的线状骨折或嵌插骨折的病人，在伤后仍能走路或骑自行车。对这些病人要特别注意，不要因遗漏诊断而使无移位的稳定骨折变为移位的不稳定骨折。

5. 患肢短缩：无移位骨折，远端受肌群牵引而向上移位，因而患肢变短。检查发现：Bryant 三角底边缩短，股骨大转子顶端在 Nelaton 线之上，大转子明显突出。

（三）X 线检查

最后确诊需靠 X 线检查，X 线正侧位片可明确骨折的类型及其稳定性。anwels 角可分为三型：Ⅰ型：小于 30°；Ⅱ型：在 30°~70°之间；Ⅲ型：大于 70°。角度越大，切应力越大，骨折也越不稳定。应提起注意的是某些无移位的骨折在伤后立即拍摄 X 线片上可以看不见骨折线，2~3 周后，因骨折部骨折发生吸收现象，骨折线才清楚地显示出来。因此，凡在临床上怀疑股骨颈骨折的，虽 X 线片上暂时未见骨折线，仍应按嵌插骨折处理，三周后再拍片复查。

四、治疗方法

（一）新鲜无移位骨折的治疗

这些骨折属于稳定性骨折，一般不需要特殊治疗。可让病人卧床休息。在卧床期间，为了防止骨折继续变位，患肢要适当外展，并避免外旋。为了防止患肢外旋，可在患足穿一带横木的鞋子。同时嘱咐病人要做到三不：即不盘腿，不侧卧，不下地。如患肢能用一些皮牵引来对抗髋部肌肉群的收缩力则更好。6~8 周后可架双拐不负重下床活动。以后每 1~2 个月拍 X 线片复查一次，至骨折坚固愈合，股骨头无缺血性坏死现象时，始可弃拐负重行走，一般约需 4~6 个月。对不能充分合作的少年儿童病人，也可上单腿石膏裤固定 2~3 个月。

（二）新鲜移位骨折的治疗

在三周以内的股骨颈移位骨折，如无特殊禁忌，目前仍以闭合复位及三翼钉、加压螺纹钉、多枚克氏针、斯棒探氏钉等内固定治病的效果为好。

移位股骨颈骨折的复位方法很多，大体分为骨牵引逐步复位法、骨折后快速牵引复位法和手法复位三种。前者不需要麻醉，而且因为复位是逐步进行的，不会进一步损害股骨头的血运，后两种则需要在充分麻醉下进行。手法复位因用力较大，往往会进一步损害股骨头的血运。三翼钉固定术的具体操作方法更多。下面介绍的骨牵引复位和打三翼钉的方法乃最简便易行而且安全可靠的方法之一。在整个治疗过程中不需要复杂的麻醉，在局部麻醉或针麻下就可以进行。由于这种治疗方法的安全可靠和简单易行，不适应手术者极少，相反，越是有发生合并症可能的衰老病人，越应该争取早期手术治疗，避免合并症的产生和恶化。

1. 骨折复位

（1）骨牵引逐步复法

病人入院后，先在局麻下做胫骨结节骨牵引或股骨髁上牵引。根据病人的年龄、体重和肌肉力量给以适当的牵引重量，一般先给 4～8kg，患肢牵引方向应和股骨头的变位方向一致。若股骨头内收，则患肢先在内收位牵引；若股骨头外展，则患肢先在外展位牵引，若股骨头中立，则患肢在中立位牵引。牵引 2～3 天后拍正、侧位床边 X 线片。若骨折远段已牵下，则将内收位牵引改为中立位或外展位，患肢则外旋改为内旋，以便纠正骨折的向前成角，使复位的骨折端紧紧地扣住。如尚未牵下，则调正内收或外展角度或适当调整重量，直到获得圆满复位为止，一般应一周内完成。

在将病人由病房送往手术室之前，术者先在病房内将患部用酒精－碘酒－酒精消毒，并铺无菌单。然后在局麻下，参考正侧位 X 线片所显示的股骨头的位置（一般在腹股沟韧带与股动脉相交处），以及股骨颈内倾角和前倾角，经由大粗隆下方约 2～3cm 的股骨于外侧皮质用手摇钻向内、上、前方朝着股骨头的方向，钻入不同方向和不同深度的三根钢针。将术野和导针尾部用无菌单包好。将患肢放在可移动的特殊牵引架上，由平车推送手术室。将牵引架连同病人移到手术台上，维持原来的牵引位置，并继续牵引。摆好 X 光机，立即拍照股骨颈正、侧位 X 线片。若 X 线片显示三根钢针之中任一位置良好，在正位片上钢针靠近股骨颈的中心或稍偏下，在侧位片上钢针也位于股骨颈的中心，就选定该钢针作为打三翼钉的导针。拔除位置较差的钢针，并在导针的上方及下方的适当距离（约 1cm），与导针平行再钻入 1～2 根钢针作为固定针，以免在打入三翼钉的过程中股骨头发生旋转。

（2）骨折台快速牵引复位法

复位在手术室进行。麻醉后，将患者放在骨折整复床上，会阴部用立柱挡住，两足绑在骨折台的足托上。旋转骨折台的螺旋，使患肢在适当位置向下牵引。待短缩畸形完全纠正后再将患肢外展并内旋，使骨折面扣紧。拍摄正侧位片检查复位情况，如复位满意，就可备皮作切口打入导针，准备进行三翼钉固定手术。

（3）手法复位

复位在手术室进行。麻醉后，病人仰卧。助手按住两侧髂骨嵴，术者站在病侧。暂以右侧为例，术者左前臂套住患肢腘窝部，右手握住患者右踝，使患侧膝关节和髋关节都屈曲到90°，并向上牵引患肢，使骨折远段被拉下。股骨头在外展位时，向上牵引患肢时也应适当外展，当股骨头在中立位时，牵引方向也应中立，当股骨头在内收位时，牵引方向也应适当内收。当骨折远端已被牵下后，使患髋伸到135°，再内旋患肢，纠正骨折的向前成角，使骨折面扣住。最后使患肢完全伸直，并适当外展，利用内收肌群的张力，加强骨折面间的挤压，从而使骨折面牢固地扣压在一起。

如反复施用以上手法仍不能复位时，应考虑近侧骨折端可能刺插在关节囊上，或有撕裂的关节囊碎片夹在骨折端之间，阻碍复位。此种情况偶见于青壮年患者应考虑施行切开复位，再用三翼钉固定，切开手术可采用髋关节前方暴露途径。

纠正前后移位的手法：正位片上骨折对位好，侧位片上远骨折端在近骨折端的后方。在骨牵引过程中，可减少屈髋角度，如仍不能纠正，可用下面手法纠正。即一助手固定骨盆，另一助手向下牵引患肢，并稍外旋。术者用一宽布带在病人大腿根部，布带另一端套在术者脖子上。术者按住股骨下端和股骨头，同时挺腰伸颈，利用杠杆作用就可纠正前后移位，再嘱助手将患肢紧紧内旋。此手法不需麻醉。

纠正向前成角的手法：正位片上骨折对位好，侧位片上有向前成角，纯内旋患肢不能纠正时，可用以下方法纠正。即一助手向下牵引患肢，术者一手压于股骨颈前方用力向下压，一手扣住大粗隆部，用力向上端提，两手同时用力，助手在牵引下再将患肢强力内旋，向前成角即可纠正，此手法也不需要麻醉。

手法复位满意后，即可备皮、铺单，钻入导针及固定针，准备进行三翼钉固定术。

2. 三翼钉固定法

导针和固定针放好以后，就以导针为中心，在局麻和其他麻醉下做皮肤的纵切口，长约3～5cm，沿切口方向切开皮下脂肪、阔筋膜及部分股外肌纤维而达粗隆下导针穿入处。用小平凿在导针周围凿三个缺口，以容纳三翼钉的三翼，避免在打入三翼钉时引起骨皮质的劈裂，凿缺口时究竟是一翼向上还是两翼向上应根据导针位置决定。如导针的位置偏于股骨颈的上方，则应两翼向上，一翼向下，这样做的好处是一则可以避免三翼钉撞在股骨颈上壁的骨皮质上，二则可以增强对股骨头的固定力。反之，如导针位置偏于股骨颈的下方，则应一翼向上，两翼向下。

然后根据导针上的刻度准确计算进入骨内的深度，再选择适当长度的三翼钉，将选好的三翼钉钉尾部连接在持钉器头的螺旋上，把三翼钉连同持钉器套在导针上，进抵导针入口，使三翼钉的三个翼与凿好的三个缺口吻合。术者左手握持钉器，右手执槌，开始把三翼钉打入股骨颈内。

由于导针是斜向内、上方走行的，并不垂直于股骨干上端骨皮质，因此，在打入三翼钉时，三翼钉有向上滑行的趋势，这种滑行必须制止。在打针过程中，术者左手必须用力扶好持钉器，助手一手用骨膜起子垂直顶住三翼钉，防止三翼钉向上滑行。助手另一手压住股骨颈前方，以防止股骨头旋转。否则三翼钉的走行路线会与导针不一致而把导针打弯，甚至把导针打断或将导针推入骨盆腔内。

打入三翼钉时落槌要轻、要稳。通过外侧骨皮质后阻力就会减少，到达股骨头时阻力又增加。在三翼钉尚未到达股骨头时，中途阻力增加，就要及时照正侧位X线片，检查阻力增加的原因，是否导针被三翼钉撞弯了或是股骨头旋转了。

在打入三翼钉的过程中，每打入1～2cm，就要拔掉持针器，测量外露导针的长度。如发现导针逐渐缩短，表明导针已随三翼钉一同进入，就要及时地试行将导针拔到原来的长度。以后边打边拔，直到三翼钉完全进入股骨头为止。若发现导针不能拔出，就必须把三翼钉连同导针一起拔出来，寻找造成“卡壳”的原因。故障排除后，立即按导针原来的方向另钻入一根导针，重新将三翼钉按上述方法打入。造成“卡壳”的原因通常有两个：一是三翼钉的走行方向和导针方向不一致，导针被三翼钉撞弯，二是三翼钉中心管壁与导针之间夹入碎骨屑，使导针被卡在三翼钉的中心管内。

三翼钉打好以后，取下持钉器，套上嵌插器。用槌轻轻槌击嵌插器的远端，使骨折断端嵌插，紧密接触，以利愈合。槌击嵌插器时不可过力，尤其在股骨颈骨质非常疏松的病人，更要避免过度嵌插，以免股骨颈的长度因嵌插而减少，以致三翼钉的头部进入髋臼内或使三翼钉的尾部退出来。嵌插时要有人推住对侧骨盆。如切口小，大的嵌插器放不进去，可用小圆铁柱代替。

摄片证明三翼钉位置满意，骨折端已充分嵌插，就可拔除导针及固定针，缝合创口，把病人送回病房。

三翼钉固定良好的标准有以下四点：

（1）三翼钉长短合适，三翼钉头部距股骨头的关节软面约0.2～0.4cm，尾部露在皮质外约0.5cm。

（2）三翼钉的方向合适，要求三翼钉的方向至少与股骨颈的内倾角一致，如能比内倾角大一些更好。因为角度越大，三翼钉对抗剪力的作用越强，固定效果越好，对骨折的愈合越有利。但大角度打三翼钉，技术操作上比较困难，故一般仍要求与内倾角一致就可以了，但不要小于内倾角。

（3）骨折端接触紧密。

（4）股骨头没有旋转。

在打入三翼钉的过程中，若发现股骨头的旋转现象，就要及时处理。旋转程度轻的，在拔除导针和三翼钉后。按股骨头旋转方向，调整肢体位置，如股骨头外展，下肢就增加外展，如股骨头内收，下肢就增加内收，其目的在以远段配合近段。然后增加内旋，使骨折面重新扣紧。重新钻入导针及固定针。必要时可多放一根固定针，然后将三翼钉按上法重新打入。

若股骨头旋转很多，近段骨折与远段骨折面已完全脱离接触，就要在肌肉松弛比较好的麻醉下（最好是硬膜外麻醉）

施行手法复位。复位以后重新打导针和三翼钉。在病房中骨牵引复位失败的病人，也可在充分麻醉下施行手法复位，然后再按上法施行三翼钉固定术。

3. 三翼钉固定术中常遇到的一些问题及其处理方法

（1）三翼钉太长或太短：一般常用的三翼钉有五种型号，分别是7cm、8cm、9cm、10cm和11cm。太短的三翼钉进入近侧骨段太少，内固定效果不好。太长的三翼钉尾部露在外部太多，容易引起局部疼痛和对筋膜的摩擦。所以术前必须准备好不同长度的三翼钉，而且要根据导针进入的深度选择合适的三翼钉。

（2）导针太粗或太细：太粗的导针不易通过三翼钉的中心管，当导针稍有弯曲时更不能通过。太细的导针容易弯曲，而且导针和三翼钉中心管壁之间有较大的缝隙，容易夹入碎骨屑，造成“卡壳”。用细导针做固定针不能充分固定股骨头，容易造成股骨头旋转。避免的办法是术前准备好粗细合适的导针。

（3）三翼钉位置不好：由于侧位片拍得不清楚或根本没有拍，有时误将三翼钉打到股骨头的前面或后面，以致完全没有起到内固定作用。避免的办法是必须拍好并且看清楚侧位X线片。过于水平的三翼钉固定效果也不好，打导针时必须注意这点。

（4）骨皮质劈裂：打三翼钉时如用力过猛或事先没有在外侧皮质上凿槽，就容易引起外侧骨皮质的劈裂。避免的办法是打三翼钉之前，一定要按翼凿槽，而且打钉时要轻、要缓，不要急躁。万一骨皮质发生劈裂，可换带骨板三翼钉或术后继续用一个时期的骨牵引，等劈裂骨折愈合后再起床活动。

（5）“卡壳”：卡壳的原因已如上述，避免的办法是事先选好粗细合适的导针，打三翼钉时掌握好持钉器，使进钉方向和导针方向保持一致。

（6）导针折断：如导针质量不好，钢质脆弱或导针已有裂痕，术前未能查出，都容易使导针折断。三翼钉把导针打弯，未能及时发现，进一步就能把导针打断。打断的导针有的停留在关节内，有的甚至被推到盆腔内。避免的办法是挑选钢质比较好，没有裂痕的导针，打三翼钉时要遵守上述操作规程。断在关节内的导针不要立即取出，可在适当时期打开关节囊把断针取出，进入盆腔的导针必须在下腹部另做切口，将断针取出。

（7）股骨头旋转：多发生在下述几种情况，①骨折对位不好，骨折面咬合不紧；②三翼钉进入的方向偏离股骨头的中心过远；③固定针或导针钢质太软或太细；④患肢外展内旋不够，骨折面扣压不紧，打针时用力过猛，当三翼钉通过骨折端时，下翼推动股骨头造成旋转。避免的办法，在术中注意防止上述情况的产生即可。股骨头旋转的处理方法已如上述。

（8）骨折端分离：打完三翼钉以后，必须用嵌插器叩击股骨干外侧骨皮质，使两骨折端接近。因三翼钉通过不同密度的骨质时，会使骨折端分离。如果忘记了嵌插，就会使两骨折端保持分离状态，当然会妨碍骨折的愈合。

4. 术后处理

手术后可穿木板鞋或用皮肤牵引 3 ~ 4 周，并要求做到三不（不盘腿、不侧卧、不下地）。在此期间可练习髋关节及膝关节功能，每日 2 ~ 3 次。根据内固定的稳定情况可在术后 6 ~ 8周扶双拐下地活动，患肢不许负重。以后每 2 ~ 3 个月拍 X 线片复查一次，一直到骨折坚固愈合，并证实股骨头没有坏死现象才可弃拐行走。

（三）青年新鲜移位骨折的治疗

儿童股骨颈骨折和成人基本相同，也可先在病房内行骨牵引复位。牵引针可打在胫骨结节的下方，以免影响胫骨结节的发育。复位后可在适当麻醉下，向股骨头打入 3 ~ 4 根骨圆针（较大儿童）或细不锈钢针（较小儿童），针尾留在皮内。用骨圆针或细钢针代替三翼钉的目的，在于减少内固定器对骨骺的破坏作用。对不能合作的儿童，术后也可上单腿石膏裤固定 3 ~ 4 个月。

（四）陈旧性股骨颈骨折的治疗

股骨颈骨折已超过三周，或经过早期治疗而骨折不愈合，或股骨头已发生缺血性坏死的，均按陈旧性股骨颈骨折处理。其局部病理变化各不相同，有的骨折移位甚少，仅有轻度髋内翻，骨折端之间已有纤维性或脆弱的骨痂性愈合；有的骨折移位不多，骨折未愈合，但股骨头尚未坏死；有的股骨头已坏死。可根据病人年龄、健康情况，结合局部的不同病理变化，选用不同的治疗方法。

1. 粗隆间移位截骨术［即麦克莫瑞（Mcmurray）或普提（Putti）氏截骨术］

此手术适用于一般健康情况较好，股骨头没有坏死，骨折远端向上移位不多，小粗隆还在股骨头下方的陈旧性骨折病人。对于年老体弱或有严重肺、心、肝、肾功能障碍者慎用。

术后用皮牵引将患肢在外展伸直位固定6～8周。在此期间，病人可经常坐起，并锻炼股四头肌及踝关节活动。截骨处有骨性愈合（约术后2～3个月）后，就开始下地，练习行走。经过这种手术治疗的病人，髋关节稳定有力，一般能伸直到170°～180°，屈曲到90°，但内收、外展和旋转活动则受限较多。

2. 粗隆下外展截骨术（即Shanz氏截骨术）

此手术适用于身体健康情况较好，骨折移位较少，股骨颈内倾角减少，骨折部已有坚强的纤维性愈合或脆弱的骨性愈合病人。通过手术可恢复股骨颈的内倾角，恢复臀中小肌的张力，使骨折面的倾斜角减少，从而使骨折所承受的剪力减少有利于骨折的骨性愈合。

3. 股骨头切除及粗隆下外展截骨术（即Batchelof氏截骨术）

此手术适用于一般健康情况较好，股骨头已坏死碎裂，或骨折移位很多，但患肢不需要长久站立，或体重不太重的病人。其优点是关节活动功能很好，缺点是患肢缩短较多，跛行比较明显。

4. 人工股骨头置换术

此手术适用于65岁以上老年病人，高龄病人也可简单地卧床疗养，然后再扶拐下地行走。

（五）药物治疗

无移位性骨折或嵌插性骨折若初期瘀肿不甚，可按骨折三期辨证施治，提前使用补益肝肾、强壮筋骨的方药。老年患者出现并发症，要细心观察，不能麻痹大意。

股骨粗隆间骨折

股骨粗隆间骨折，多发生于老年人，青壮年发病者较少，约占全身骨折的1.4%，稍低于股骨颈骨折。

股骨粗隆间为松质骨，人进入老年，骨质疏松，强度明显下降，同时下肢肌肉反应灵敏性降低，常因受较轻外来暴力身体重心调整不及，发生突然扭转跌倒或大粗隆部受外力冲击，形成骨折，且因骨质疏松，骨折的粉碎型较多见。与股骨颈骨折显著不同的是股骨粗隆间部血液供应丰富，一方面骨折发生后出血量较大（形成大的血肿），严重者可达1000ml，大量损失有效循环血量，加上疼痛剧烈，较易发生创伤性出血性休克；另一方面很少发生骨折不愈合或股骨头无菌坏死，因此骨折早期并发症较多，预后却远比股骨颈骨折良好。

股骨粗隆间骨折受伤原因机制与股骨颈骨折基本相同，临床上分顺粗隆间型、反粗隆间型、粗隆下型。

一、顺粗隆间型

骨折线自大粗隆顶点始斜向内下方达小粗隆，根据暴力大小、方向的不同，骨折线之间可夹杂粉碎骨块，小粗隆也可形成游离骨块，对于非粉碎型单纯顺粗隆间骨折，由于股骨上端内侧骨结构尚完整，骨的支撑作用尚有残留，一般髋内翻不严重，移位也不多。如暴力强大并有扭转成分，形成粉碎性骨折，则内侧骨支撑结构遭破坏。由于骨折线在关节囊和髂股韧带附着点的远侧，骨折远端在伤肢重心力矩及旋后肌群作用下处于外旋位，同时受下肢轴向肌力作用，患肢缩短，髋内翻明显。

二、反粗隆间型

骨折线至大粗隆下方斜向内上方行走达小粗隆上方，骨折线的走行方向与粗隆间线或粗隆间嵴大致垂直，小粗隆也可能成为游离骨折片。骨折移位时，骨折近端因外展肌与外旋肌群收缩而外展外旋，远端因内收肌与髂腰肌的牵引，向内向上移位。此型较少见。

三、粗隆下型

骨折线位于大小粗隆的下方，或横行、或斜行、或锯齿形，骨折也可呈粉碎型，骨折近端可出现屈曲、外展、外旋移位，远端向内及外旋移位。

上述三型以第一型最常见，其中第一型的非粉碎型骨折稳定性较好，而粉碎型粗隆间骨折无论哪一型，其症状、并发症都较严重，由粗隆间骨折受力特点（外侧受拉、内侧受压）决定了其常发生严重的髋内翻畸形。防治并发症、纠正髋内翻是治疗股骨粗隆间骨折的两大重点。

辨证诊断

伤者绝大部分是老年人，年青人很少，有明显外伤史，跌仆、倒地，由下肢轴向传达暴力或局部直接受冲击暴力，导致髋部突发剧痛，不能站立，拒绝活动患肢。伤肢缩短外旋、屈曲，局部压痛，移位严重者大腿上段明显肿胀，大粗隆上移，布三角底边较健侧缩短，卡普兰氏点移向健侧，大粗隆叩击、伸直患肢足跟叩击或股骨干轴向叩击均引起剧烈疼痛。一般来说，粗隆间骨折疼痛和肿胀程度都比股骨颈骨折严重，前者压痛点多在大粗隆，后者压痛点多在环跳穴和腹股沟韧带中点的下方，有时单凭临床检查不易与股骨颈骨折鉴别，摄X片可明确诊断。

预后估计与治疗

因粗隆间骨折多数是高龄患者，骨折部血运极为丰富，骨折早期尤其是粉碎性骨折出血瘀积于骨折局部的量较大，疼痛剧烈，常造成创伤性或出血性休克，且伤后长期卧床容易发生危及生命的各种并发症，因此处理不当死亡率较高。同样因为粗隆部血运良好，骨折不愈合的情况极少发生，股骨上端受力特点决定了如治疗不当极易发生髋内翻畸形愈合，进而导致患肢缩短、大粗隆升高、臀肌松弛、股骨上端外侧拉应力加大、内侧压应力集中、站立行走疼痛、跛行。在治疗中早期重点在于防治并发症，挽救生命；中后期，在此同时尽量使患者早期活动并努力防止髋内翻畸形发生。

1. 对不完全或无移位骨折，可使患者平卧板床，患肢外展中立位，足穿丁字鞋或患肢皮肤牵引，在卧床三周后可随时在搀扶下坐起（自行仰卧起坐会使股直肌髂腰肌收缩，轴向压迫股骨上端易造成髋内翻），严格注意三不：不盘腿，不侧卧，不下地。6 周后可在外展板及双拐保护下下地练习行走，待检查符合临床愈合标准后，才可开始负重。

2. 对移位不多的稳定骨折，可采用皮肤牵引，牵引重量 2～4 公斤，患肢置于外展中立位，8 周后去除皮肤牵引，带外展夹板，并扶拐不负重功能活动，直至拍片见骨折线模糊，达临床愈合标准后开始负重。

3. 对移位较多的不稳定骨折、粉碎性骨折，如患者年龄尚不太大、伤前健康状况尚好，可采用股骨髁上或胫骨结节骨牵引，牵引重量应根据患者肌力、体重大小决定，一般为体重的 1/7～1/10，将患肢置于外展中立位，足尖向上或置于布朗氏架上，开始用较大重量或作手法牵引整复，两三天后拍片，视复位情况调整外展角度及牵引重量，一般对位满意后可适当减轻牵引重量，牵引时间一般为八周，对粉碎严重、移位严重者可适当延长 1～2 周。牵引期间患者可在搀扶下坐起，并练习患侧膝、踝活动，拍片见骨痂生长、包裹骨折部、骨折线模糊后从扶双拐保护开始逐步进行功能活动。

4. 对严重移位和粉碎性的不稳定骨折，由于身体条件或主观原因不能忍受长时间骨牵引治疗的患者可采用麻醉下手法整复，折角钢板或鹅颈钉内固定术，内固定加强了骨折局部的稳定性，可早期坐起适当进行功能活动，进而避免卧床并发症的发生。

复位方法：先在骨折部注射2%普鲁卡因20ml作局麻，或作硬膜外麻醉，麻醉生效后，助手把住骨盆，术者一手扶托患肢腘窝，一手握住骨牵引弓顺中立位向下牵引，同时轻度向内外旋转股骨干，待大粗隆被牵下，患肢缩短被纠正，骨折部已有断端接触感时，即可将患肢充分外展并内旋，骨折即告复位。经拍片或透视证实骨折已复位满意，即可维持一定的牵引力，准备进行切开，折角钢板或鹅颈钉内固定。

折角钢板与鹅颈钉内固定操作方法基本相同。

切口均从股骨大粗隆起始，沿股骨干轴线向下，长度与钢板长度相仿，打三翼钉与股骨颈骨折三翼钉固定术基本相同，只是要求导针和三翼钉都从较低的位置向上穿透远近骨折端。折角钢板打入方法也基本相同，应注意钉子进入方向一定要同颈干角一致，应能保证钉子打入后（或折角钢板的折角头部打入后）骨折部能和上段股骨干外侧骨皮质相贴切，否则会影响骨折面的接合和颈干角的正常。

对于年龄太大、有明显并发症的、不能耐受长时期卧床牵引的患者，可根据内固定的坚固情况，术后仅用1～2周的短期皮牵引或不用牵引，次日即可坐起，于床边活动患肢，并用轮椅下地活动。切口拆线后即可扶双拐患肢不负重行走，8周后复查拍片。必须注意切开作坚强内固定，由于破坏了部分血运，虽然骨折稳定性明显改善，但其骨愈合速度决不会加快，只会减慢，如果在骨折部未愈合时依赖内固定钢板提前负重，极易产生强大的内翻作用力而导致内固定治疗失败。负重行走的开始应以骨折线基本消失为准，内固定钢板的应力遮挡往往造成负重行走暂时无痛及局部无叩击痛的征象，但很快就会发生钢板折弯、螺钉松动等内固定失败的后果，对于骨质疏松的高龄患者更须注意。

陈旧性粗隆间骨折，需要手术治疗者很少，老年患者即便有髋内翻畸形，也无须手术治疗，以免得不偿失。对青壮年患者髋内翻畸形严重者可行粗隆下楔形外展截骨术，术后用钢板固定。对极少见的骨不愈合者，可切除骨端间的纤维组织及硬化的骨质，对位后用鹅颈钉固定，再在骨折线周围植入松质骨片。

股骨干骨折

股骨干骨折是指股骨小粗隆以下至股骨髁上的一段长管状骨发生骨折。本骨折约占全身骨折的6%，男性多于女性，约为2.8:1。左右约相等。患者以10岁以下的儿童最多，约占股骨干骨折总数的50%。

一、局部解剖要点

股骨是人体最长、最粗的管状骨，它可承受较大的应力，对负重、行走、跑跳等下肢活动，起重要的传导和支撑作用。骨的两端有较多的松质骨，但骨干的皮质骨很致密，所以骨干骨折的愈合需要较长时间的塑形才能恢复至正常强度。

股骨干有一个轻度向前向外的弧形，骨干后面有一条隆起的粗线，称股骨嵴，是股后肌群的附着处，在切开复位时，经此作为对合正确与否的重要骨性标志。骨干的髓腔略呈圆形，上、中1/3的内径大体均匀一致，有利于髓内钉固定。此外，股骨干的向前外凸出的弧线有利于股四头肌发挥其伸膝作用，整复骨折时应尽可能保持此弧线。

股骨干为三组丰厚的肌肉所包围，其中以伸肌群为最大，由股神经支配，屈肌群次之，由坐骨神经支配，内收肌群最小，由闭孔神经支配。由于肌群太厚，股骨干的直径相对较细，单纯外固定不可能保持骨折整复后的位置。所以，木板固定时应加用骨牵引治疗，以克服强大肌群的收缩力。

在股骨干周围的肌群中，伸、屈肌群互相拮抗保持平衡。外侧只有纤小的阔筋膜张肌。不能与内收肌群相对抗，其他外展肌群，如臀中、小肌，位于臀部附着在大粗隆上，主要是外展外旋髋关节，所以骨折远端经常有内收移位的倾向，当骨端对位后，经常有向外侧凸出成角的倾向，这种移位和成角倾向，在骨折的治疗过程中，必须注意纠正和防止。

内收肌群收缩所引起的杠杆作用非常大，甚至在切开复位内固定术后还要根据情况加用石膏裤或皮牵引，否则，钢板髓内针可能弯曲、折断、螺丝钉也有可能被拔出。

股骨的滋养动脉来自四根穿通动脉的分支，沿股骨嵴进入股骨，因此在手术时，应避免损伤股骨的后侧。股动静脉由腹股沟韧带下方出来以后，先在股管中，然后在内收肌管中下行，与股骨干相距较远，而且还有肌肉相隔，因此在中、上1/3骨折时，不易伤及股动静脉。当股动静脉穿过内收大肌孔，转至腘部时，即走行在股骨干下1/3的后方。因此，当下1/3骨折断端向后成角时，甚易刺伤该处的腘动静脉。

二、发病机理与分型

（一）发病机理

直接暴力打击、挤压或间接暴力的杠杆作用、扭转作用，均能引起股骨干骨折。前者所引起的骨折多为横断或粉碎骨折，后者所引起的骨折多为斜面或螺旋骨折。儿童则可能为不全或嫩枝骨折。除幼儿合并佝偻病外，一般健康人的股骨干比较坚强，非强大暴力不易造成骨折。因此，骨折断端一般移位明显，软组织挫伤也比较严重，尤以直接暴力打击，绞伤或挤压伤者更甚。成人股骨干骨折后，出血量多的可达500～1000ml。因此，出血多的患者在骨折数小时后可能出现休克现象。股骨挤压伤又有引起挤压综合征的可能。股骨干下1/3骨折还有损伤腘动静脉的危险。

（二）分型

股骨干骨折按骨折断端的形状或分为：横断、斜面、螺旋、粉碎及嫩枝型 5 种，除不完全骨折或嫩枝骨折外，均为不稳定性骨折。

若按骨折的部位来分，又可分为：上 1/3 骨折、中 1/3 骨折和下 1/3 骨折 3 种类型。

当股骨干上 1/3 骨折时，其移位的方向是比较有规律的。骨折近端因受髂腰肌、臀中、小肌及外旋肌的牵拉而发生屈曲、外展、外旋移位。骨折远端则向后、向上、向内移位。

股骨中 1/3 骨折，上下骨折段除重叠外，无一定的规律性移位，视暴力的方向而异。当骨折端尚有接触而无重叠时，则因为内收肌的收缩而向外成角。

当骨折位于下 1/3 时，因膝后关节囊及腓肠肌的牵拉，骨折远端往往向后倾斜，而有损伤腘动、静脉及坐骨神经的危险。只有少数病例远侧段向前方移位，这可视作股骨髁上伸直型骨折，而前者可称为屈曲型骨折，对治疗时做骨牵引有重要意义。

三、临床表现与诊断要点

股骨干骨折诊断较易，均有明确的外伤史，伤后局部疼痛，明显肿胀，成角畸形（中、上段骨折时，向前、外侧成角；下段骨折时，向后侧成角）。患肢功能完全丧失，骨摩擦征及假活动亦往往很易觉察（但不可随意测试），患肢可缩短。即使是青枝骨折，亦不易误诊。对于下 1/3 骨折，应摸足背动脉和胫后动脉，需注意有无血管、神经的损伤症状。并须分清伸直型还是屈曲型。伸直型，骨折线由后下方斜向前上方；屈曲型，骨折线自前下方斜向后上方。X 线拍片有助于诊断。上 1/3 骨折，拍片时最好包括髋关节，以免遗漏髋脱位。如拍片发现股骨上 1/3 骨折而近断端向后向内移位时，则是伴髋关节后脱位的特征，应拍摄髋关节 X 线片以确诊。

必须注意，因局部内在大量出血，有导致休克的可能性。若局部甚为肿胀，伴面色苍白，口渴、欲吐、冷汗、脉细数，即是休克的早期，不得疏忽，如继续发展，则可出现休克。

四、治疗方法

（一）急救处理

股骨干骨折的治疗，应开始于急救处理阶段。一般病人完全丧失站立或步行的能力，由于下肢长而重，杠杆作用大，不适当的搬运可以引起更多的软组织损伤。因此，合理的就地固定患肢，是非常重要的。病人如无休克、颅脑或胸腹部损伤时，应先给止痛剂。禁止在现场脱鞋、脱裤或作不必要的检查。最简单的固定方法是将患肢与健肢用布条或绷带绑在一起。如有合适的木板，可在患肢的内外侧各放一木板，内侧抵住会阴部，外侧超过骨盆平面，再用布条或绷带绑住。捆绑时一人应把握住患肢踝部并略加牵引。

病人若有休克的倾向，应密切注意。积极采取一切措施予以抢救，同时要针对发生或加重休克的原因，进行治疗。

（二）儿童股骨干骨折

儿童因生长能力强，塑形能力大，生长速度也较快，故在治疗过程中主要应防止成角和旋转两种畸形，因此所采用的治疗方法与成人略有不同。可采用以下方法。

1. 竹帘固定法：对无移位或移位不多的新生儿骨折，仅将患肢用竹帘固定 2～3 周即可。如无竹帘，软纸板或木片也可代用。因新生儿的生骨能力及矫正畸形的能力都很强，骨折愈合甚速，有些移位或成角旋转都能自动矫正。对移位较多或成角较大的骨折，也可稍加牵引，复位后，再绑竹帘固定。

2. 悬吊皮牵引法：适用于 3 周岁以下的患儿。先用胶布条 4 根贴在两下肢内、外侧，长度应达于大腿根部。患、健两侧同时牵引，两腿同时垂直向上悬吊。所用重量，以患儿臀部稍稍离床为度，但健侧重量应稍轻于患侧。牵引期间，时常检查下肢血运。喂奶喂水时应向健侧侧转，不向患侧翻身，以防向外成角。可同时绑夹板固定。牵引数日后患部疼痛消失，患儿开始在牵引下动转。此种悬吊牵引架很轻便，可以将患儿连同牵引架抱回家，并定时抱来医院复查。牵引了 3 周后，即可去掉牵引，继续用夹板固定2～3周。

3. 水平皮牵引法：适用于4～8岁的患儿。用胶布贴于患肢内、外两侧，再用绷带旋绕裹住。将患肢放在屈曲中立位，大腿后侧用沙袋或硬枕垫起，牵引重量为2～3kg。牵引后应绑上夹板，以防止成角畸形。用皮牵引时，应经常检查，以防胶布滑落而失去牵引作用。3～4周后可以去掉牵引，继续用木板固定1～3周，上1/3骨折要加用外展夹板。

4. 骨牵引法：适用于8～12岁的患儿。为了避免损伤胫骨结节骨骺，牵引针可穿过胫骨结节下2～3横指处的胫骨骨皮质。牵引重量可用3～4kg。牵引后绑夹板。指导患儿像大人一样做功能锻炼。并注意保持患侧股骨与健侧等长，外观上无成角畸形即可。

（三）成人股骨干骨折的治疗

骨牵引、木板固定、功能锻炼自动复位法，经实践证明，骨折对位满意，愈合快、功能好。除特殊情况外，如骨折反向移位（即背对背移位）或断端有肌肉等软组织嵌入需要手法加以矫正外，成人股骨干骨折，无论是上、中、下及各种类型骨折（横断、斜面、螺旋、粉碎、多节骨折），都可采用中立位骨牵引、纸压垫夹板局部外固定和病人主动功能锻炼，使骨折自动慢性复位的方法来治疗。股骨干长，周围软组织厚，肢体重，肌肉丰富，牵拉力强，使骨折整复困难，固定不稳，是骨折治疗中的不利的一面。但在一定条件下可以转化，现在我们就是利用肢体的重力，股骨干的杠杆力和肌肉收缩活动的内在动力，通过外固定措施和人的意志把这些不利因素转化为对骨折整复、固定有利的因素。肌肉收缩力愈大，骨折自动复位的能力也越强，肢体重、股骨干长，杠杆作用大，其机械性生物适应能力也强。但必须为它创造一定的有利条件。具体方法如下：

1. 固定器材

（1）夹板：前后内外侧板各1块。前侧要两端向外卷起，上达腹股沟，下抵髌上缘；后侧板较长，上端要呈瓢形兜住坐骨结节，边缘也要卷曲，不要压迫臀部皮肤，下端达腘窝上缘，也向后弯曲，不要压迫腘窝内血管神经，内侧板较外侧板较短，上端呈凹形分叉，跨在内收肌的前后缘。外侧板较长，两端亦向外卷起，上自大粗隆下缘，下达股骨外髁。

（2）纸压垫：（4～6）cm×（4～6）cm×1cm方型平垫。

（3）牵引弓。

2. 操作方法

（1）骨牵引：患者仰卧，屈膝150°左右，患肢中立位，髌骨朝上，膝下垫枕，膝关节除下1/3伸直型骨折外，都做股骨髁上骨牵引。在髌骨上缘0.5cm处，局麻下由内向外穿针。穿针时，一助手由踝部牵引患肢，另一助手戴手套，由外侧推稳固定下骨折段，针一定要穿在股骨干的中心轴线上，不偏前不靠后，不内外倾斜，要达到这个要求穿针必须注意，牵引针进入皮内抵股骨内髁皮质骨后先沿骨皮质前后试探，找准骨干的前后中心线，先穿透内侧皮质骨。进入骨髓腔后，取下手摇钻，再调整穿针的方向，而后将针顶稳在外侧皮质骨内侧面，再安上摇钻，穿透外侧皮质骨。此时推稳固定下骨折段的助手要适当用力，保持力线，以免下段骨折端处移，将针穿歪。若发现牵引针内低外高，不与骨干垂直或膝关节面平行，则要将针退回髓腔，调正方位，重新再穿。

（2）肢体中立位，置于托马氏架上或膝下垫枕，膝关节微屈（约150°），放上牵引弓将针绷直，放上牵引重力，牵引力线一定要与股骨干纵轴线一致。若针有偏斜，一般是外高内低，可以通过让牵引弓稍倾斜，以求得针正的方法来补救。

（3）松松缠绕棉垫及绷带，按骨折原始移位方向放好纸压垫及夹板，用布带捆好。

（4）牵引重一般为体重的1/7，大约为8kg，对横断骨折可以稍大一些，遵照“欲合先离，离而复合”的原则先将重叠矫正，而后矫正侧移位，使骨折自动复位。

中立位水平牵引自动复位的机理：按传统股骨干骨折除下1/3外，上、中1/3骨折，尤其是上1/3骨折，上骨折段因受髂腰肌、臀中、小肌及外旋肌的牵拉而产生屈曲、外展、外旋移位，而下骨折段向内向上移位。为了纠正这种移位，在牵引时把肢体也放在屈曲、外展及轻度外旋位，以远侧骨折来迁就近侧端，这样做往往达不到预期的效果。因为外展越大，内收也越紧，结果骨折向外成角。中立位水平骨牵引很容易矫正骨折的重叠，因为股四头肌的内、外侧肌都起始于上骨折段的粗隆间线，在牵引下就可克服上折段的屈曲外展、外旋移位。另外，缝匠肌、股直肌、股中间肌以及腘绳肌、股二头肌，由四周包围着肌骨干，古人有“骨为干，肉为墙”、“骨肉相连”、“筋能束骨”的说法，形成了一个内在的肌肉夹板。更主要的是在牵引及局部固定后即鼓励病人进行有目的的、有节制的功能锻炼，让沿着股骨干纵轴的肌肉进行舒张活动，而对内收外展的肌肉活动严加控制，通过肌电测量也证实了这一点。病人练功时在上下骨折端形成了一个动态平衡，保持断端持续接触，避免静态平衡带来的过牵或重叠，是以肌肉的动而求骨折断端相对的静，而不是以肢体的静态平衡来谋求断端间的稳定，以动求静和以静制动，从生物力学上存在着原则上的区别。

3. 功能锻炼

在骨折早期，局部有外伤性炎症反应，可让病人做股四头肌收缩锻炼和踝关节背伸跖屈活动。从第二周开始，让患者以健足蹬床，两上肢支撑，引体向上，使臀部离开床面，以达到使髋、膝关节被动性活动的目的。从第3周起两手拉吊杠，健足踩在桌上，收腹、抬臀，使躯干和患肢呈一水平线，以加大髋、膝关节的活动范围。第4周后，患者可以手扶牵引梁在床上站立起来。

为了达到预期效果，就要加强管理，每日用皮尺测量对比，一旦两侧等长，X线摄片证实骨折复位，就要把牵引重量减轻到维持量（4~6kg）。牵引4~5周，待原始骨痂形成，即可去除牵引单纯夹板固定，中、上1/3骨折加用外展板，防止外成角，挟双拐下地逐渐负重，直到骨折临床愈合，以大腿平衡固定牵引架代替悬重牵引，有利于患者更早期下地活动。若在治疗过程中因管理不得法或病人练功不得法发现向外前成角，须在麻醉下行手法再折术加以矫正。

4. 辨证用药

按骨折三期用药原则处理。但股骨干骨折，局部瘀血往往较重，因而在初期用药，应加强活血化瘀的力量，可用复元活血汤加三七、刘寄奴、川牛膝煎汤冲服七厘散。

五、预后

股骨干骨折，小儿3周，儿童3～5周，成人6～8周，一般都可连接牢固。小儿与儿童股骨干骨折的塑形能力甚强，向前10°以内的成角，2.5cm以内的重叠，均可在短期内自行矫正，但旋转移位，则很难通过塑形矫正。故在固定过程中，应尽量避免伤肢旋转。成人则塑形能力较差，上1/3骨折遗留成角畸形，重叠2cm移位，则可影响功能。由于骨折的部位和肌内的牵拉或治疗不当，成人股骨干骨折畸形愈合者，临床并不少见，固定时间过长，未积极练功，可造成膝或踝关节强直，应在治疗过程中注意防止。

股骨髁上骨折

一、局部解剖要点

股骨下端粗大并旋转，向两端延长成为股骨髁，朝下朝前，在额状面及矢状面均凸隆。股骨髁包括内外两髁，其间为髁间窝。外髁前后径长，关节面较大，位置较内髁高，有防止髌骨向外脱位作用。两髁侧面有内外侧副韧带附着，内髁上方有突起之内收肌结节，是内收大肌的止点，也是重要的骨性标志。股骨髁血运主要来自膝上动脉和膝内动脉的深支及膝上外动脉等。发生于股骨髁上腓肠肌起点上2～4cm范围内的骨折即为股骨髁上骨折。

二、发病机理及分型

（一）发病机理

股骨髁上骨折，多由高处跌下，足部或膝部着地的间接暴力所起，或因直接打击或扭转外伤所造成。此外，在膝关节强直的病例，因废用性骨质疏松，及膝部杠杆作用增加，也容易发生髁上骨折。

（二）分型

股骨髁上骨折可以屈曲和伸直两型。前者临床较多见。

1. 屈曲型：即骨折远段向后侧移位，骨折呈横断或斜面，如为斜面骨折，其骨折线是从后上斜向前下，骨折远段因受腓肠肌牵拉和关节囊的紧缩，向后（或屈侧）移位，其锐利折端有刺伤动脉的危险。同时，其近骨折端向前支出。可刺破髌上囊及其附近的皮肤。

2. 伸直型：即骨折远段向前（或背侧）移位，有横断或斜面骨折。如为斜面骨折，其骨折线是从前上斜向后下。远近骨折端前后重叠。

三、临床表现和诊断要点

临床表现与股骨干下 1/3 骨折类似，局部肿胀、疼痛、活动障碍、畸形等。仔细检查有无血管、神经损伤，并注意防止膝关节过伸，以免加大移位畸形，造成血管损伤。若局部出现较大血肿，且胫后动脉、足背动脉脉搏减弱或消失时，应考虑为腘动脉损伤。膝关节正侧位 X 线摄片，可确诊骨折类型移位情况。

四、治疗方法

（一）无移位骨折

包括儿童青枝骨折及成人无移位稳定的髁上骨折，可采用单纯夹板超关节固定法。膝关节内如有积血，应在无菌操作下抽净，然后用四块夹板固定，前侧板下端至髌骨上缘，后侧板下端至腘窝中部，两侧以带轴活动夹板施行超关节小腿上端固定。放好衬垫及纸垫以后，用四根布带固定夹板，这种固定可以保持膝关节屈伸活动。这种骨折也可采用前后双石膏托或长腿管型石膏固定。固定期间应练习股四头肌收缩活动。固定时间：儿童3～5周，成人6～8周一般即可解除外固定，并加强膝关节功能锻炼。

（二）移位骨折

1. 骨牵引整复和超膝夹板固定：适用于有移位的股骨髁上骨折。对于屈曲型骨折，可采用股骨髁冰钳或克氏针牵引法。对于伸直型骨折可采用胫骨结节牵引法。以上两种骨折只要做到正确牵引，其骨折端稍加手法即可复位。倘若不能自动复位时，可在腰麻及牵引下加以手法整复。整复时注意足背动脉。如为屈曲型骨折，术者将骨折远段向上端提，助手向下挤按骨折近段，骨折即可复位；伸直型骨折的整复手法则相反。骨折对位后局部用夹板固定（两侧板的下端应较长，且成叉状，骑在冰钳或克氏钢针之上），放在托马氏架上继续牵引，按股骨干骨折锻炼方法进行功能锻炼。牵引重量为5～6kg。4～6周解除牵引，改用超关节夹板固定，直至骨折愈合，去除夹板。

2. 平衡牵引固定器和超膝夹板固定法：腰麻下，先行股骨髁穿骨圆针（直径4mm），超膝夹板固定，再放置平衡牵引固定器继续牵引固定。2～3周可扶双拐下地练功，其他练功同前。如局部肿胀显者，或开放性骨折，放在牵引复位床上行手法复位，对位满意（透视），局麻下先行股骨髁穿针（骨圆针），放托马氏架牵引。1周后拍X线片。畸形纠正，伤口愈合后，超膝夹板固定，并改行平衡牵引固定器牵引固定。其他同上。

3. 切开复位内固定法：股骨髁上骨折多数可用手法整复，除非骨折移位严重，手法不能复位或合并血管损伤者方考虑切开整复内固定。此法又可分以下两种：

（1）外侧切口暴露法：适用于无血管损伤但移位严重的

股骨髁上骨折。其切口以大粗隆的凸点至腓骨头的连线为标志，于大腿下 1/3 处切开皮肤，经股外侧肌及股二头肌之间，暴露股骨下端。在暴露过程中尽量保护关节滑膜，如发生破裂应立即仔细缝合。如关节内已有血肿，应将关节腔内积血清除洗净，再缝合关节滑膜，最后整复骨折，并用 5 孔接骨板固定。术后用皮牵引维持固定，6 ~ 10 周后，进行不负重扶拐下地活动。

（2）内侧切口暴露法：适用于合并血管神经损伤的股骨髁上骨折。患者仰卧位，骨盆稍向患侧倾斜，将大腿放于外展外旋位。以股骨下端内收大肌结节作为切口的骨性标志向上下延长。切开皮肤时注意防止损伤大隐静脉及神经。切开深筋膜后，游离缝匠肌并将其向后牵开，即可暴露股骨下端后侧。沿内收大肌向上寻找骨内收大肌管，暴露股动、静脉。然后再沿血管健康部向下探查，如发现血管破裂应仔细缝合，在缝合血管之前，应先将骨折断端整复并用接骨钉固定。血管损伤严重者将破裂部切除，行对端吻合。术后用皮牵引固定，6 ~ 10 周后开始练习不负重的活动。

对畸形愈合的股骨髁上骨折，一般来说，只要力线满意，肢体无明显短缩，保持劳动功能的，不做任何处理；反之，如有严重成角、旋转或重叠畸形而影响功能的，须进行截骨术矫正畸形。手术方法的选择首先要考虑到膝关节的功能，如活动功能良好，可通过膝外侧切口，施行截骨术，畸形矫正后，用 5 孔或 6 孔接骨板内固定，或用骨牵引和超关节夹板固定。如膝伸直功能较差，除施行截骨术外，并须注意将膝关节放于功能位，或先做膝关节囊剥离术，矫正关节屈曲畸形，待关节活动范围通过锻炼有所改进，再施行截骨术。如膝屈曲畸形严重，不能通过一次截骨术矫正其畸形时，应在截骨愈合后，再做膝关节融合术。遇有神经血管受压症状者，应先探查神经血管，再做截骨矫形手术。膝关节功能受限者，早期强调功能锻炼，后期（1 年内）鼓励患者主动练功，必要时结合按摩、理疗、中药等。未积极练功，可造成膝或踝关节强直，应在治疗过程中注意防止。

髌骨骨折

一、局部解剖要点

髌骨是人体中最大的子骨，三角形，为股四头肌伸膝作用的主要支点。它处于膝的前方，与股骨髁上部位形成髌股关节，起到保护膝关节的作用。

股四头肌的肌腱沿髌骨的前方，向下形成髌韧带，止于胫骨结节上，其两侧为髌旁腱膜，是膝关节的重要支持带。髌骨结合股四头肌腱、髌韧带和两旁的髌旁腱膜，构成一组完整的伸膝装置，加强行走和跑跳作用。

髌骨骨折是常见的关节内骨折，青壮年多见，儿童少见，约占全身骨折的2.71%。

二、发病机理与分型

（一）发病机理

骨折的发生不外直接或间接两种暴力。

1. 直接暴力：多因外力直接冲击髌骨所致，如踢伤、车辆撞击、重物砸击等。骨折多为粉碎或星状骨折，间有纵裂或边缘骨折。髌骨周围筋膜及股四头肌腱膜、关节囊多保持完整，故骨折段无移位或轻度移位。

2. 间接暴力：当患者行走，膝关节微屈时，髌骨正在股骨滑车面的顶点，股四头肌为了维持关节的位置，用力收缩，此时膝关节如果用力骤然增加屈曲，髌骨易发生横断骨折。失足跪倒而发生的骨折，并非因髌骨与地面撞击所致，而是患膝着地前，髌骨早已折断，因患膝无力而跪倒。故髌骨骨折多发生在跳跃运动、坠下或失足滑倒时。骨折线经过下1/3部最为常见，骨块上段大、下段小。下段多呈粉碎型。髌骨两旁的股四头肌腱膜、关节囊及滑膜亦呈横行撕裂，其程度与肌肉收缩力强度成正比。上段被股四头肌强力牵拉向上移位，最多时可达4～5cm。软组织撕裂严重者，移位更明显。

（二）分型

髌骨骨折类型可分为无移位骨折和移位骨折两大类，移位骨折又可分为：①中段横行骨折；②下段粉碎型骨折；③粉碎骨折；④上段骨折；⑤纵形骨折；⑥边缘骨折。

三、临床表现与诊断要点

髌骨位置浅表，骨折段移位明显者，甚易诊断。因膝关节内有大量积血，髌前皮下瘀血青紫，膝关节前侧明显肿胀，甚至局部发生水泡。浮髌试验强阳性，且能触及分离的骨块。若骨折无移位（或较少移位），症状轻，患者能主动伸直膝关节者，须用X线摄片协助诊断。对髌骨纵形或边缘骨折须拍轴位X线片证实。边缘骨折应与副髌骨鉴别。副髌骨多在髌骨的外上角，骨块边缘整齐光滑，且多为两侧性，可拍两膝髌骨X线片证实。

四、治疗方法

髌骨骨折的治疗方法，迄今尚有争论。我国骨科学者曾采用多种方法治疗，从传统的棉圈抱膝固定法、布兜多头弹性带固定法到克氏针加压固定法、石膏固定法、克氏针固定法、内固定法、内缝合固定法等。

治疗原则是恢复伸膝装置和髌骨整齐的关节面、尽量缩短外固定时间。早期下地和功能锻炼，缩短愈合时间。

（一）非手术治疗

1. 布兜多头弹性带固定法：适用于纵裂骨折、星状骨折、边缘骨折及移位分离不超过0.5cm者。麻醉（股神经或腰麻）。无菌下抽吸血肿。手法复位：首先矫正骨折段的分离，利用近段去对远段，能获得满意的对位。患肢伸直或微屈160°～170°，术者站于患侧，一手拇、中指捏挤远段向上推，并固定之。另一手拇、中指捏住近段上缘的内外两角，向下推挤，使骨折段接近；对位后如有残余的前后移位，触摸不平时，可用食指固定向后下陷的一端，另一食指向后挤按向前突出的另一端，使之对齐。最后将骨折远近段断端挤紧。临时用纸压垫，弹性带固定，X 线透视，不满意可再次整复直至满意。固定：将布兜多头弹性带中的活动木板置于膝关节后面。活动轴正对膝关节活动处，放好抱骨垫，再用两手拇、中指将抱骨垫对向挤压，并用 2 条胶布固定，然后用半月状多头带先固定远段的抱骨垫。此带稍向膝上方偏斜。将 5 根弹性带分别系于活动木板两旁羊眼螺钉的圆孔内，同法固定另一外固定带。弹性带不可过紧，避免压伤皮肤；过松则失去固定作用；过于偏斜可使骨折线裂隙张开，或使骨折段向关节内倾斜。然后用绷带将膝后活动木板绑于大腿及小腿上，以免滑动。固定 4 ~6 周，2 周后开始作膝关节的被动活动，3 周后扶拐下地，6 周后根据 X 线及临床表现，达到临床愈合者，解除夹板，积极锻炼膝关节功能。

2. 棉圈抱膝固定法：适用于无移位或移位不多容易整复且比较稳定的髌骨骨折。若有轻度移位，麻醉、抽吸血肿、手法复位同前。固定：用做好的棉圈套于已整复好的髌骨上，拉紧布带固定在木板上。1 周内透视检查，若有移位，应及时矫正。如肿胀消退，则更换较小的棉圈。3 ~4 周解除固定，开始练功。此法对移位较大者固定效果差。

3. 石膏固定法：适用于无移位或移位不超过 0.5cm 者。石膏固定前抽积血，再用下肢长石膏托固定，固定时间 4 ~6 周，去托后练功。

4. 钢丝经皮缝合法：股神经或腰麻下，无菌抽吸血肿，手法复位，手摸心会检查骨折间隙消失，对位满意，由助手保持骨折复位，再行钢丝经皮缝合固定。若对位差，可行钢针经皮撬拨复位，直至对位满意为止。最后用抱膝器和铁链夹板固定，或用超膝夹板，石膏固定。

5. 抓髌器固定法：由金鸿宾（1974）研制，1986 年获国际金奖。本法通过 78 例分析总结，其优良率为 98.7%。抓髌器是由两对不锈钢钩连接在螺旋加压盖上。其中一对钩间距较宽，用来抓髌骨上极，另一对钩间距较窄，用来抓髌骨下极。患者仰卧，股神经阻滞麻醉。按无菌操作，先抽净膝关节内积血，继用双手拇、食指挤按髌骨上下极向中心靠拢。伤后局部皮肤有凹性水肿，经挤按后，髌骨上下极便与皮肤紧贴，将抓髌器钩尖刺入皮肤，分别抓在髌骨上下极的前侧缘后，令助手拧紧上面螺旋，使骨折块随之靠拢复位至紧密嵌插。移位较大的粉碎骨折，还可用手扪压髌骨前侧及内侧缘，同时轻轻屈伸患膝。术后不需外加辅助固定，用无菌纱布包扎患膝及抓髌器，当时练习股四头肌收缩活动，次日不扶拐下地，患膝自然伸直行走，不用持拐。在无痛范围内进行少许伸屈活动。术后第3周开始积极练习屈膝活动，至5~6周患膝如有80°~90°活动范围，步态自如，X线见骨折愈合，即可去除抓髌器，2~3个月后功能即可恢复正常。

（二）手术疗法

1. 切开复位钢丝内固定法：适用于横断骨折。

2. 髌骨部分切除术：适用于髌骨中段以下的骨折，上端完整，下端粉碎，无法整复或无法内固定者。

3. 髌骨全部切除术：不能整复又不能部分切除的严重粉碎性骨折及老年患者。可行髌骨切除。

（三）髌骨骨折不愈合的治疗方法

髌旁肌膜和关节囊完整，关节伸直活动正常，虽髌骨上下两折段间具有间隙，但无创伤性关节炎者，不需任何治疗。倘使膝关节失去伸直功能，说明髌旁侧腱膜及关节囊破裂，且股四头肌有永久性短缩、髌骨上折段向上移位较大，髌骨关节面与股骨关节面亦不相适应。勉强切开整复，或保留上骨折段的髌骨，下骨折段髌骨部分切除，结果都不满意。术后除关节屈伸受限外，还会发生创伤性关节炎。故一般采用髌骨全部切除疗法，如缺损较大无法直接缝合者可用筋膜修补缝合。

胫骨平台骨折

一、局部解剖要点

胫骨上端呈两个微凹面，中央为胫骨隆突。这两个微凹面又称为平台，与股骨髁互成关节。胫骨平台是构成膝关节的三大骨性结构之一，在解剖和生理上具有重要地位。胫骨平台主要是松质骨。容易被股骨髁撞击而造成塌陷，胫骨平台两侧各有侧副韧带与股骨髁相连，平台塌陷骨折时，内侧副韧带仍保持完整，但前交叉韧带可断裂，同时可有腓骨颈骨折。严重时可伴有半月板损伤。胫骨平台骨折属关节内骨折。

二、发病机理与分型

（一）发病机理

膝关节伸直时，暴力撞击膝关节外侧或内侧，迫使膝关节外翻或内翻，可发生两种情况：一是内侧副韧带断裂或外侧副韧带断裂；另一是胫骨外侧平台或内侧平台塌陷骨折。严重暴力可使侧副韧带、膝交叉韧带和半月板一起损伤。

（二）分型

根据暴力大小和作用部位的不同，胫骨平台骨折可分为三种类型。

1. 劈裂型：当膝关节处于伸直位时，遭受外展力撞击，常致外侧平台周围骨折。而屈曲位遭受外展力时，易引起平台整块劈裂，当膝关节强力内收或内侧遭受撞击，常造成内侧平台劈裂为整块骨折。

2. 压缩型：又称凹陷骨折。当膝关节伸直位时遭受外展位外拉力，由于股骨外髁前部常向外侧平台的中央部嵌入，易造成外侧平台中心性塌陷骨折。而屈曲位时遭受外展力，则易致平台后部塌陷。膝关节强力内收，也可引起内侧平台塌陷性骨折。

3. 粉碎型：常由高处跌下，膝关节伸直位着地，股骨内外两髁同时向下撞击，引起内外侧平台骨折，轻型呈倒“T”型或倒“Y”型，重型呈支离破碎。

三、临床表现和诊断要点

胫骨平台骨折无移位者，临床症状较轻，需由 X 线摄片确诊。移位大者，局部症状较严重，膝关节肿胀显著，骨折血肿渗入关节腔及其周围肌肉、筋膜和皮下组织，造成膝关节和小腿上段严重肿胀，可伴有广泛的瘀斑，浮髌试验阳性。严重移位骨折常有膝外翻或内翻畸形和异常倾向运动。X 线正、侧位片可显示骨折损伤的严重程度。

胫骨平台骨折属关节内骨折，常伴有膝关节周围软组织损伤，病理变化复杂，临床易漏诊，必须引起重视。常见的合并症有以下几种：

1. 内、外侧副韧带损伤：内侧副韧带损伤较多见，当膝关节遭受强力外展或外侧直接撞击时，除可造成外髁骨折外，且易并发内侧副韧带损伤，多数处于膝关节伸直位。外侧副韧带损伤较少见，当膝关节强力内收时或腿内侧受撞击时，主要引起腓骨头骨折，偶尔亦会引起外侧副韧带损伤。检查方法：可采用分离试验检查。外展阳性者为内侧副韧带损伤；内收阳性者为外侧副韧带损伤。做分离试验应与健侧比较。还有一种简便方法是分别在两大腿和两小腿间放一枕头，然后用绷带把两膝关节勒紧，摄 X 线正位像。若患侧膝关节内侧间隙加宽，说明内侧副韧带损伤。在膝关节之间放一枕头，大腿和小腿分别用带子勒紧，摄 X 线正位像，若患膝外侧间隙加宽，说明外侧副韧带损伤。

2. 十字韧带损伤：膝关节遭受外展暴力，若处于伸直位，内侧副韧带容易损伤，同时也容易损伤前十字韧带。垂直压缩力和外展力作用于膝关节时，也可引起内侧副韧带和前十字韧带损伤。常用的检查方法有：抽屉试验、Lachman 试验、膝关节镜等。抽屉试验若前拉松者为前十字韧带损伤，后推松者为后十字韧带损伤。Lachman 试验：屈膝 10°~15°，足放在检验床上，检查者一手抓住股骨远端，一手持握胫骨近端，在使股骨向后移动的同时，另一手向前牵拉胫骨。当前十字韧带完整时，胫骨固定不动，如果前十字韧带损伤，胫肌将过度向前移动，正常的髌腱凹陷将变为凸起。如果患者肢体过于粗大，不便于持握胫骨近端或股骨远端者，可改用另一种方式，即：将病人小腿置于检查者腋下，一手放在髁后，手指顶在髁后面的骨性突起，随着运动的改变，两髁向前运动，检查者会感到胫骨过度向前运动，当胫骨近端被迫向前时，髌骨和髌韧带的轮廓消失。此试验时急性前十字韧带损伤在无麻醉下阳性率达80%。最确切的诊断方法为膝关节镜。

3. 半月板损伤：外展力、内收力、垂直压缩力所引起的平台骨折，常合并半月板损伤。劈裂骨折以半月板边缘撕裂者较多见。平台塌陷骨折或劈裂塌陷骨折引起的半月板损伤较严重。尤以内侧半月板损伤为多见。检查方法：早期除采用膝关节镜检查外，一般不易查出。晚期可采用充气造影、碘水造影、旋转挤压（麦氏法），但仍要结合病史、症状、体征才能做出明确诊断。

4. 血管损伤：平台劈裂骨折移位较大者，易引起血管损伤，主要是动脉损伤。早期在腘窝部肿胀明显，足背动脉和胫后动脉无搏动，充盈试验明显减弱等。

5. 神经损伤、胫骨外侧平台骨折合并腓骨头颈骨折时，易损伤腓总神经。主要表现为小腿外侧及足背皮肤感觉减退，小腿麻木等。足背伸乏力足下垂。

6. 筋膜间隔综合征、后深间隔上通腘窝下达足底。平台骨折后引起出血，后深间隔内压会增高，导致间隔综合征的发生。

四、治疗方法

（一）无移位或轻度移位骨折

采用石膏或超膝关节夹板固定。4~6 周解除。功能锻炼：

早期先做股四头肌伸缩锻炼，去除固定后，做膝关节的伸屈活动。骨折愈合后负重。

（二）较严重移位骨折

1. 保守疗法：手法复位、石膏固定，骨折临床愈合后去石膏，进行功能锻炼。功能恢复期较长时，容易产生关节粘连，膝关节屈曲活动度不容易恢复到正常。跟骨牵引 6～8 周，牵引期间，一般主张练功，去除牵引后，患肢继续作不负重锻炼 10～12 周。临床愈合后逐渐负重。

2. 中西医结合疗法：主张先行跟骨牵引，牵引重量 4～6 公斤，牵引时间 4～6 周。劈裂性骨折经牵引可矫正纵向移位，再通过手法复位。如内、外髁骨折，一手放在膝关节的外侧或内侧，一手将膝关节外展或内翻，使骨折侧关节间隙加宽。术者用双手拇指压住骨折块向上向关节中线推挤至复位为止，复位后用超膝夹板固定，继续牵引。压缩塌陷骨折轻者可采用上述方法治疗。塌陷严重者，可采用钢针经皮撬拨复位固定法。最重要的是在牵引、超膝夹板固定期间，加强膝关节功能锻炼，可起到防止关节粘连，促进肿胀消退。4～6 周去牵引。牵引去除后，先练膝关节功能，后练负重行走。8～10 周后再练负重。

3. 手术疗法：切开复位，内固定，早期功能锻炼。适用于轻型粉碎型骨折，如倒“Y”型和倒“T”型以及劈裂型和压缩型骨折复位失败者。采用腰麻或硬膜外麻醉，前内或前外切口对单侧劈裂性骨折，可采用长螺钉固定。对“T”型和“Y”型骨折，采用骨栓固定或用支持骨板加长螺丝钉固定。对严重压缩塌陷骨折，可行软骨板下植骨术，替代损伤的平台关节面。严重粉碎性骨折不适应手术。术后石膏托外固定 4～6 周，去托后积极练功，10～12 周后开始负重为妥。

五、并发症的预防和治疗

胫骨平台骨折并发症较复杂，对于血管损伤、间隙综合征需早期诊断、尽早治疗。前者如若诊断明确，立即进行探查、修补或移植。后者治疗原则：早期（6 小时内）如症状不典型，可做短期观察，患肢平行，给予脱水剂（20% 甘露醇 250ml）、低分子右旋糖酐 500ml 静脉点滴。中期（6～12 小时内）应给予减张术或清创减张术。晚期（12 小时）行清创术或截肢术。对于韧带损伤，治疗以胫骨平台骨折为主，如不影响骨折的治疗，早期可行修补术；若影响骨折的治疗，可二期行重建术。半月板损伤，晚期行检查切除术或修补术，视临床症状和体征的轻重而定。膝关节功能受限，严重影响膝关节功能时，行膝关节按摩术或膝关节松解术。膝关节创伤性关节炎，严重者可行胫骨上端截骨术或行膝关节融合术，轻者保守治疗。

胫腓骨双骨折

胫腓骨干骨折占全身骨折的 10% 左右，是临床最常见骨折之一，10 岁以下儿童尤为多见。

一、局部解剖要点

（一）胫骨与膝关节

其下端与腓骨下端及距骨组成踝关节。正常人膝与踝关节在同一平行轴上活动，故在治疗胫腓骨干骨折时，必须防止成角和旋转畸形，以免引导起功能障碍或日后发生创伤性关节炎。胫骨上 1/3 横断面呈三角形，中 1/3 略呈圆形，下 1/3 呈方形。中 1/3 处骨干细弱，最易发生骨折。小腿中下 1/3 交界处血供主要来自上 1/3 进入骨髓腔的滋养动脉，故骨折后因局部供血不良，易发生延迟愈合或不愈合。胫骨前嵴和胫骨前内侧位于皮下，骨折时，断处常可穿破皮肤，造成开放性骨折。胫骨结节位于上端前侧，为髌韧带抵止处，是重要的骨性标志。

（二）腓骨

腓骨起支持作用，本身不负重，其下端为外踝，对维持踝关节的稳定起重要作用。其上端与胫骨构成胫腓上关节，为膝关节外侧副韧带及股二头肌附着处。腓总神经由后外侧经皮下贴骨绕过腓肌头到前面进入肌肉下行，当腓骨颈骨折时，易损伤此神经，如固定不当及体位压迫，均能造成腓总神经麻痹，甚至瘫痪。腓骨上3/4为小腿肌肉附着处，除股二头肌向上走行外，其他各肌的走行方向均向下。向前下者有伸趾长肌、伸踇长肌、胫前肌、第三腓骨肌。向后下走行者有比目鱼肌、屈踇长肌、胫后肌。直下走行有腓骨长短肌。腓骨血运主要来自腓动脉（胫后动脉最大分支）。

（三）小腿软组织

围绕胫腓骨周围的小腿软组织包括皮肤、皮下组织、肌肉、筋膜、神经、血管等。

1. 皮肤：小腿皮肤特点是弹性小，血供差，尤其是小腿下端前内侧更为明显。骨折时，前内侧等处皮肤易起水泡。

2. 皮下组织：皮下脂肪少，尤以前内侧明显，大隐静脉和小隐静脉及皮神经在此走行。大隐静脉起自足背静脉网内侧部分，经内踝前面向上至小腿内侧，经大腿内侧逐渐向前，于耻骨结节下外方3～4cm处穿卵圆窝汇入股静脉，此静脉对显微外科极为重要。

3. 肌肉与间隔：小腿肌肉分前、外、后三群，表面为致密的深筋膜所包绕，分布在4个间隔区内。①前间隔区：内有胫前肌、伸踇长肌、伸趾长肌，由腓深神经分支支配。胫前动脉、腓深神经在此区内通过。前间隔区周围的壁较坚韧，且弹性差，一旦间隔区内压增高，易出现血液循环障碍，故前间隔区是筋膜间隔区综合征最好发部位。②外间隔区：内有腓骨长短肌，由腓浅神经支配。③后间隔区：分为深浅二层。浅层内有腓肠肌、比目鱼肌、跖肌，由胫神经支配。深层有腘肌、屈趾长肌、屈踇长肌、胫后肌，由胫神经支配。胫后动脉、胫神经、腓动脉在此间隔区通过。后深间隔上通腘窝，下达足底，一旦感染可沿血管、神经鞘互相蔓延。

4. 血管：小腿血液来源，主要来自胫前动脉和胫后动脉。

胫前动脉主干与腓深神经伴行，上端行于胫前肌与伸趾长肌之间，下端行于胫骨与伸踇长肌之间，穿伸踇长肌深面，自外下至足背，更名足背动脉。胫后动脉与胫神经伴行，穿比目鱼肌腱弓，行于后深隔区内。胫后动脉位于胫神经外侧，后行其内侧，二者向下内方经踝管（位于内踝与跟骨结节之间的深面）各分两支至足底。腓动脉由胫后动脉起端以下约5cm处分出，它紧贴腓骨的后内侧，分支管营养腓骨，行于腓骨与屈踇长肌之间，向下至外踝后方终于外踝后动脉。

5. 神经：小腿皮神经，小腿内侧由隐神经和腓肠内侧皮神经分布，外侧由腓皮神经和腓浅神经分布。腓肠内侧皮神经来自胫神经，腓肠外侧皮神经由腓总神经发出。腓总神经，其神经纤维在骨盆内与坐骨神经分开，走行在同一神经鞘内下行至股骨后面的中部完全与坐骨神经分离，沿股二头肌内侧下行，直至腓骨头的外侧，分出腓浅神经和腓深神经，分布于小腿前外侧面及足背皮肤。腓深神经皮支仅分布在足背第1～2趾蹼间皮肤（其余足背皮肤均为腓浅神经分布），下行途中发出分支支配胫前肌、伸踇长肌、伸趾长肌。胫神经为坐骨神经的直接延续，自腘肌下缘穿比目鱼肌腱弓，进步小腿深间隔，支配跖肌、腓肠肌、比目鱼肌、腘肌干与胫后神经伴行至足底。

二、发病机理与分型

（一）发病机理

暴力是导致胫腓骨双骨折的重要因素：

1. 直接暴力：由重物打击、踢伤、撞伤或车轮挤压伤等造成。暴力多来自小腿的前外侧。骨折以横断型、短斜面型骨折多见。亦可造成粉碎型骨折。两骨骨折线多在同一平面，且常在暴力作用下有一三角形碎骨片。因胫骨位于皮下，穿破皮肤的可能性大，容易发生开放性骨折。

2. 间接暴力：由高处跌下，强力扭转或滑倒所致，多为长斜面或螺旋型骨折。两骨均骨折时，腓骨的骨折面往往高于胫骨的骨折面。骨端尖锐，很容易刺破皮肤，造成开放性骨折。由于不是直接暴力，软组织损伤较小，出血也少。

直接暴力或间接暴力，均可造成两骨折段重叠、成角或旋转畸形。暴力的方向及小腿本身的重力，是造成畸形的主要原因。因小腿外侧受暴力的机会较多，使骨折段向内成角，而小腿重力使骨折远段向外旋转，肌肉的收缩可使两骨折端重叠。

（二）分型

1. 闭合性胫腓骨双骨折：此骨折约占小腿骨折的78%。根据其稳定程度，又可分为：

（1）稳定性骨折：包括横断形、锯齿形、青枝形、裂纹形等。

（2）非稳定性骨折：包括螺旋形、粉碎形、蝶形、多段骨折等。

2. 开放性胫腓骨双骨折：根据小腿软组织损伤程度，伤口大小、伤口张力大小、污染轻重、骨外露多少、骨折移位情况、有无合并症、合并伤，结合预后，在 Ellis 分类基础上，又可分为三度。

Ⅰ度：软组织损伤较轻，皮肤裂口在2cm以下，无肌肉、骨外露，伤口污染程度轻，骨折移位程度小（一般不超过1/2），清创缝合后张力不大。治疗简单，预后好。

Ⅱ度：软组织损伤较重，皮肤伤口在2～15cm之间，伤口污染较重，但伤口深层污染轻，肌骨有外露，骨折移位较大，清创缝合后，张力不太大。治疗较复杂，预后较好。

Ⅲ度：软组织损伤严重，有时皮肤大面积缺损，有时出现潜行性皮肤剥脱，伤口在15cm以上，肌肉肌腱、骨外露面积大，伤口污染严重，有时伤口内存留异物，如衣服碎片、草、铁片等，常合并严重的合并症，如间隔综合征、血管损伤等。治疗最复杂、最困难，感染率、不愈合率很高。

三、临床表现和诊断要点

（一）闭合性胫腓骨双骨折

局部肿痛、压痛、畸形，有骨擦音。小儿青枝骨折或裂缝骨折临床症状很轻微，如患儿伤后拒绝走路或站立，局部有轻微肿胀及压痛，即应考虑为此种骨折。经X线摄片，可明确骨折类型、部位及移位方向。

早期合并症可见小腿间隔综合征、血管损伤等。

（二）开放性胫腓骨双骨折

直接暴力是致伤主要原因，创伤后软组织和骨折损伤严重，皮肤挫伤广泛。有时形成大面积潜行性剥脱伤，有时伤口大而深，甚至肌肉、骨骼外露，有时合并神经血管损伤，有时合并多发骨折、内脏损伤、颅脑损伤，甚至导致创伤性休克、间隔综合征等严重合并症。若由间接暴力所致者，骨折端常由内向外穿破皮肤，软组织损伤较轻，伤口亦小，其他情况均较直接暴力引起者为轻。

四、治疗方法

（一）闭合性胫腓骨双骨折

1. 治疗原则：治疗目的主要是恢复小腿的负重功能。因此对骨折端的成角与旋转移位应予完全纠正，避免发生功能障碍或创伤性关节炎。成人则重视恢复患肢与健肢的长度及力线。治疗方法的选择主要根据骨折的稳定程度和软组织损伤程度及全身反应而定。

（1）凡有严重早期合并症者，应重点治疗合并症，如休克、间隔综合征、脂肪栓塞等。骨折仅做暂时性固定，待合并症好转时，再重点处理骨折。

（2）无移位的稳定性骨折，单纯夹板或石膏固定；有移位的稳定性骨折，先行手法复位，再采用夹板或石膏固定。

（3）非稳定性骨折：必须先行跟骨牵引、二针夹板固定牵引或外固定器及可调式平衡固定牵引器治疗。待断端稳定后，再用夹板固定。

（4）多发骨折并发胫排骨干骨折，治疗比较困难。其治疗方法繁多，其中中西结合疗法应首选。

2. 手法整复：稳定性骨折（移位型）采用手法整复。股神经和坐骨神经阻滞麻醉。整复方法如下：

（1）牵引：病人平卧位，膝关节屈曲30°，助手站在患肢外上侧，用肘关节套住患膝腘窝部。另一助手站在患肢足部，一手握住前足，一手把握足跟部，沿胫骨长轴作对抗牵引3～5分钟，矫正重叠及成角畸形。

（2）端提：矫正前后侧移位。术者两手拇指放在远段前侧，其余四指环抱小腿后侧。在维持牵引下，近端牵引的助手将近端向后按压，术者两手四指端提远端向前，使之对位。如仍有左右侧移位，可同时推近端向外拉远端向内，一般即可对位。

（3）分骨挤按：有些骨折如螺旋形、斜面形、其远端向外侧移位，可用此法整复。以左侧为例，术者站在病人外侧，右手拇指（与左手拇指协同）置于远端前外方，挤压骨间隙，将远端向内侧推挤，右手四指置于近端内侧，向外用力提拉，并嘱把持足部牵引的助手，将远端稍稍内旋，可使完全对位。

（4）摇摆：术者两手把握骨折，在维持牵引下，嘱把持足部牵引的助手，徐徐向前后摇摆骨折远端，或术者向内外作轻轻摇摆，使骨折端紧密相接。

（5）特殊类型骨折的复位：螺旋形骨折移位大，而腓骨呈弯曲状青枝骨折，按上述方法复位很难达到复位目的。需先把腓骨扶正捋直，再按上述手法复位，则能达到目的。锯齿状骨折，应先使骨折呈前后位重叠，再按上述方法复位，一旦复位，即较稳定。

3. 固定

（1）固定器材

①木板：共5块，外、后、内侧板各1块，前侧板2块，适用于中1/3骨折。带有活动关节的木板3块，适用于上1/3骨折，此种板称超膝关节夹板。超踝关节夹板，内、外侧超踝且各结一布带，其他三种板同前，适用于下1/3骨折。

②纸压垫：根据骨折对位程度及成角畸形的大小，叠成厚

度不一，大小不等的塔形、梯形或平垫。

③分骨垫：1 ~2 个，起分骨作用。

④绷带、棉垫、布带 4 条，消肿膏。

（2）固定方法：复位满意后，维持牵引，有严重肿胀者（除外间隔综合征），先外敷消肿膏，放棉垫，缠绕绷带。

①纸垫放置法：为防止胫骨向内成角的趋势，应在外侧放 2 块，内侧放 1 块平垫。后侧板下端放棉垫，位置在后侧板下端上移 4cm 处，以保护跟腱。

②木板放置法：上 1/3 骨折，屈膝 30°，内外侧板下达内外踝上 4cm，上超过膝关节 10cm。前侧板上平股骨内外踝，下达踝上 4cm。后侧板的上端超过腘窝部，在股骨下端作超膝关节固定。在膝关节上下两夹板之间有弹性钢片相连，以便于膝关节屈伸活动。中 1/3 骨折，内外侧板下平内外踝，上达胫骨内外髁上缘。后侧板下抵于跟骨结节上缘，上达腘窝下 2cm，以不妨碍膝关节屈曲 90°为宜。两前侧板下达踝上，上平胫骨结节。下 1/3 骨折，内外侧板上达胫骨内外髁平面，下平齐足底。后侧板上抵窝下 2cm，下抵跟骨结节上缘，前侧板与中 1/3 骨折同。

将木板按部位放好后，用四条布带先捆中间两道，后捆两端。下 1/3 骨折的内外侧板在足跟下方作超踝关节结扎固定。上 1/3 骨折内外侧板在股骨下端作超膝关节结扎固定。在木板固定时，腓骨小头处应以棉垫保护，避免木板直接压迫腓骨小头引起腓总神经损伤。对于患肢严重肿胀或有皮肤挫伤不宜立即施行木板固定的不稳定性骨折，应在局麻和无菌技术操作下，施行跟骨牵引。穿克氏钢针时，跟骨外侧要比内侧高 1cm，约有 15°斜角，当垂直牵引时，克氏针的 15°斜角变为平行。使足跟轻度内翻的力量向上传导集中在骨折部，骨折线对位更稳定，并可恢复小腿的生理弧度。然后将患肢放在布朗架或托马架上牵引，重量 4 ~6kg。牵引后 48 小时内照 X 线片，检查骨折对位情况，必要时再用手法整复，调整牵引重量或方向，继续牵引 3 ~4 周，酌情解除牵引，继续木板固定，直至临床愈合再去除木板。

4. 术后处理及练功

患肢被固定后，用两个薄枕头抬高患肢，小腿放中立位，膝关节屈曲呈30°左右。每天注意调整布带的松紧度，检查木板、纸垫有无移位，并及时纠正。同时注意足趾血运及肿胀情况。

在麻醉消退后，即指导患者作踝关节背伸跖屈活动和股四头肌收缩锻炼，2周后做抬腿－屈髋－伸直－落下，3周后扶拐不负重下地。跟骨牵引者，1周同上，2周后用健腿蹬于床面，两手支持体重抬起臀部，避免单独用力伸膝。因有牵引重量，易使骨折段向前成角。3周后扶拐不负重步行，3~4周去牵引。继续夹板固定，直至临床愈合解除夹板。

5. 其他治疗法

（1）固定牵引法：非稳定性骨折，除跟骨牵引外，可行二针夹板固定牵引法。在股神经和坐骨神经麻醉下（或局麻）无菌操作行胫骨穿针术。取直径2mm克氏针2枚，分别装入手摇钻内，在离胫骨骨折线上下两端约4cm处，自外向内进针。为防止牵引张力过大，拉伤皮肤，先将皮肤向骨折端推移再进针。针要刺入皮肤，勿切开进入。针抵胫骨外侧皮质，探其前后缘居中钻入。保持两针与膝关节面平行穿过对侧皮质，最后穿出小腿内侧皮肤，用无菌纱布包扎针眼。手法复位方法同前。固定：在维持牵引下，放好棉垫、绷带、纸垫，同时根据两针的位置，在内外侧板相应的位置处钻孔，使两针的两端分别穿入两板的孔洞内，紧贴小腿，再放置前后侧板，捆紧布带。将克氏针尾向骨折线方向弯曲90°，透视时对位满意拍片。术后注意针眼换药。练功同前。可行早期下地练功。

（2）平衡牵引固定器：此法适用于不稳定性胫腓骨双骨折，以利早期下地，促进骨折愈合。器材包括固定圈1个，螺杆2枚，骨圆针1枚，超踝关节夹板1副。视小腿软组织损伤程度采用两种不同的治疗方法。若小腿软组织肿胀较轻，可先行跟骨牵引法穿针（3mm骨圆针），包扎针眼，再行手法复位，超踝关节夹板固定。维持牵引下，上好平衡牵引固定器。若软组织肿胀较重，或小腿表皮有挫伤、水泡等，不利于立即采用夹板固定，则先行跟骨牵引数天，待肿胀渐消后，再按常规使用夹板和平衡牵引固定器。术后注意针孔的清洁，向内成角者，可延长外侧螺杆；向外成角者，可延长内侧螺杆；向前成角者，双枕法矫正，向后成角者，单枕法矫正。2 周后扶双拐下地，4 周后去平衡牵引固定器，继续夹板固定，直至临床愈合去夹板。

（3）胫腓骨骨折复位固定器：由孟和（1978）研制。该固定器穿针少，结构简单，使用方便，病人能够早期离床活动。适用于上述方法不能解决的开放骨折、感染开放骨折及陈旧骨折。

（4）石膏固定：单石膏托适用于青枝骨折或无移位骨折。双石膏托适用于患肢肿胀较重或皮肤有挫伤无移位稳定性骨折。注意石膏过紧影响血运，软组织消肿后又要注意石膏过松，失去固定作用，必要时可以更换石膏。另外，要注意内外踝、跟腱、腓骨小头等处是否出现压疮。有移位的稳定性骨折，应先行手法复位，再行双托固定。亦可采用石膏管形“U”型石膏，膝下功能石膏等固定。

（二）开放性胫腓骨双骨折

1. 中西医综合治疗原则

在彻底清创的基础上，动用矫形闭合伤口或无张力下一期闭合伤口上，使开放性骨折变为闭合性骨折，然后按中西医结合疗法治疗。

Ⅰ度损伤：稳定性骨折，伤口小于 0.5cm，可采用金刀散外敷，夹板固定；伤口在 0.5 ~ 2cm，采用清创缝合桥式夹板固定。不稳定性骨折，早期彻底清创后，先行跟骨牵引，伤口愈合后，夹板固定。牵引后即行练功（方法同前）。

Ⅱ度损伤：无论稳定性或不稳定性，均应早期彻底清创，结合跟骨牵引，伤口愈合后夹板固定，或用平衡牵引固定器。4 周后去牵引，7 ~ 8 周临床愈合后去夹板，练功方法同前。

Ⅲ度损伤：主要表现在软组织损伤的治疗，伤口的闭合，伤口感染的预防，合并症与合并伤的早期诊断与正确处理上。要根据具体伤情，采取相应的治疗措施。除合并血管损伤者，可行内固定外，其他各型骨折按Ⅱ度损伤处理。

2. 清创术

采用股神经和坐骨神经阻滞麻醉。伤口清洁消毒后按皮肤、皮下组织、筋膜、肌肉、肌腱、骨骼，由外及内，由浅入深地进行清创，逐层将污染的伤面及无生命力的组织彻底切除，仔细止血。皮肤创缘一般切除0.2～0.3cm，筋膜应按纤维方向切开，以免肌肉发生绞窄和缺血坏死，彻底切除所有损伤、碎裂或明显污染的筋膜；肌腱污染较轻、断端整齐者，可顺便缝合；对不整齐、污染重者，不便一期修复，可将断端用黑线固定在附近组织上，留得二期处理。骨碎片除极小的游离碎骨片可以摘除外，凡与软组织相连或较大的游离碎骨片都应保留，并适当复位。影响肢体存活的大动脉（如腘动脉等）应做血管探查，根据不同的病理改变，选用修补，移植手术，不影响肢体存活的血管可以结扎。对较大的神经，断端相距不远，又无严重污染，断端整齐者，可做对端吻合；对相距较远神经损伤及污染严重者，因早期损伤界限不清，断端不齐，不宜做一般修复。如在伤口中能看到神经断端，可将其固定在附近组织上，用肌肉或筋膜覆盖起来，以便二期修复。伤口内异物原则上均应取出，但游离在组织内的细小异物，如火器伤的砂丸弹片，完全取出往往不大可能，这些细小异物，引起的组织损害非常轻微，不影响伤口愈合，可不作处理。

闭合伤口的原则应无张力。小腿前内侧仅有一层皮肤覆盖，清创后直接闭合伤口困难，骨外露游离植皮违犯原则，因此需要应用一定的整形外科技术闭合伤口。常用的方法有减张缝合法、局部转移皮瓣缝合法、小腿皮瓣缝合法、肌肉及皮肤转移填塞法及显微外科游离皮岛转移法等。

闭合伤口的时间问题，原则是越早越好。以往闭合伤口时间以6～8小时为最佳。目前随着清创术的完善与抗菌术的发展，时限已延长。但这种规定原则只能是相对的，应当根据伤口深度、范围、污染程度，骨折与软组织损伤程度，肢体血运，就诊时间，手术条件而具体分析，估计决定。对污染严重无法彻底清创的伤口时间虽短，也不能勉强闭合伤口，只能尽量清创，经合理使用抗生素和无菌换药观察 3～5 日后。如无感染，则可行二期闭合伤口；若伤口有感染，采用换药方法（最好换中药），待肉牙组织丰富，再行植皮术闭合伤口。早期行跟骨牵引，待伤口愈合后，夹板外固定，4 周后去牵引，继续夹板固定直至临床愈合。

小腿开放性骨折若治疗不当，易出现皮肤坏死、伤口感染、骨外露、骨髓炎、骨折延迟愈合或不愈合、慢性窦道、骨缺损等不良后果。

距骨骨折

一、局部解剖要点

距骨又名京骨，是足的主要承重骨之一，分头、颈、体三部分。距骨体被夹在内、外踝中间，上面与胫骨构成胫距关节，下面与跟骨构成跟距关节，跟骨可在距骨下作轻度旋转。距骨头部突向前方与舟骨构成距舟关节，距骨的上面前后成弓形，滑动于踝穴中。距骨的血液供应不充足，主要靠距骨颈进入的滋养动脉，所以骨折后不易愈合，甚至发生缺血性坏死。

二、发病机理与分型

（一）发病机理

距骨骨折临床较少见。因强大的外力方能导致骨折。如从高处跌下，足先着地等。骨折的好发部位在距骨颈，其次为距骨后缘。距骨颈部较细，当外力致踝过度背伸时，胫骨下端锐利之前缘正像凿子一样，冲击于距骨颈部，挤于胫骨与跟骨之间，将其撞断，成为前后两段。如从高处坠下，前足踩在高突处，而致足过度背伸即可发生此骨折。骨折前段一般移位较小，而后段则多向后移位。外力强大时，两骨块分离可甚严重，产生距下关节脱位，前段骨块连同跟舟骨向前移位，后段骨块向后移位并向前旋转，以致脱出踝穴，多见移到踝穴内后方。这种骨折必伴有周围韧带撕裂，引起踝部及足的严重肿胀和瘀血斑。距骨后缘骨折由足跖屈受伤引起，足过度跖屈时，跟骨向后上方挤压而将骨后缘突出部撞断，该骨折损伤较轻，骨块多无移位。

（二）分型

按骨折的部位可分为三种类型。

1. 距骨后突骨折：该处骨折多为小块骨折，骨折片向后向上，但一般移位不多。应与先天性距骨后三角骨相鉴别。三角骨与距骨后侧紧密相连，骨片界线清晰，光滑且多为对称性。

2. 距骨体骨折：一般多为纵行骨折，可发生在距骨的上面或下面。体部骨折段可向下、后旋转移位，以致产生轻度跟距关节半脱位，这种半脱位常被忽视而未获得整复造成以后的功能障碍。

3. 距骨颈骨折：在距骨骨折中最为常见。暴力强大时，可使距骨头连同跟骨及前足一起向前脱位，距骨体脱出踝穴并旋转移位。

三、临床表现和诊断要点

有明显外伤史，伤后踝部剧痛，肿胀迅速且较严重，皮下瘀血斑，不能站立行走，骨折明显移位则出现畸形。踝部与跗骨正侧片 X 线摄片，可以明确骨折的类型、移位以及有无合并脱位。

四、治疗方法

本病治疗应以手法为主。

距骨后突骨折，无需麻醉。术者可将患足背屈，以两手拇指深压跟腱两侧，并推按骨折片使之复位。术后用夹板固定于足轻度背屈位。3 日后离床扶拐不负重行走，4 周后拆除夹板，逐渐负重练习步行。若骨折片移位至内踝后面，手法不易复位时，可沿跟腱侧方作一小切口将游离骨片取出。距骨后突骨折较轻者，一般只需用短腿石膏托固定踝关节于 90°背伸位4 ~6 周即可。

距骨体骨折无移位者，仅包塑形压板足轻度背屈位固定即可。3 日后离床挟拐不负重步行，3 周后拆除固定，12 周后允许负重。对有移位的距骨体骨折，应用手法复位。在腰麻下，将患肢膝、踝关节屈曲，使跟腱松弛，然后拔伸患足，以便使嵌入解脱，于是骨折片即有滑进其正常位置的倾向。当嵌入解脱时，即应将足作充分的正常范围背屈、跖屈活动，以利于恢复踝关节的正常轮廓，同时作充分内、外翻，使距关节之轮廓恢复，再以手法推挤骨折片使之复位。术后处理同上。

无移位的距骨颈骨折，无需手法整复，包塑形夹板固定踝关节于中立位6 ~8 周，骨折愈合后，解除固定。

距骨颈骨折合距骨下关节半脱位，手法复位后，在拔伸下将踝关节跖屈及外翻，并用夹板固定。3 周后改换为功能位固定，10 周后骨折愈合解除固定。

距骨颈骨折合并距骨体后脱位，有压迫内侧皮肤及血管神经引起坏死的危险，当立即复位。复位时拔伸足跟并作充分背屈，使距骨体进入踝穴内，然后使足跟外翻，以分离距骨体和载距突的交锁，最后跖屈，使距下关节复位，最后用夹板固定。

手法复位失败者，可以切开复位和行距下关节固定术。若距骨颈骨折其前骨折片粉碎，不易复位时，可行三关节融合术，使粉碎的骨片填于骨缝内。

功能锻炼：应根据骨折部位的不同，分别进行适当的功能锻炼。但因距骨骨折愈合较慢，其固定时间应略长些，必须摄片观察，骨折确已临床愈合，方可解除固定。这时须逐渐加强踝关节不负重活动，配合熏洗药、按摩舒筋，以促进局部血运，防止距骨体的缺血性坏死。骨折牢固愈合，可允许锻炼负重。

跟骨骨折

一、局部解剖要点

跟骨，又名立骨、踵骨，是足的主要承重骨。跟骨呈弓形，其后端为着地点，上面与距骨形成跟距关节，前面与骰骨形成跟骰关节。在跟骨前内侧缘有载距突，是坚强的跟舟韧带附着处，载距突状如木架，支持距骨体和颈的一部分。跟骨结节是跟腱附着处。跟骨结节上缘连线与跟距关节面之夹角称结节关节角（又名贝累角）。该角正常值为40°左右。

二、发病机理与分类

（一）发病机理

跟骨骨折，临床很常见，多发于成年人。其病因多由于从高处坠下或跳跃时，后跟着地，垂直暴力自距骨传导至跟骨所致。骨折多发生在跟骨体及结节部，大部分为压缩型或粉碎型。伤力有时也可自下而上，如士兵足踏地雷，也可引起跟骨骨折。有时跟骨骨折不易被发现，所以凡自高处跌下而引起脊柱骨折时，一定要检查有无跟骨骨折。

（二）分型

跟骨骨折的分型取决于是否波及距骨下关节。若已波及，再按其严重程度进行分类。

1. 不波及距骨下关节的跟骨骨折。又可细分为：①跟骨前端骨折，波及跟骰关节；②跟骨结节的垂直骨折；③载距突骨折；④结节的“鸟嘴状”骨折。

2. 波及距骨下关节的挤压剪切骨折。又可细分为：①垂直压缩骨折，跟骨后关节面被相应距骨面垂直挤压塌陷；②单纯剪切暴力骨折，距骨楔入跟骨，分成前内块的距骨前面部分与载距突前端和后面的内室部分，亦即第一度损伤；③剪切和桥压暴力骨折，除前后两骨块外，前骨块有纵裂，形成跖面的三角骨块和跗窦的柱状骨片，后骨块内有半月形的后关节面，包括内室块，嵌入后骨块内，即第二度损伤，也是较多见的一种骨折；④粉碎骨折，即第三度骨折。

跟骨骨折的类型亦可按骨折的部位、形态来分：

1. 跟骨体压缩骨折。由于挤压程度不同又可分三度。①轻度：结节关节角减小，但骨折线未进入关节面；②中度、结节关节角减小，部分跟距关节面塌陷；③重度：结节关节角明显减小或消失，跟距关节面严重粉碎塌陷。

2. 跟骨周围边缘骨折。如高处坠下，跟骨低后部着地造成的跟骨结节纵行骨折；或足尖先着地，腓肠肌突然收缩，跟腱猛然向上牵拉所造成的跟骨结节横行骨折；或跟骨前部扭转造成的载距突骨折和跟骨前外侧撕脱骨折等。

三、临床表现和诊断要点

本病的典型症状为足跟部剧烈疼痛、肿胀，局部有瘀血斑和压痛。严重的压缩骨折足跟有畸形，其横径变宽，高度降低，外踝下部正常凹陷消失。足内、外翻活动功能完全丧失。X线摄片除正、侧位外，还需拍跟骨轴心位片，这对识别骨折类型很重要。从侧位片可识别原发骨折线、断块和外侧皮质骨的关系，以及半月形骨块的旋转程度。特别的需拍斜位片能更清楚地显示距骨下关节。跟骨轴心位片能显示距骨下关节和载距突。

跟骨骨折还常与脊柱骨折、颅底骨折合并发生，故检查时应特别注意。

跟骨骨折的后遗症较多，常见的有：

1. 跟骨增厚及骨刺，因移位的骨折片未予整复所致。因而出现跟骨结节下有过度增厚和隆凸，以致负重时局部产生疼痛。

2. 足跟变宽，影响穿鞋，且行走困难。

3. 足跟外翻，由于纵行骨折后外侧骨片向外移位，未能矫正而畸形愈合所致。足跟外翻可继发跗骨间关节劳损和疼痛，进而引起的腓肠肌痉挛、损伤性扁平足，加剧外翻畸形，这种情况往往要在关节强直或关节融合术后才可能好转。

4. 距骨下关节或其他跗骨间的外伤性关节炎。由于上述波及关节的骨折未能整复，或关节不平所致。患足疼痛，行走困难，只有在关节纤维性强直或将病变关节手术融合后才能改善。

5. 跗骨周围粘连。由于骨折时出血，功能受限。若能经常地进行功能锻炼或按摩松解，或用散瘀和伤汤热熨熏洗，尚可逐渐缓解。

四、治疗方法

（一）未累及关节面的跟骨骨折

此类骨折中骨折片极小而无移位者，仅此弹性绷带包扎即可。抬高患肢，休息数天，疼痛消失后即可活动。若骨折片较大，但无移位者，可局部外敷接骨膏或消肿膏，用夹板固定。骨折片移位者，可用手法复位局部外固定，若失败时，可切开复位内固定。

跟骨结节纵行骨折无移位或少许移位者，不需特殊治疗，仅外敷消肿膏加压包扎，不负重活动 3 ~ 4 周即可。移位较大者需进行复位，复位时用钢针穿过跟骨结节，向后下方牵引，使骨折片复位。术后用夹板固定患足于跖屈位和屈膝 30° 置 4 ~5周。夹板固定法：跟骨两侧各置一梯形固定垫，用小腿两侧弧形夹板作超关节固定，前面用一弓形夹板维持患足于跖屈位，小腿后侧弓形板下端抵于跟骨结节之上缘，足底部放一平足垫。5 周后拔掉钢针，解除固定，练习功能活动。

跟骨结节水平骨折：为一种撕脱骨折，如撕脱骨块小不致影响跟腱功能，或骨折块虽大但无移位者，短腿石膏托跖屈位固定4 周即可。如骨折块大且向上倾斜移位时，应行手法复位，长腿石膏管型固定于屈膝30°足跖屈位4 ~6 周。或行切开复位螺丝钉内固定。注意锻炼足、踝及距下关节活动，约在伤后三个月，即可逐渐负重步行。

跟骨载距突骨折极少见。一般移位不大，只需功能锻炼治疗，或用夹板固定患足于功能位2~3周即可。

（二）压缩骨折

对于移位不明显的跟骨体轻度压缩骨折，可采用手掌压足跟两侧用力对向挤压后，外敷接骨膏，用弹力绷带包扎固定，3~4周后，即可逐渐负重。中度跟骨体压缩骨折，最好采用手术及牵引方法矫正，骨折复位后，用夹板固定。重度跟骨体压缩骨折的治疗较困难，且效果欠佳。跟骨结节移位不多，体部粉碎骨折较严重者，手法整复后以夹板固定3~4周，积极进行功能锻炼，跟骨结节移位及体部粉碎骨折严重者，用手术及牵引方法矫正骨折移位，夹板固定6~8周，下地活动后局部疼痛严重时，行三关节或跟距关节固定术。

对波及关节的跟骨压缩骨折，亦可采用钢针撬拨法治疗。方法是用一根较粗钢针插入跟骨后骨折段，将下陷的骨折片撬起，以恢复正常的结节角和下陷的跟骨关节面，而后用夹板固定，3~4周后拔针并拆除固定，进行功能锻炼，但不宜过早负重。这种方法对其他部位的骨折也可采用。

手法复位（或加针撬）、跟骨鞋固定及跟骨踏轮功能疗法：

坐骨神经麻醉，患者仰卧，屈膝20°，小腿后方垫薄枕。复位前先测量足底宽底度。一助手按住患肢小腿前面，另一助手握住患足部并向前牵引。术者面对患肢足底部，用手大鱼际肌对跟骨两侧先轻轻按揉，驱散瘀血。再用力扣住跟骨两侧向足底方向牵拉。然后在维持牵引力及挤压的情况下，助手配合术者将足内翻、外翻、左右摇摆及背伸、跖屈、轻柔活动。到骨擦音减弱或消失，即表明骨折复位，同时跟骨横径恢复正常，即达到复位要求。最后两手掌紧挤跟骨两侧向下牵引，双拇指在足心处向上顶并跖屈前足，以恢复贝累氏角。复位后X线检查复位效果，满意后即穿上跟骨固定鞋，通过鞋后面皮带松紧和压垫前后移动，将压垫调节到足跟侧面，压垫中心落在内外踝后缘向下的延长线上，再将螺旋拧紧，将足抬高。24小时后开始在踏轮上活动。一般2周后扶拐下地，不负重活动，但跟骨固定鞋要放平足鞋垫，并把螺旋拧紧一点，加大跟骨两侧的压力，10周后拆除外固定，平足垫保护下负重。

由于跟骨骨折可严重地破坏跟距关节，引起粘连、僵硬、骨刺形成和骨折畸形愈合，可遗留患足疼痛和功能障碍，故在治疗时须着重功能锻炼，即早期活动患足和逐渐承重步行，以达到满意的功能恢复，而不宜过度强调骨折块的解剖复位和坚强固定。这一点必须引起注意。

第二节　脱　位

髋关节脱位

局部解剖要点

髋关节是全身最深的关节，也是完善的球凹关节（杵臼关节）。髋关节位于全身的中间部分，它的主要功能是负重及维持相当大范围的运动，传递体重，操纵躯干重在跨步时向前移动。因此髋关节的特点是稳定、有力而灵活。

髋关节由股骨头和髋臼构成。股骨头呈球形，约占圆环的2/3，股骨头的方向朝上、内、前。于相当大粗隆水平线内侧，有一凹陷，称股骨头凹，为圆韧带附着处。股骨头除股骨头凹外均由透明软骨覆盖，使之成为完善的球状。髋臼是容纳股骨头的深窝，开口向前、外和下方，呈倒杯形的半球凹，由髂骨、坐骨和耻骨三部分组成。骨性髋臼中央为髋臼窝，骨质较薄。髋臼窝内有纤维弹性脂肪垫，外有滑膜覆盖。髋臼窝之外是鞍形软骨覆盖的关节面。在髋臼的内下方软骨缺如，形成髋臼切迹。髋关节的稳定除去依赖关节骨形的特点外，关节囊和韧带的附着也起重要作用。关节囊很坚固，起于髋臼边缘及髋臼唇，前面止于粗隆间线，后面止于股骨颈中1/3与远侧1/3

交界处。因此股骨颈前面全部在关节囊内，后面只有内侧 2/3 部分在关节囊内。

关节囊的前后均有韧带加强，这些韧带与关节囊的纤维层紧密交错。以致不能互相分离。但关节囊纤维层的厚度并不一致，在髂股韧带之后比较坚强，而在髂腰肌腱下比较薄弱，甚至部分缺如。髂股韧带位于髋关节囊之前呈倒 Y 型，在股直肌的深面，与关节囊前壁纤维层紧密相连。其尖端起于髂前上棘，向下分为三束，分别抵止到粗隆间线的上部及下部。在伸髋及外旋髋时，该韧带特别紧张。当人直立时，身体重心落于髋关节的后方，髂股韧带有限制髋关节过度后伸的作用。与臀大肌的协同作用下，能使身体保持直立的姿势。在髋关节的各种动作中，除屈曲外，髂股韧带均维持一定的紧张度。在髋关节脱位时，即以此韧带为支点，而使患肢保持原有的姿势。

除髂股韧带外还有坐股韧带、耻股韧带和圆韧带。圆韧带为一束三角形略扁的纤维带，起于髋臼切迹及横韧带，止于股骨头凹，罩以滑膜。圆韧带在关节半韧屈并内收时，即行紧张。由闭孔动脉后支发出到髋臼的小动脉又分出一小枝（即内骺动脉），经髋臼进入此韧带供血给股骨头的内下部分。

股骨头的血运主要来自三个途径。①来自关节囊的小动脉，经过旋股内动脉或旋股内、外动脉、臀下动脉和闭孔动脉的吻合部到关节囊附着部，分为上下两组。上组属上干骺端动脉，在滑膜与骨膜之间走行，进入股骨颈基底部的上外侧。其分枝为外骺动脉，供应股骨头的外上部分。下组属下干骺端动脉，进入股骨头颈基底部的下内侧，供应股骨颈内下部的血运。②来自股骨干滋养动脉，此路血运仅达股骨颈基底部，小部分与关节囊的小动脉有吻合枝。③来自圆韧带的小动脉：由闭孔动脉发出的一枝小动脉叫做内骺动脉，比较细，供血量有限，仅能供给股骨头内下部分的血运，与前述外骺动脉之间有吻合枝。由此可见股骨头的血液供给主要依靠来自关节囊和圆韧带的血管，此二组血管之一遭到破坏，可通过另一组血管的吻合代偿来维持股骨头的血运。如果吻合不好，代偿不完全，或两组血管同时遭到破坏将使股骨头发生缺血性坏死及继发创伤性关节炎。

髋关节脱位（以下简称髋脱位）占四大关节脱位的第三位，非强大暴力不能造成脱位，因此患者多为活动力很强的青壮年男子。根据脱位后股骨头的位置髋脱位可分为三种：①股骨头停留在髂坐骨结节联线的前方者为前脱位；②停留在该线后方者为后脱位；③股骨头被挤向中线，冲破髋臼底部或穿过髋臼底部裂隙而进入盆腔者为中心脱位。其中以后脱位为最常见。

一、髋关节后脱位

（一）发病机理

髋关节后脱位多由间接暴力所引起。当髋关节屈曲 90°时，如果过度的内收并内旋股骨干，使股骨颈前缘紧接髋臼前缘而形成以此为杠杆，当股骨干继续内旋并内收时，股骨头因受杠杆作用而离开髋臼，就可造成后脱位。当髋关节屈曲 90°时，若暴力作用在膝部，由前向后冲击，则暴力通过股骨干传达到股骨头，结果髋臼后缘或股骨头本身未发生骨折而造成脱位。

髋关节后脱位的主要病理变化是关节囊后下部的撕裂，前侧的髂股韧带多保持完整，而使患肢产生屈曲、内收及内旋畸形。如髂股韧带同时断裂（此种情况比较少见），则患肢短缩、外旋。

除关节囊撕裂外，有时合并臼缘或股骨头的骨折。若仅有软骨片的脱落，X 线检查不能显像，在多数病例中，股骨头停留在坐骨切迹以前的髂骨翼上，少数病例停留在坐骨部位。

临床表现及诊断要点

1. 有明确及相当严重的外伤史。

2. 患髋肿胀疼痛，不能活动。

3. 患肢呈屈曲、内收、内旋畸形，膝关节靠在对侧大腿上，患肢短缩，又称“黏膝症”阳性。

4. 腹股沟部触诊有空虚感。髂骨部脱位在髂骨翼部、坐骨部脱位在坐骨部可触及移位的股骨头。

5. 患肢活动受限，呈“弹性固定”位。

6. 大粗隆位置上移。

7. 可能合并坐骨神经的损伤。

8. X 线摄片可见股骨头位于髋臼的外上方。

（二）治疗方法

1. 复位：需在全身麻醉或椎管内麻醉下行手法复位，常用复位法有以下 2 种。

（1）Allis 法：地上放一木板，病人仰卧其上，用宽布带将其骨盆绑在木板上，助手按住两侧髂前上棘协助固定骨盆。术首双手套住患肢腘窝部，使髋、膝关节各屈 90°，徐缓用力提位及外旋，使股骨头滑入臼内。如听到或感到明显弹响，患肢伸直后畸形消失，并可做内收、外展、旋转等衩动活动即表示复位成功，此法简便、安全、临床比较常用。

（2）Bigelow 法：病人体位同上，术者一手握患肢踝部，另手托腘窝部，在牵引下缓慢屈髋。屈膝，并内收、内旋髋关节，使膝部接近对侧髂前上棘和腹壁。在继续牵引下，使髋外展、外旋、伸直，其动作在左髋像画一个“?”，在右髋如一个反“?”。股骨头滑入髋臼时可听到或感到弹响，复位成功的标志同前。

2. 固定用持续皮肤牵引固定于轻度外展位（约 30°）3～4 周。

3. 药物治疗：初期以活血化瘀为主，可内服舒筋活血汤或肢伤一方；外敷消肿散、双柏散或活血散，中期和后期则着重补益气血。强壮筋骨，内服选用生血补髓汤、补肾壮筋汤、虎潜丸等；外敷接骨续筋药膏。解除固定后可用海桐皮汤或下肢损伤洗方等煎汤熏洗。

4. 功能锻炼：早期开始踝部、足部的功能锻炼，鼓励病人作股四头肌收缩活动，解除牵引后，逐渐扶双拐下地活动，但在三个月内患肢不能负重，以免股骨头缺血性坏死及因受压而变形。以后每隔2~3个月拍髋关节X线片一次，经证明股骨头血运供给确属良好，才能离拐步行。

5. 合并症的处理：合并髋臼缘骨折的病人在手法复位后，须立即拍摄X线片检查。经证实骨折片复位良好的，可用石膏裤固定3~6周，如骨折片较大，固定时间也应较长。骨折片较大而又复位不良时，就应采用髋后方切口，整复及内固定骨折片，再用石膏裤。进入髋臼内，可试用手法将小骨块挤出，或切开髋关节将其取出外，一般可按无臼缘骨折处理，如股骨头合并压撞或劈裂骨折时，骨折块小的可采用手法整复石膏裤固定。骨折块大的采取手术切开复位，揭除不整齐的内片，或整复塌陷的关节面。

二、髋关节前脱位

（一）发病机理

髋关节前脱位较少见。当髋关节受到连续不断的外展暴力时，股骨大转子将顶在髂骨上，或股骨颈顶在髋臼的前缘上，形成一个杠杆的支点，其长臂为支点至足跟之间的距离，而短臂为支点至股骨头下方之间的距离，在此情况下，只要跟上再有极轻微的继续上暴力，便可在股骨头下方产生巨大的穿破髋关节囊下方的暴力，使股骨头向下向前位，股骨头位于闭孔处者称闭孔脱位，股骨头向前上方移位至耻骨处者称耻骨脱位。

（二）临床表现及诊断要点

①明显的外伤史。②患肢呈明显外展、外旋及屈曲畸形。③腹股沟下肿胀，在该处可摸到股骨头。④患侧下肢增长。⑤X线摄片检查可以确诊。

（三）治疗方法

1. 手法复位：在全身或椎管内麻醉下行手法复位。病人仰卧，以宽布带将骨盆固定于手术台上，一助手把住骨盆，另一助手握住小腿上部，屈膝以松弛腘绳肌，徐徐增加髋部外展、外旋及屈曲，并向外方牵引，使股骨头与闭孔或耻骨横支分离。此时术者站在对侧，一手把住大腿上部向外下按压，一手用力将股骨头向髋臼内推进。通过牵引及迫接推送，使股骨头滑入髋臼，若听到或感到复位的弹响，表示复位成功，即将患肢伸直。

2. 固定：用持续皮肤牵引固定患侧下肢于伸直及轻度内收、内旋位。

3. 药物治疗及功能锻炼等与髋关节后脱位同。

三、髋关节中心脱位

（一）发病机理

髋关节中心脱位临床亦比较少见，多由传达暴力所造成。当暴力作用于大粗隆外侧时，使股骨头冲击髋臼底部，引起臼底骨折。如外力继续作用，股骨头可连同髋臼骨折片一齐向盆腔内移位，形成中心脱位。当髋关节在轻度屈曲外展位，顺着股骨纵轴加以外力冲击，也可引起中心脱位。

中心脱位必然合并髋臼底骨折。骨折多为星状或粉碎型，股骨头向中线轻度移位或完全突入盆腔。如髋臼骨折片夹住股骨颈，就会阻碍突入盆腔内的股骨头的复位，但此种情况甚为少见。

（二）临床表现与诊断要点

从体征上诊断髋关节中心脱位有时比较困难，股骨头移位不多者往往只有局部疼痛、肿胀及轻度活动障碍，无特殊体位畸形。脱位严重者除上述体征外患肢可能短缩，大粗隆因内移而不易摸到。患侧阔筋膜张肌及阔筋膜松弛，髋关节功能受限较重。多数病例需经 X 线检查才能确定诊断。

（三）治疗方法

1. 复位

（1）手法复位：患者仰卧，一助手握患肢踝部，使足中立，髋外展 30°，轻轻拔伸旋转。一助手把住患者腋窝行反向牵引。术者立于患侧，一手推髂骨部，一手抓住绕过患侧大腿根部的布带，抽外拔拉，即可将内移的股骨头拉出触摸大转子与健侧比较，两侧对称，即整复成功。

（2）骨牵引：适用于髋臼破裂范围较大，股骨头骨移转者。方法：在股骨髁上穿粗骨圆针，用12～14kg的重量持续牵引4～6周，最好在大转子处钻入粗纹螺丝钉，或在大腿上端加布带，同时用侧方牵引，健侧下肢用外层皮牵引，以免骨盆向伤侧偏斜减弱交叉牵引力。4～6周后解除牵引进行功能锻炼，10～12周后可扶拐杖承重。只要髋臼上尚有较完整的关节面，能与股骨头对合，则仍能恢复一定的功能。

2. 药物治疗：参见髋关节后脱位。

3. 注意事项：髋关节中心脱位的患者在痊愈后，应根据局部病理变化的轻重，适当地限制下肢负重或步行活动以减轻或推迟创伤性关节炎的发生。

四、陈旧性髋脱位

（一）病因病理

脱位超过三周为陈旧性脱位。脱位超过三个月后软组织的损伤已在畸形的情况下愈合；血肿在髋臼内及裂隙中已由肉芽变为结实的纤维组织；关节囊的破口已愈合在股骨颈基部的周围；股骨头被大量瘢痕组织粘连，固定于异常位置；关节周围的肌肉也发生挛缩。上述病理变化足以阻止股骨头的复位。同时因患肢长期不负重，骨质发生疏松，粗隆间和股骨颈部尤为显著，在手法整复时容易发生骨折。因此，过去对陈旧性脱位多主张切开复位。近年来由于继承了祖国医学的宝贵遗产，对于某些陈旧性脱位的病又进行了整复，而且获得成功。

（二）治疗方法

1. 手法整复：陈旧性髋脱在手法整复之前应先做骨牵引将股骨头逐渐拉到髋臼平面。复位要在充分的麻醉下进行。复位前先对髋部进行充分的按摩和各方面的活动，以解脱瘢痕组织对股骨头的粘连，使股骨头的活动范围增加到最大限度，才能进行复位。复位时切忌使用暴力，而以持续有力的牵引和推送股骨头的方法为宜。

2. 切开复位：对于脱位时间过久，手法不能复位或合并神经、血管损伤或合并骨折的病人，应手术切开整复。对于脱位病人术前也必须采用2～3周的骨牵引（最好用胫骨结节骨牵引），将股骨头逐渐拉到髋臼平面时，才可施行手术切开整复。手术采用前方入路（即 Smith－Petersen 氏切口），前、后脱位都可应用。髋臼内的瘢痕组织必须完全清除，但注意不可损伤关节软骨面，因脱位而造成的椎状空隙已被瘢痕组织填充，这个空隙内的瘢痕组织也必须彻底清除，才能把股骨头复位。在复位时，应避免使用暴力，以防将髋臼缘压扁，将股骨头压裂或引起股骨干或股骨颈的骨折。术后应用石膏裤固定三周。其他处理与新鲜脱位相同。如手术时发现股骨头关节面和髋臼关节面已有相当严重的破坏，则应考虑做关节融合术。

五、髋关节脱位的合并症

（一）骨折

髋脱合并髋臼与股骨头骨折的处理方法已在髋关节后脱位中说明。偶有股骨干骨折与髋脱位同时发生。处理时，应先采用切开整复内固定股骨干骨折，再用手法整复脱位。

（二）神经损伤

在少数髋后脱位病人中，坐骨神经可能被向后、上方移位的股骨头挫伤，而引起患侧坐骨神经麻痹。脱位整复后，麻痹就逐渐消退。在手法整复操作中，如术者感到困难，不能顺利地把股骨头送回髋臼时，就应避免使用暴力，采用切开整复。因股骨头向后移动时，可能由坐骨神经的外、后侧经过，而绕至髂骨翼后侧，此时股骨头的复位困难，当髋关节前脱位时，也可能挫伤股神经或闭孔神经，但不多见。

（三）血管损伤

血管损伤的合并症极为少见。髋关节前脱位偶可引起股动、静脉的压迫症状。此时，应立即在充分麻痹下采用手法整复，操作时避免暴力。

（四）股骨头缺血性坏死

此是髋脱的晚期合并症。由于受伤时暴力很大，不但圆韧带被撕脱关节囊也被部分撕裂，不但内骺动脉完全断裂，外骺动脉也可能受到不同程度的损伤，使股骨头的血运供应不足，以致发生缺血性坏死。若采取措施无效，坏死继续恶化，最后必然形成严重的创伤性关节炎。

（五）创伤性关节炎

创伤性关节炎也是髋脱的晚期合并症。合并股骨头骨折、髋臼骨折的病人，因为股骨头和髋臼的软骨面、关节囊和滑膜部受到不同程度的损伤，需要一个修复的时间。如果复位后处理不当也可以提前发生创伤性关节炎的病变。一般说来，脱位整复后2~3年内，患者应尽量避免任何负重过多、步行或站立过久的工作。这样可以推迟或减轻创伤性关节炎的发生。

第三节　错缝

小儿髋关节错缝

本病指股骨头与髋臼窝之间发生微小移动。公认本病采用手法治疗可立即恢复关节功能。本病病名很多，如小儿髋关节半脱位、小儿髋关节假性脱位、小儿髋关节圆韧带嵌顿、小儿髋关节扭伤、小儿髋关节闪伤、小儿髋臼错缝、小儿髋关节一过性滑膜炎、髋关节滑囊炎等，这是因为对发病机理存在争论。

本病常须手法复位才能痊愈，只有少数患者可自行痊愈。误诊误治后常在半年以后发生股骨头无菌坏死。是儿童多发病。多见于5~10岁儿童，2~5岁较少，10~15岁更少，成人则罕见。男与女之比为4:6。

（一）病因病理

本病因外力致下肢过度外展或内收而发生，病可伤及下肢的内收肌群和外展肌群，导致肌肉痉挛使关节位置不正，使圆韧带受到挤压或牵拉而变细，变细后供血不良，日久则股骨头因缺血而坏死。因此，本病治疗越早预后越好，治疗关键即在于解除肌肉痉挛。

（二）辨证诊断

有可疑外伤史。如摔跤、滑跌、溜冰、打球、赛跑等。多在伤后次日发生髋骨关节疼痛，不敢屈髋活动，步行时常见步态拖拉为腿长，步行时也可见跛行为腿短。平卧身体可见骨盆倾斜，两腿长短不齐，臀横纹和腹股沟对比不在一个水平位上，压痛点在腹股沟中间部位，腿长者内收肌紧张，腿短者臀肌紧张，髋关节屈曲至90°时即感疼痛，屈度越大则疼痛越重，甚至不可忍受。对损伤时间较长或平时就有髋关节疼痛者，应摄X线片检查。

（三）鉴别诊断

需与髋关节脱位、髋关节结核鉴别诊断。

（四）治疗方法

复位：患者仰卧，两手交叉枕于头下。一助手固定其两肘。另一助手在健侧双手分压髂前上棘和膝。术者于患侧两手握患肢膝关节和踝上，先轻轻试验屈髋屈膝，如有疼痛则不强屈，做伸屈两关节活动以无痛为度，至患者肌肉放松并能主动配合活动时，突然屈膝屈髋至最大限度，停留一分钟。等疼痛稍减轻时，继续复位。腿长者屈髋内收内旋患肢。腿短者屈髋外展外旋患肢。多数患者肌肉完全放松后，两腿可等长，立即恢复功能。少数患者当时仍不能自动屈髋或骨盆仍然倾斜，如已复位则不必重复手法，而应先令其休息，多在次日可恢复正常功能。

复位后应注意：三天内避免患肢外展，如勿持幼儿两腿大小便、背着手走路等，防止复发；复位后又突然复发时应立即复诊复治，不可延误。

固定：对患病一个月以上的旧伤，复位后应加固定，固定时应将两腿并拢，在膝关节上方用布带或三角巾缠绕，不使两腿分开。固定1～3周。

药物治疗：新伤内服活血丸一周，旧伤另加服疏络丸3周。

膝关节错缝

本病指半月板与股骨踝和胫骨平台之间发生微小移动。本病手法复位后如果无重复损伤可不再复发，这是与其他损伤有根本区别之处。

（一）病因病理

在单脚立地而膝关节半屈曲、上身扭转时，股骨踝骑跨于半月板横脊之上，在伸直膝关节时可将半月板挤坏，即常见的半月板损伤。如果股骨踝超越于半月板之前，膝关节加大屈曲时将半月板推向关节后方而移位，这种情况较少。如果半月板原来就是盘状或平常过度活动，遇有类似损伤时，更容易比正常半月板发病。

（二）辨证诊断

膝关节半月板的疾患主要影响关节屈伸和行走。伤后膝关节屈伸受限，屈达 80°～90°，伸达 20°～30°。关节处于半屈曲位，走路跛行，足尖着地，髌韧带两侧和膝关节后方有压痛，压痛点常见于外侧，严重者伴有明显血肿，轻者可无肿胀。摄 X 光片不能显示异常。

（三）鉴别诊断

本病需与半月板损伤、半月板囊肿、盘状半月板、关节内游离体鉴别。

（四）治疗方法

复位：患者坐位，伸直健侧下肢，两手后背。术者立于患者面前，一手放患膝上，一手握踝上，先屈伸活动膝关节以无痛为度，等患者肌肉放松能主动配合时，突然屈曲患膝至最大限度。在屈曲复位时感到关节内有碾磨的涩滞音响，即标志复位。当屈伸时患者感到剧痛，屈膝后疼痛便逐渐缓解，等疼痛过后可将膝关节伸直。再做伸屈试验时已完全不受限。有严重血肿者，也大部分消散。

功能锻炼：正常活动患肢，功能可恢复。

药物治疗：有血肿者外敷消瘀膏至消肿。可内服活血丸、定痛和血汤等。

胫腓上关节错缝

本病指腓骨小头离开胫骨的腓骨关节面。

（一）病因病理

上胫腓关节无明显的杆与臼，完全依靠韧带来维持稳定。当直接外力如挫、撞、砸、打于腓骨的前方或后方，使关节韧带断裂或松弛，关节失去稳定而成本病。

（二）辨证诊断

有外病史。伤后局部肿胀、压痛，用手捏住腓骨小头前后推动时有移动感。功能障碍不明显，在立足地面转身活动或屈膝向前迈步时，可引起局部疼痛。关节外侧有腓总神经通过，关节错缝时虽然较少损伤腓总神经，也有因腓总神经同时受损伤而就诊，或因腓骨小头不稳，长期刺激腓总神经而因神经症状就诊。X线片有时显示关节间隙变宽。

（三）治疗方法

复位：用手把腓骨小头向胫骨方向靠拢，再前后活动排除障碍，使胫腓上关节位置稳定。

固定：在腓骨小头外侧用纱布平垫放好，避免压迫腓总神经，外覆硬纸板，然后用绷带平行包扎5～6圈，固定3～4周。(图43)

药物治疗：新伤外敷消瘀膏、乌龙膏，内服活血丸、补筋丸。旧伤外敷舒筋膏。隔日换1次。治疗2～3周。内服活血舒络丸、展筋丸，每日2次。疗程为3周。

踝关节错缝

本病指胫距关节因外力而发生微小移动，引起疼痛和功能障碍，并且不能自行复位。本病多见于青少年，女性多于男性。

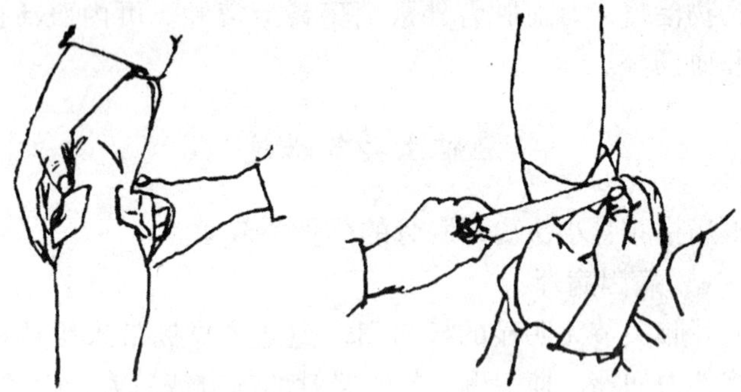

图 43 胫腓上关节错缝固定法

（一）病因病理

踝关节属屈戌关节，背屈和跖屈为主要功能。距骨前宽后窄，当踝关节跖屈时，距骨前方伸出关节面外，关节处于不稳定状态，活动时容易扭伤踝关节，踝关节的前后关节囊松弛，如果跖屈或背屈过度，关节囊虽未破裂，但在关节复归正常体位的刹那间可将松弛的滑囊挤入关节间隙中，从而引起关节功能障碍。

（二）辨证诊断

有外伤史。伤后踝关节前后肿胀、屈伸受限、不能负重，足跟着地站立时可有剧烈疼痛。踝关节有压痛。X 光片有时可显示关节的前方或后方的间隙略宽于正常。

（三）鉴别诊断

需与踝部骨折、踝关节内外侧韧带损伤鉴别。

（四）治疗方法

诊为踝关节错缝，就必须采用手法复位，否则会影响恢复。

复位：患者仰卧。助手握固患侧踝上。术者一手握患侧足跖部，另一手捧足跟，先拔伸等关节放松时伸屈踝关节，活动范围由小到大，直到将踝关节能屈伸到取大限度即为复位。复位后令患者走路试验或负重站立，如疼痛明显减经或无痛即为复位满意。如仍不满意，可重复上述复位过程。（图 44）

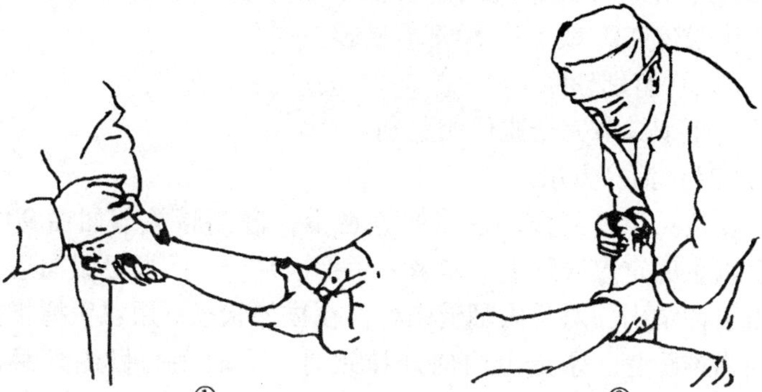

①　　②

图 44　踝关节错缝复位手法

功能锻炼：功能锻炼是恢复功能的重要步骤，一定要重视练习踝关节伸屈以早为好，从关节复位后即应开始。自练为主，范围由小到大，坚持不懈。3 周后活动功能仍严重受限，除鼓励自练外，可协助被动活动。

药物治疗：新伤外敷消瘀膏、乌龙膏，隔日换药 1 次，疗程 3 周；内服活血丸或补筋丸。每日 2～3 次。如果 3 周后活动时仍有疼痛，可用骨科洗药，煎水熏洗局部，每日 2 次。

距下关节错缝

本病指距骨下方与跟骨上方构成的关节因受外力而发生微小错动或半脱位，引起疼痛和功能障碍并且不能自行复位。又称跟距关节错缝。临床较少见，也容易被人忽视。

（一）病因病理

距骨下方与跟骨上方有前、中、后三个关节，这三个关节的接触面虽有微小的凹凸吻合面但不稳定，全靠韧带来维持稳定，如果遭受较大外力使足过度内翻或外翻，即可引发本病。

（二）辨证诊断

有足内翻或外翻伤病史。伤后足跟不敢着地负重，无肿胀或微肿，内踝下后方和外踝后方有压痛，足强度内、外翻试验或足跟叩击试验都有疼痛。轻微小错缝在 X 线片上不显影。关节半脱位在 X 线上有 50% 不显影。

（三）鉴别诊断

与距下关节完全脱位相鉴别。

（四）治疗方法

复位：患者侧卧，患肢伸直在上，健侧膝关节屈曲 90°。助手以手固定患肢踝上。术者一手握前足，一手握足跟向远端用力拔伸牵引。对足内翻受伤者，在拔伸状态下用双手拇指由外向内推距骨，余指由内向外拉跟骨，同时用力做内外翻活动，即可复位。复位后立即让患者下床用患肢负重试验，如疼痛大减或无痛即是复位。对足外翻受伤者，复位手法相反。（图 45）

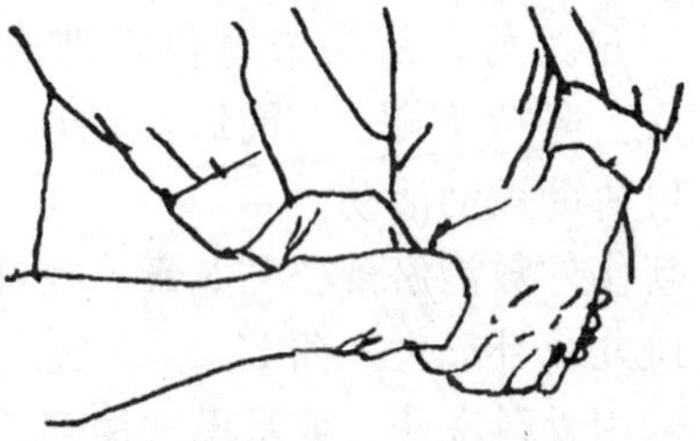

图 45　距下关节错缝复位手法

固定：复位后新伤不需固定，但限制负重一周。旧伤需固定，用硬纸板由跟骨后方抱两踝固定，在纸板下用两个厚纱布平垫分别垫在距下关节的内、外侧，纸板外用绷带包绕 3～5 周。

药物治疗：肿胀外敷消瘀膏、乌龙膏，隔日换药 1 次至肿消。3 周后仍有不适者，可用骨科洗药热敷。

跟骰关节错缝

本病指跟骨远端与骰骨近端构成的关节，因受外力发生离错，引起疼痛和功能障碍并且不能自行复位。本病临床较常见。误诊误治可引起骨性关节炎，有结核病者可诱发跟骰关节结核。

（一）病因病理

由高处落下时，足前段外侧内翻内旋着地，自身重力和地面反冲力交集在跟骰关节，导致跟骰关节背侧韧带被撕裂或拉松，使关节不稳而发生关节的轻微移动（即骰骨移向背侧）而成本病。

（二）辨证诊断

有外伤史。伤后在足外侧近踝处（即外踝前下方）迅速出现肿胀，肿胀根底界限清楚，好像半个乒乓球扣在上面，压之张力较大，用力按压也能散开，局部压痛，足前段不敢负重，足前段内翻内旋试验可引起疼痛。X线片可无异常发现。

（三）鉴别诊断

需与踝部软组织损伤相鉴别。踝部软组织损伤肿胀与压痛部位在外踝下方及稍前方、内踝前方，此点足资区别。还要排除骨折。

（四）治疗方法

复位：患者坐位或卧位。助手固定患肢踝上。术者一手握患足前部强迫患足内翻内旋，另一手拇指压在骰骨的外上方用力下按，边按边摇晃前足，两手配合用力即可复位。复位后令患者下床，用患足前部负重，若疼痛减轻或不痛即标志复位。(图46)

固定：复位后骰骨背侧放一块平纱布垫厚约2cm，用胶布粘牢，外盖硬纸板，用C纱布绷带绕足4~5圈。固定2周。

功能锻炼：无需特意练功，3周内不可负重。

药物治疗：新伤外敷消瘀膏，3~5日换药1次，疗程半月；内服活血丸、跌打丸，每日2~3次。疗程半月。旧伤外敷舒筋膏，内服舒络丸、续筋丹，每日3次，至疼痛消失。

距舟关节错缝

本病指距骨远侧与舟骨近侧构成的关节因外力而引起关节轻微离错，有功能受限并且不能自行复位。男、女均可发病，

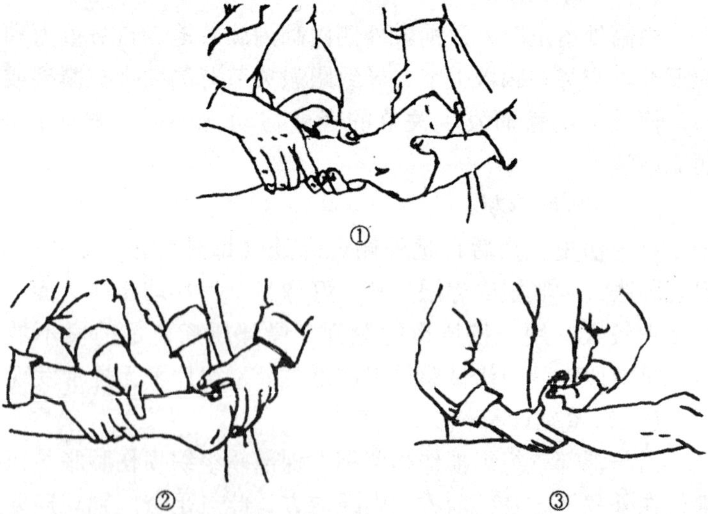

图 46　跟骰关节错缝复位法

临床较少见。

（一）病因病理

活动时，当足内前背侧触地呈外翻外旋位，自身重力与地面反作用力集中于距舟关节处，可将距舟关节背侧韧带撕裂拉松而导致关节不稳，病情轻者为本病。少数病情重者可引起足舟骨周围脱位。

（二）辨证诊断

有外伤史。在足外翻外旋时可引起疼痛，在足前部内侧负重时也可引起疼痛，局部无肿或微肿，有时可见舟骨结节处比健侧突起，舟骨结节及距舟关节的背跖侧均有压痛。X 线片多不显示异常。

（三）鉴别诊断

本病需与舟骨周围脱位、舟骨结节骨折、舟骨结节骨骺炎相区别。

（四）治疗方法

复位：患者坐或卧位，助手两手固定患肢踝上。术者一手握患足前部,另一手环握全足,拇指压在舟骨结节上,两手配合一边微做内翻内旋活动,一边用力下压舟骨即可复位。此处复位较难,如果以上操作3~5次仍不满意时,可令第二助手内翻内旋患足,术者改两手拇指重叠压在舟骨结节上,余指环握全足,二人配合边活动足前段边下压舟骨结节即可复位。如仍未复位,术者可将一拇指仍放原处,用另一手握拳击之,即能复位。复位后,症状基本消失或明显减经。(图47-①)

固定：在舟骨结节部位放一纱布平垫，再在足弓处放棉团填满足弓，外用硬纸板由内向外压于平垫之上，用绷带包扎固定3~5周。(图47-②)

功能锻炼:3周内避免负重走路,3周后试行负重,负重时虽有轻微疼痛,但经2~3周功能锻炼,症状可逐渐减轻或消失。

药物治疗：新伤外敷消瘀膏或乌龙膏3周。

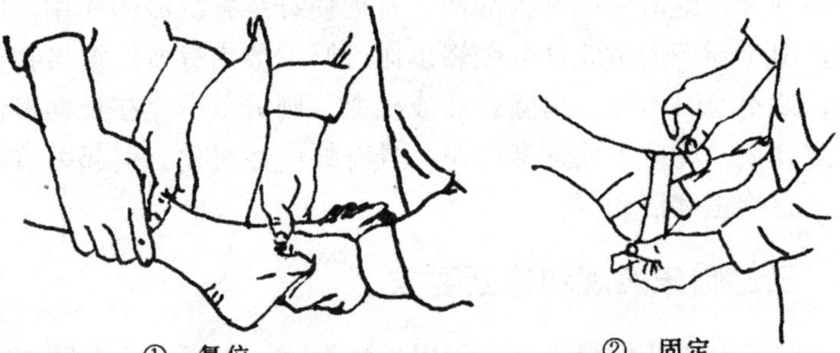

① 复位　　② 固定

图47　距舟关节错缝手法复位与固定

第四节　软组织损伤

膝关节滑膜炎

一、局部解剖要点

膝关节滑膜为构成膝关节内的主要机构，膝关节的关节腔除股骨下端、胫骨平台和髌骨的软骨面之外，其余的大部分为关节滑膜所遮盖。滑膜富有血管，血运丰富，滑膜细胞分泌滑液，可保持关节软骨面滑润，增加关节活动范围，并能吸收营养，扩散关节活动时所产生的热力。一旦滑膜受损，如不予以有效地处理，则滑膜炎发生功能障碍，影响关节活动成为慢性滑膜炎，逐渐变成增生性关节炎。

二、发病机理

创伤性滑膜炎发生的原因不外暴力打击、创伤、过度劳损关节内活动体、关节附近骨折或外科手术等。受伤后滑膜充血，发生大量积液，其中含有血浆、白细胞、吞噬细胞等。由于渗出物增多，关节内压力增高，阻碍淋巴系统的循环。正常关节滑液含有大量黏液素，为碱性液体，但因关节内酸性代谢产物的堆积则滑液即变为酸性，有促使纤维素沉淀的作用。同时，由于损伤后滑膜部分破裂出血，则关节内有血性渗出物存积，如不及时治疗，清除积液或积血，则关节滑膜在长期慢性刺激和炎性反应下而逐渐增厚，且有纤维性机化，引起关节粘连，影响正常活动。

三、临床表现和诊断要点

膝关节外伤性滑膜炎，可以单独发病，但更多是在膝部其他损伤的情况下并发，如膝关节脱位、髌骨骨折、侧副韧带断裂等，都可伴有滑膜损伤而产生滑膜炎。单发的膝关节外伤性滑膜炎，表现为关节肿胀，轻度胀痛不适，伸屈功能受到限制等。如为髌前滑膜炎，肿胀范围在膝部髌骨前方，如为髌下滑膜炎，则髌韧带两侧的正常凹陷消失，如为髌上滑膜炎，因滑囊腔较大且与关节腔相通，故肿胀范围广，浮髌试验阳性。

四、治疗方法

首先要强调，应正确处理活动与固定之间的关系。活动关节可预防肌肉萎缩和关节粘连，但活动较多又促使关节积液或继续出血。反之，固定关节有利于减少积液或防止继续出血，但因固定过久，必引起肌肉萎缩，以致丧失关节的稳定，形成一种恶性循环：外伤→关节积水→休息→四头肌萎缩。所以在治疗过程中，既要注意肌肉（股四头肌）不发生萎缩，又要防止关节内积液或积血继续增长，必须掌握恰当才能达到预期的效果。

（一）关节穿刺

在局麻和严格无菌技术操作下，于髌骨外缘行关节穿刺。穿刺针达到髌骨的后侧，将积液或积血完全抽净，并注入1%盐酸普鲁卡因3~5ml及强的松12.5~25ml。用消毒纱布遮盖穿刺孔，再用弹力绷带缠绕压迫。如积液继续增长，可重复穿刺2~3次。

（二）石膏托固定法

用长腿石膏托把膝关节固定于伸直位1~2周，单纯创伤性滑膜炎，一般固定10天左右即可，如伴关节积血至少固定2~3周，至不再出血为止。

（三）辨证用药

急性期滑膜损伤，瘀血积滞，治疗以散瘀生新为主，内服桃红四物汤加三七末3g，外敷消瘀止痛膏。

慢性期滑膜炎多属中医水湿稽留，肌筋弛弱，治疗以祛风燥湿、强壮肌筋为主，内服羌活胜湿汤加减或健步虎潜丸，外贴万应膏，或用熨风散作热敷。

（四）功能锻炼

主要是练习股四头肌的收缩活动，从固定日开始即练习股四头肌的收缩，当积血消失后可除去外固定，主动地练习膝关节伸屈活动。强烈被动性手法活动膝关节，是促使关节内继续出血积液，造成关节强直的主要原因，必须避免。

半月板损伤

一、局部解剖要点

在股骨两髁与胫骨平台之间，两侧各有一个月牙形软骨，即半月板。它们附着于胫骨两髁的边缘，因边周部较厚而中央部较薄，故其作用是加深胫骨髁的凹度，以适应股骨髁的凸度，加强膝关节的稳定，同时与交叉韧带协同，控制与引导膝关节的轻度螺旋形的活动。它属纤维软骨，无血液供应，其营养主要来自滑液，只有与胫骨髁缘连接的边缘部分（即外围的10%～30%），能从滑膜得到血液供应。因此半月板的游离缘一旦破裂，就很难自行修复。

内侧半月板软骨较大，呈“C”形，前窄后宽，有前后两角。前角附着于前交叉韧带前方的髁间窝，而后角则附着于后交叉韧带前方的髁间窝。中部外缘与内侧副韧带相连，所以内侧半月板的活动受到限制。

外侧半月板小而厚，近似“O”形。前角附着于前交叉韧带前方的髁间窝，而后角则附着于胫骨隆突和内侧半月板后角之前。外缘不与外侧副韧带相连，所以外侧半月板的活动度较内侧为大。外侧半月板常常发生先天性盘状畸形，称盘状半月板。其外形椭圆，可因轻微外伤而破裂。

胫骨平台的关节面约2/3为内外二板所遮盖，借以隔离股骨髁与胫骨平台的关节面，防止摩擦，减少震荡，散布滑液，润泽关节，吸收热量，膝伸直活动时，半月板向前活动，屈曲时向后移动，膝旋转时，二板一个向前，一个向后。膝屈伸时，股骨内外二髁滑动于半月板的上面，膝旋转时，半月板固定于股骨内、外髁的下面，其转动发生于半月板与胫骨平台之间，所以半月板破裂多发生于板的下面。膝关节旋转活动为造成半月板破裂的主要原因。

二、发病机理与分型

（一）发病机理

当膝关节完全伸直时，两侧副韧带均处于紧张状态，关节稳定。当膝关节处于半屈状态时，半月板向后方移动，如果此时突然将膝关节伸直，并伴有旋转，重力在受挤压的软骨上研磨，半月板即发生破裂。因此，造成半月板损伤必须有四个因素，即：膝的半屈、内收外展、挤压和旋转。例如内侧半月板损伤的典型病史是患膝略屈，足固定于地面，上身如突然向前、向中线扭转，股骨内髁急骤强力内旋，内侧半月板将在股骨内髁与胫骨内侧面间辗轧，使内侧半月板挤破。长期由于蹲位工作，可使外侧半月板遭受慢性损伤。

（二）分型

不同的暴力可产生不同类型的半月板撕裂。如纵裂、中1/3 撕裂、前角撕裂、前1/3 撕裂、后1/3 撕裂等。

三、临床表现与诊断要点

半月板损伤多见于运动员、矿工、搬运工等，男性略多于女性。大多数病有明确膝扭伤史，少数无明显损伤。受伤后，膝关节有剧痛，不能自动伸直。关节肿胀，有时有积血。休息4～5 天后，肿胀渐消，关节逐渐恢复功能，但始终感到关节不稳定，关节线上有压痛。少数病人有关节交锁，活动时可听到“咔嗒”声，关节于是能伸直。急性期往往不易明确诊断；待急性期消失后，再作进一步检查，就明确诊断。

膝关节间隙处的压痛是半月板损伤的重要诊断依据。常用的试验有：

1. 膝关节过伸试验：遇有破裂，或游离软骨片卡于关节内，膝过伸时将引起剧痛。

2. 膝关节过屈试验：特别是后角破裂，膝关节过屈引起剧痛。

3. 研磨试验：病人俯卧，膝屈至90°，在加压情况下，研磨（即旋转）膝关节，破裂的半月板可引起疼痛。

4. 回旋挤压试验（MC. Murray 症）：该试验又叫半月板弹响试验，或称麦氏征。伤员仰卧，检查者一手按住患膝，另一手握住踝部，将膝完全屈曲，足踝抵住臀部，然后将小腿极度外旋外展，或内旋内收，在保持受力位下，逐渐伸直。在伸直过程中，如能感到“咔嗒”声，即为半月板破裂。并按响声和疼痛出现的部位，推断破裂的部位。但应注意假阳性，滑膜增厚时，也可同样出现响声。

必须注意的是，没有一个试验是诊断半月板损伤的唯一依据，应综合临床症状、压痛点，以及各种阳性试验，才能作出最后诊断。每个试验均有某特定意义，如回旋挤压试验主要是用以检查后角撕裂，必要时应反复多次检查。此外，关节空气造影、碘溶液造影，或空气－碘溶液对比造影等都是有效的辅助诊断方法。超声波检查对有经验的医务人员有显著意义。X线检查主要是用以排除膝关节的其他损伤和疾病。

近年来，通过关节镜的广泛使用，对膝内紊乱有进一步认识，往往在半月板破裂的同时，发现伴有韧带、关节软骨等的病变。关节镜不仅可用来作出诊断，还可以进行活组织检查和关节内手术，如半月板摘除术等。

四、治疗方法

急性半月板损伤时，可用石膏托适当限制膝部活动。局部可用消肿止痛的中药外敷。若关节血肿明显，可抽尽血肿，作压力包扎。膝部疼痛减轻后，开始作股四头肌功能锻炼，以免肌肉萎缩。

经确诊为膝关节半月板破裂而保守疗法无效时，应及时作半月板撕裂部分摘除术，如此可防止日后发生创伤性关节炎。手术操作应轻柔而敏捷，不可损伤关节面软骨、髌骨下脂肪垫和滑膜。术后用棉垫加压包扎，加强股四头肌的舒缩活动。3周后拆除敷料，开始下地活动。过早负重将引起滑膜增厚，影响日后功能恢复。

通过关节镜进行撕裂部分半月板摘除术，是近年来骨科领域里的一项重大进展。它是在关节腔完整的情况下进行手术的，较符合关节的生理状态。它不但手术创伤少，而且可将破裂的游离部分切除，保留完整部分，减少骨关节病的提早发生，同时也可将关节腔内合并存在的病损一同处理。术后病人复原快，可早期起床活动。膝部不留切口。

第三章　躯 干 部 分

第一节　骨折与脱位

脊柱的解剖结构

脊柱是由多个椎骨，韧带及椎间盘等连接构成的人体的中轴，位于背部正中，上接颅骨，下接髋骨。胸部有肋骨附着，前面悬挂脏器，并构成胸腔、腹腔和骨盆的后壁。脊柱中央形成椎管，为脊髓的通道。其结构复杂，功能较多，具有静力学、动力学特点及保护性能。脊柱具有负重、保持人体平衡和传导头、躯干及上肢的重量和附加重力，吸收作用于脊柱的应力及震荡功能。能作较大幅度的前屈、后伸、侧屈及旋转运动，保护脊髓，及胸腔、腹腔中的脏器。

脊椎骨及其附体

整个脊柱由 33 个椎骨连接而成。每个椎骨分椎体和附体两部分。婴儿期一般共 33 个，成人为 26 个，即颈椎 7 个，胸椎 12 个，腰椎 5 个，骶椎 1 个（婴儿为 5 块，成人融合成一个），尾椎 1 个（婴儿为 3 ~5 块，成人亦融合一个）。除第 1、2 颈椎，骶椎及尾椎外，其余各椎骨之解剖结构大同小异，均由椎体、椎弓及由椎弓发出的突起三部分组成。每个椎弓有 7 个突起。即棘突 1、横突 2，上关节突和下关节突各 2，并与相邻关节突的关节面构成关节。各椎骨上下由多个椎间盘及坚强韧带联结，形成一骨髓性中轴支柱。

（一）椎骨的一般形态结构

一个典型的椎骨由椎体、椎弓及椎弓发出的突起三部分组成。

1. 椎体：椎体呈短圆柱形，是椎骨负重的主要部分。主要由骨松质构成，外包薄层骨密质。其上有多个小孔，营养血管由此进入。在椎体的上下面的边缘处有隆起的骨环，椎间盘的软骨板即位于其中。

2. 椎弓：椎弓位于椎体的后方，由一对椎弓根和一对椎弓板构成。椎弓根是椎弓连于椎体的较细部分。根的上下缘分别有椎骨上下切迹，两个相邻椎骨的上、下切迹参与椎间孔的构成。椎弓板是两侧的椎弓根伸向后内的一对扁平骨根、两侧椎弓根在后中线彼此融合，否则即成脊柱裂。脊柱裂多发生在腰$_5$及骶$_{1\sim2}$。临床上经常采用的椎弓板切除术即切除一侧或两侧椎弓板及相关部分，以显露、探查和切除椎管内病变组织。

3. 突起：自椎弓发出 7 个突起，棘突 1 个，从椎弓后方正中向后方或后下方伸出，为肌和韧带的附着处。横突一对：由椎弓根多椎弓根结合处伸向外侧，亦为肌和韧带的附着处。关节突上下各一对，为椎弓根多椎弓板结合处分别伸向上方和下方的突起。各关节突上均具有关节面，上面覆有透明软骨构成的关节软骨，上关节突与上位椎骨的下关节突形成滑膜关节。

（二）各部椎骨的主要特征

1. 颈椎的主要特征：颈椎共 7 个，除第 1、2 颈椎外，其余 5 个颈椎的形态大致相同。椎体较小，第 3 ~ 7 颈椎体上面两侧缘稍后方处向上突出的唇样突起，称为钩突与上位椎体下面内侧界，骨质增生时，可使椎间孔狭窄，压迫脊神经根和椎动脉，导致产生颈椎病的症状。颈椎的椎弓根较短，椎骨的上下切迹也较浅，构成的椎间孔前后径和上下径较小，是颈神经根受挤压的原因之一。颈椎横突短而宽，位于椎体和椎弓根的侧方，其中央有一圆形的横突孔。除第七颈椎的横突孔外，其他颈椎的横突孔都有椎动脉以及椎静脉丛和交感神经支通过。横突的上面有背神经沟，颈神经行于其中。第 6 颈椎横突末端前方的结节较大，称为颈动脉结节、颈总动脉经其前方，当头部受伤出血时，可在体表将颈总动脉压于此结节，进行止血。

颈椎棘突较短、末端分叉，但第 7 颈椎棘突特长，末端不分叉，可在体表扪及，常作为计数棘突的标志。

第 1 颈椎又名寰椎。呈环形，无椎体、棘突和关节突，由前弓和侧块构成。前弓短，其后面正中有小的关节面称为齿突凹。枢椎的齿突构成寰齿关节。后弓较长，后弓接近侧块处的上面有椎动脉沟。椎动脉上行穿出寰椎横突孔后，绕至侧块后方，经此沟进入椎管，再经枕骨大孔入颅。第 1 颈神经，经此沟穿出，位于椎动脉、后弓之间。后弓接近侧块处的下面，每侧各有一浅沟，与枢椎椎弓根上的浅沟合成椎间孔，第 2 颈神经由此穿出。因此后弓与侧块相连接处较细，易因暴力而发生骨折。

第 2 颈椎又名枢椎，其特点是自椎体向上伸出一指状突起，为齿状突。齿状突前面有一关节面，与寰椎齿突凹构成寰齿关节。齿突根部较细，易因暴力而发生骨折。枢椎的椎弓根较粗，椎骨上切迹很浅，位于上关节突后方，下切迹较深，位于关节突前方；第 1 颈神经位于寰椎关节的后方。而第 1 颈神经以下的颈神经则都位于椎间关节的前方。

2. 胸椎的结构特点：共 12 个。椎体自上而下逐渐增大，上位胸椎椎体近似颈椎，而下位胸椎椎体近似腰椎。在椎体侧面后部接近椎体上、下缘处各有一半圆形的肋凹与肋骨的肋头形成肋头关节。在横突末端前面有圆形的横突肋凹，与肋骨的肋结节形成肋横突关节。上、下关节突的关节面几乎呈冠状面。其棘突较长，伸向后下方，彼此相掩呈覆瓦状。

3. 腰椎的结构特点：共 5 个。椎体较大，其横断面呈肾形。椎体的前面略高于后面，以第 7 腰椎最明显。腰椎的横突较细长，以第 3 腰椎的为最长，因此第 3 腰椎横突所受到的腰肌牵拉力最重，发生腰肌筋膜附着点的劳损机会较多，常称为第 3 腰椎横突综合征。棘实呈垂直的根状，几乎水平的伸向后方。

4. 骶骨的结构特点：由 5 个骶椎融合而成，呈三角形，底向上。其上面中央部有一通过椎间盘第 5 腰椎相连接的粗涩面，此面的前缘向前突出，称为骶骨岬；头向下，与尾骨相连接。骶骨的前面（盆面），有4对骶前孔，内有骶神经前支通过；背面粗糙隆凸。骶正中嵴是沿中间的隆起，可在体表触及。在其两外侧有4对骶后孔，内有骶神经后支通过。骶前、后孔均通过骶管，骶管的上口接腰部的椎管，下口为骶管裂孔。在骶管裂孔的两侧有第5骶椎关节构成的骶角。此角可在体表触及，临床上常以骶角作为确定骶管裂孔的位置标志，进行骶管麻醉。骶骨的两侧上部宽而厚，有耳状面与髋骨的耳状面构成骶髂关节。

5. 尾骨的结构特点由4个尾椎融合而成。上面通过一个小软骨盘与骶骨尖相连接。

寰椎枢椎骨折与脱位

第一颈椎没椎体和棘突，呈环状，故又名寰椎。横突的基底部骨质坚固增厚处叫做侧块。侧块的上下有关节软骨面，上与枕骨、寰枕关节，下与第二颈椎连接。第二颈椎即枢椎，椎体小而棘突大，椎体上有齿状突向上伸入寰椎内，与寰椎的前弓和横韧带构成关节。寰椎的横韧带可以稳定齿突，防止齿突向后移位以挤压椎管。颈椎的椎间小关节面接近水平，故能灵活运动，但容易引起脱位交锁。

寰椎与枢椎发生骨折脱位，是一种不稳定型骨折，有移位时常并发脊髓损伤，发生高位截瘫，严重者立即有生命危险。

一、病因病机

体位不同、外力方向不同，所造成的损伤程度也不同。如果头在中立位，当头顶受到垂直暴力时，外力冲击通过枕骨直达寰椎两侧的侧块，使其向两侧分裂，结果寰椎的骨环在其脆弱处可被冲裂为左右两块或数块，一般不损伤脊髓，因而不产生神经症状。

如果处于低头位，头后部受到外力冲击，损伤有轻重不同：第一种是寰椎向前移动，同时有枢椎齿状突基底部骨折前移，脊髓受到轻度压迫或牵拉，解除压迫和牵拉，神经症状往往能够恢复，因此是轻型。第二种是单纯寰椎韧带断裂，使寰椎向前移位，同时椎齿状突相对后移，脊髓受挤压破坏、甚至断裂，出现高位截瘫或死亡，因此是重型。第三种是齿状突基部骨折，寰椎向后移位，也可以产生致命的脊髓损伤，这种情况较少。

二、辨证诊断

寰椎、枢椎骨折脱位，常有头的运动障碍，如旋转和低头受限。患者在转动身体时，需要用双手捧头，保证头与躯干同时转动。怀疑有骨折与脱位可能时，不应做头部活动，应以拍X光片确诊。脊髓外层神经支配上肢，轻型患者可以仅仅表现为上肢运动障碍和感觉障碍。重型患者出现脊髓横断性病变，如四肢上运动神经元性麻痹，颈2水平以下各种感觉障碍，尿失禁以及膈神经麻痹症状（呼吸困难、呛咳、呃逆等）。由于上颈髓靠近枕骨大孔，上颈髓病变常合并延髓损害，引起延髓的血管运动和其他严重的内脏功能紊乱症状（如心律不齐、血压波动不稳、呼吸困难、口唇与肢端青紫等）、严重者很快死亡，患处局部可有肿胀、压痛。X光片检查需拍正位开口像和侧位片确诊。

三、治疗方法

1. 整复方法：在没有充分了解病情时，不可盲目整复，以防加重脊髓损伤、造成永久性截瘫。搬运过程中亦应注意不能使颈部移位。

（1）牵引：用牵头推肩法。患者仰卧床上，医者坐于患者头顶方向，用双手牵头拔伸，用双足蹬在患者双肩上用力前推。复位以后采用枕颌牵引，牵引重量约2～3kg，使头处于过伸位，牵引时间3～4周。解除牵引之后用颈托固定，下床活动。

（2）手法复位：患者俯卧，头探出床外，助手两手扳住双肩固定身体。术者用一手托头枕后部，一手托下颏使头后仰，进行拔伸。在拔伸下缓慢谨慎地进行头的俯仰活动以及试探旋转活动，范围不宜大，以达到复位的目的。

2. 固定方法：枕头固定法。适用于病情较轻，复位后不用牵引者。制作一枕头，高约 12cm，宽约 8cm，长约 20cm，置于患者颈后，使头处于过伸位仰卧休养 2～3 周。离床以后换颈托固定。

3. 药物治疗

（1）外用药：用于后期有症状者。用骨伤洗药热熨局部。

（2）内服药：早期选服跌打丸、活血丸、正骨紫金丹等。伤后 2 周选服接骨五号、补筋丸等。后期如有疼痛不适症状，可内服五加皮汤、舒络丸。

颈椎骨折与脱位

颈椎骨折与脱位，这里指第三至第七颈椎的骨折与脱位。它可以分三种类型：①颈椎单纯骨折；②颈椎单纯脱位；③颈椎骨折与脱位同时出现。临床多见前两种类型。

一、颈椎单纯骨折

颈椎单纯骨折，指颈椎椎体骨折而不伴前后左右移位，所以常不合并附件损伤，神经损伤症状也轻微。这种骨折一般是压缩性骨折。

（一）病因病机

颈椎单纯骨折有四种类型，由外力冲击的方向决定。最常见的是屈曲型骨折，即椎体前缘压缩变扁，是头后受到外力。第二是伸直型骨折，即椎体后缘压缩变扁，可合并椎板或小关节骨折，是外力采自前方。第三是侧屈骨折，即椎体侧方压缩变扁，外力来自侧面。第四是垂直全压缩，整个椎体变扁变宽，有时把髓核挤进椎体内或者使髓核向椎管内脱出，表现椎间盘突出症状，这是头直立位时外力来自头顶。

（二）辨证诊断

颈椎单纯骨折，屈曲型较多。颈椎棘突多向后凸突，头屈不能伸，常用手捧头活动，以防震动，头的各个方向活动均受限制。有上肢麻木，自举无力，握力减弱。拍 X 光片可见颈体前缘压扁，颈椎生理前凸消失。

（三）治疗方法

1. 整复方法：用拔法和牵法，使头恢复保持正常位置。拔法：患者取坐位，术者立于其后，两手轻轻稳稳托起患者下颌，使头后部顶在术者前胸，用力向上提。如果是伸直型，要采用颈椎中立位，必要时颈椎稍向前屈。患者取卧位时，头放平正，医者踏在患者肩上，徐徐用力拔伸复原。牵法是用枕颌布托牵引。把枕颌布托套住枕部和下颌部，通过滑轮牵引。屈曲型时头颈略向后伸，伸直型用颈椎中立法，或稍向前屈，牵引重 2 ~3kg，持续牵引 4 ~6 周。（图 48）

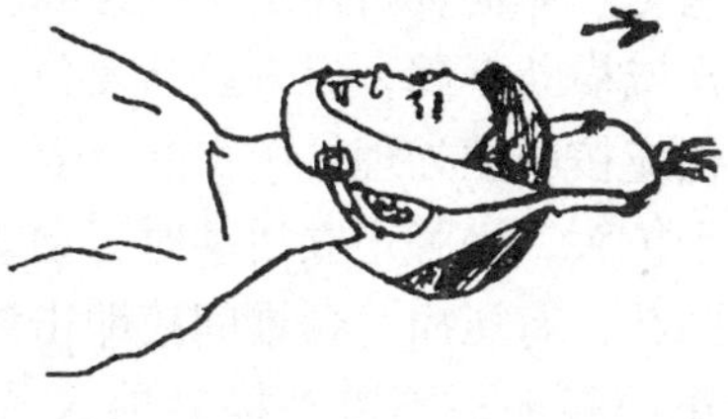

图 48　枕颌带牵引法

2. 固定方法：保持头的正常位置，可用牵引固定，或换带颈托、硬领固定保护，约需 4 ~6 周。

3. 功能锻炼：固定保护后，可随时练习仰头活动（屈曲型）或低头活动（伸直型）。

4. 药物治疗：内服活血丸，每次 1 丸，每日 2 ~3 次，服一周改用接骨五号，服法同上，服 2 周。

二、颈椎单纯脱位

颈椎单纯脱位，指椎体滑脱，上下椎体失去正常的对合位置关系，多见屈曲型，即上面椎体脱向下个椎体的前方；少见伸直型，即上面椎体脱向下面椎体后方。半脱位和伴有轻微神经损伤症状者多见，全脱位少见，无神经症状者少见。

（一）病因病机

头部受重物打压挫撞，或因跳水、从高处跌坠等受力冲击。颈部的关节突较短，上下关节突的排列为前后方向，关节面接近水平线，受外力冲击，当颈椎过度屈曲时，关节囊的撕裂远比关节突骨折多，导致颈椎向前、向两侧移位或旋转形成全脱位或半脱位。

（二）辨证诊断

如果伤后立即出现全身瘫痪，为全脱位；仅有上肢麻木无力或不完全瘫痪者，为半脱位。需要注意，有些截瘫病人拍 X 光片未见骨折和脱位，可能是颈椎受外力作用急骤而过度前屈，在一刹那间发生暂时性脱位引起颈髓损伤，甚至横断。当拍 X 线片时，关节突已恢复到正常位置，隐蔽了原始病理变化。应结合临床病史、体征资料作出正确诊断。也可能是脱位后处置不当，损伤或横断脊髓，后来虽然复位，但损伤已不可逆转，这种病人仍应按脱位处理。

脱位者常两手护头，坐卧走立活动时行动缓慢，震动引起疼痛，伤处可见肿凸，有压痛。颈椎间接叩击痛试验，疼痛甚剧，做此试验应小心轻叩，不可莽撞。拍 X 光片显示，颈椎脱位，还可见颈椎生理屈度消失或后突。

（三）治疗方法

1. 整复方法：发现有脊髓压迫现象，应及早解除压迫以利恢复，用拔牵压旋手法。患者取俯卧位，一助手稳抓患者双肩向下牵，一助手托住枕部和下颏，缓慢用力拔牵。屈曲型脱位者使头呈过伸位，在对牵状态下，当患者肌肉放松时，施术者用拇指按压后凸的棘突，牵头的助手轻轻旋转头部以助复位。有时有复位音。整复后保持牵引状态，把患者放置成仰卧位。用特制的枕头（长 20cm、宽 8cm、高 12cm）垫在枕部，使头处于过伸位休养。（图 49、图 50）

如果患者伤重不便于翻身，也可在仰卧位整复。在给患者翻身时一定要保持头和身同步转动，防止在转动时扭曲患处出现意外。

2. 固定方法：卧床时可用垫枕把头固定于过伸位，维持关节的稳定。离床时用颈托或硬领固定保护。约需固定3~4周，直至颈部有力，方可撤除固定。

3. 功能锻炼：在撤除固定后练习颈部的前屈后伸、旋转、左右、侧屈。

4. 药物治疗

（1）外用药：肿胀用消瘀膏或消肿散、万灵膏等，隔日换药直至肿消。肿痛消而未尽，活动仍受限外贴接骨膏。

（2）内服药：早期服活血丸、补筋丸。中后期服跌打养营汤、补肾壮筋汤等。

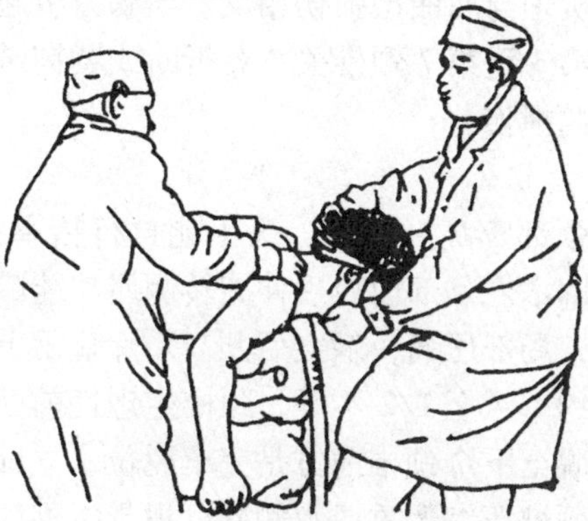

图49　颈椎骨折脱位复位法

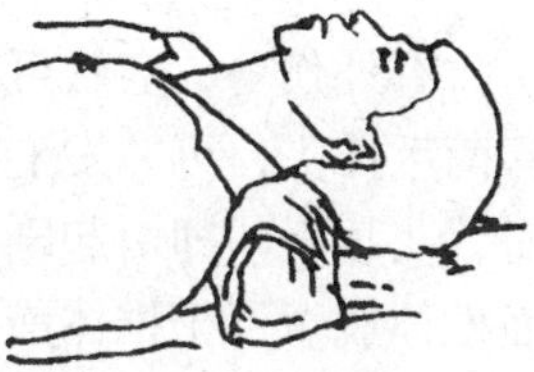

图50　枕头固定法

三、颈椎骨折并发脱位

颈椎单纯骨折，多以椎体前缘压缩为主，属稳定骨折。颈椎骨折并发关节脱位属非稳定性骨折。

（一）病因病机

直接暴力如碰撞、打击等，严重者可发生骨折脱位，临床较少见。

间接暴力如跳水、翻车、高处坠落，颈椎骤然承受过度屈曲的暴力作用，发生椎体楔形压缩，后部的附件可发生撕脱、断裂、脱位或交锁。严重者可引起颈髓横断或压挤伤。棘突骨折是由于前屈时项韧带或棘间韧带将棘突根部撕断或撕裂成上下两半。局部皮下因血肿而隆起，压痛明显。屈曲型骨折脱位时，前纵韧带及关节囊轻度损伤或无损伤，这是治疗时用过伸方法的主要解剖学基础。半脱位时可发生黄韧带、棘间韧带、项韧带断裂。屈曲型骨折受累部位必然发生不同程度后屈畸形，有时甚至发生侧向移位，如果不矫正畸形，不但关节突间关节不能复位，而且会影响整个脊柱正常生理弯曲，愈合后受累部位活动受限，其他部位活动负担加重，就可能引起创伤性关节炎。

伸直型颈椎损伤发病机理与屈曲型损伤相反。当暴力引起颈椎过度后伸时，可导致第 3 至第 7 颈椎关节突折断或黄韧带撕裂而挤入椎管内引起颈髓损伤。

（二）辨证诊断

有外伤史，症状可有颈部疼痛、血肿。头不能自行抬举，常两手捧头，可并发上肢麻木。颈部前屈后伸旋转侧屈功能障碍，头顶轻叩即引起剧痛，局部压痛，棘突后凸。X 片显示上面椎体脱至下个椎体前方约 1/4 至 1/2 不等，颈椎生理性前凸消失。如果上个颈椎完全脱至下个颈椎前方是完全脱位，立即有全身瘫痪或很快死亡。颈椎压缩严重或双侧椎弓根骨折都能伴后关节脱位，颈椎体脱位，损伤颈髓。颈椎压缩轻者也可伴脱位，不过很少并发颈髓损伤。颈椎椎体压缩超过 1/2 以上者，有压痛，纵向叩击痛，颈部前屈疼痛加重，后伸时疼痛较轻，有棘突后凸。

（三）治疗方法

1. 整复方法：对颈椎骨折与脱位的处理方法存在争论。有人主张积极复位，有人担心复位时加重病情，主张不能动。两种主张都认识到颈椎是至关重要的部位。一般来说：复位可解除神经压迫，有利于生理功能恢复，甚至挽救生命。如果消极等待，贻误治疗，则可生者死，轻者重，可痊者未痊；不过，如复位方法不当，确实会加重病情，这就需要以慎重的态度确定复位方案，以准确的手法复位，不宜在不明情况下盲目操作，也不可粗暴草率从事，在复位过程中要注意掌握患者反应，防止发生意外。复位时宜根据患者自然体位，不要因起卧翻转改变体位而增加病人痛苦和发生意外。

（1）坐位复位法：用拔牵压旋法。患者端坐，医生坐或立于其后，高于患者，双手交叉捧住下颏使患者头后部顶在医生胸前。以头后作为支撑点，向上提下颌骨使头呈仰位，向上牵引。保持此状态，等患者肌肉放松，颈椎间隙增宽时，向前脱位的椎体受前纵韧带的压迫而恢复原位。必要时在牵拔头部的同时，把头缓慢向侧方旋转，边转边观察患者表情，不要勉强，适可而止。复位后一手托稳下颏，一手检查颈椎棘突有无后凸，如果还未平复，可用拇指顶住凸起的棘突向前推，边推边提，同时轻轻地左右转头，可以完全复位。（图 51）

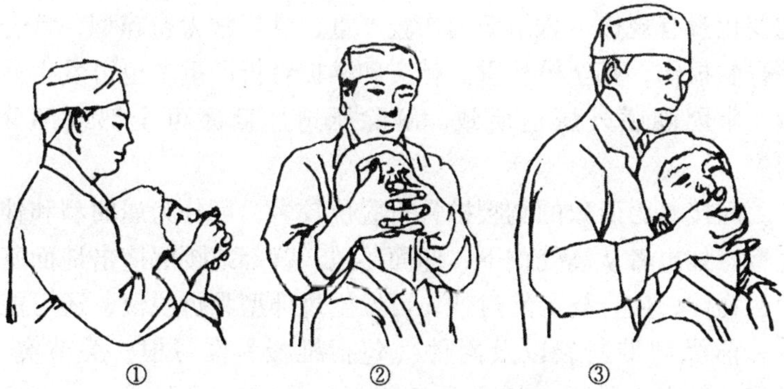

①　②　③

图 51　颈椎骨折脱位复位法

（2）卧位复位法：可用拔牵压旋法。操作与颈椎单纯脱位方法相同。

2. 固定方法：用特制枕头垫枕固定，或颈托或颈固定等。

3. 药物治疗：参照前述颈椎单纯骨折与脱位疗法。

胸腰骶尾椎骨折与脱位

胸椎的椎间小关节面呈额状面。第 1 ~ 10 胸椎两侧有肋骨支撑、构成胸廓、活动度小，比较稳定。

腰椎的椎间小关节面呈矢状面。从胸 11 ~ 腰 5 与活动范围大、方向广，负重量大，容易受损伤，发生脱位交锁时多合并关节突骨折。

骶椎幼年为 5 节，到成年融合成一块。尾椎 4 节。骶尾椎骨折和脱位好发于骶尾椎交接处，骨折通常在骶骨下端发生骨折而尾骨移向前方，脱位是在骶尾关节部位发生分离移位。

一、病因病机

病因有直接暴力和间接暴力两种。

直接暴力如碰撞、弹伤、炸伤、打击。后侧受冲击胸腰椎多发生横突棘突、椎板骨折，骶椎多属无移位的横断或粉碎性骨折，严重者可能发生粉碎性骨折、脱位。直接暴力造成的损伤变化没有规律，软组织损伤较严重，骨折常为粉碎型，常合并脊髓损伤，甚至较严重。棘突和椎板骨折严重者也可发生截瘫，常因硬膜外压迫所致，解除压迫后截瘫可全部或部分消失。

间接暴力所致的胸腰椎骨折脱位较多，可分为屈曲型和伸直型。如患者从高处跌下，仰面落地，背部或腰部撞击地面坚硬的物体，使脊柱突然过伸，可发生过伸型骨折脱位，还可能合并前纵韧带断裂以及附件（包括椎板、椎弓根、关节突、横突、棘突）骨折。如果患者坠落，足或臀部先着地，自身的重力和地面的反冲力作用在脊柱活动幅度最大的部位，使椎体前缘造成压缩性骨折。或重物从高处落下，冲击患者肩背部，或因翻车、跳水等，脊柱承受突然过度屈曲的暴力作用，也可发生椎体前缘压缩成楔形变，后部的附件可发生撕脱、断裂、脱位或交锁，严重者可损伤脊髓。另外，强力屈伸、突然旋转或肌肉突然猛烈收缩可引起椎弓峡部骨折，例如滑冰时突然摔倒。

1. 屈曲型骨折脱位。

脊柱屈曲型骨折脱位，有骨组织和软组织的病理变化。骨组织的病理变化包括椎体单纯压缩骨折和椎体附件骨折。

椎体单纯压缩骨折：是最常见的稳定型骨折。X 线片可显示椎体受压后产生的各种变形，局部骨质密度增加，但椎间盘宽度变化多不显著。症状较轻，容易漏诊、误诊。常包括五种类型：①椎体单纯楔形压缩骨折；②椎体上缘压缩骨折。骨质疏松的椎体受压可发生套式畸形，后上缘受压凸入椎管可损伤脊髓。③椎体扁平压缩骨折，常见于骨质疏松患者，多发生在腰 2、3、4 等前凸较大的部位。椎体被压成扁平。④椎体一侧压缩骨折。骨折压缩局限于一侧，引起脊柱侧弯。⑤多椎体压缩骨折。常发生在两个不相邻的椎体。

椎体附件骨折：常见有四种类型。①椎弓根骨折：多见于腰椎。如果双侧峡部则容易发生脊柱滑脱。②关节突骨折：最常见。过伸或过屈都能致关节突骨折，多数关节突骨折合并胸腰椎压缩骨折，脊柱有压缩畸形，上部椎体还可能向前或偏侧移位，或形成变锁状态，损伤脊髓或马尾。腰椎关节突骨折可单独发生，易漏诊或误诊为腰扭伤。引起进行性腰椎向前脱位。③横突骨折：多并发于椎体压缩性骨折，也可单独发生。最常见腰 2、3、4 的横突骨折，能引起腹膜后血肿压迫激惹支配腹腔脏器的神经丛，使腹内器官发生功能变化。④棘突骨折：棘突根部被撕断或撕裂为两半，较少单独发生。

软组织的病理变化包括肌组织、椎间盘、韧带和关节囊的病变。

背部和腹后壁肌组织本身所受的损伤并不严重，由于肌纤维间或肌膜间形成血肿，血肿机化后产生瘢痕组织，影响肌肉正常机能，发生腰背部功能障碍或腰背疼痛。

损伤较轻时椎间盘无变化。椎体粉碎或骨折脱位时，椎间盘组织被挤入碎折块中或椎管内，严重时压迫脊髓。椎间盘组织因缺乏血供而逐渐退化，椎间隙变窄。

脊柱屈曲型骨折脱位时前纵韧带和关节囊损伤轻或无损伤。前纵韧带松弛成皱折状，韧带下形成血肿，刺激交感神经引起腹胀。骨折严重时附件、韧带和关节囊折断或撕裂，可使脊柱发生脱位。

2. 伸直型骨折脱位

多见于腰椎，病机与屈曲型损伤相反。当腰椎受暴力作用过度后伸时，腰椎病变较严重而脊髓和马尾受伤较轻。腰椎可能病变有：前纵韧带横行撕断，椎间隙扩大；椎体前部或前后撕裂，合并前纵韧带横断；关节突折断，腰椎向后移位，椎间孔减小，神经根受压迫，最常见于第4、5腰椎。

脊柱骨折根据稳定程度可分为稳定型和不稳定型。凡椎体单纯压缩骨折，椎体压缩不超过1/2，不合并附件骨折或韧带撕裂，或单纯横突、棘突、椎板骨折，属稳定性骨折。凡椎体压缩超过1/2，或粉碎性骨折、骨折伴脱位、附件骨折、韧带撕裂等，属不稳定性骨折，常损伤脊髓。

脊髓损伤病理可分为震荡、受压、挫伤断裂、脊髓内出血。脊髓功能障碍可分为暂时性、不完全性和完全性；脊髓损伤平面可分为高位和低位。损伤在颈膨大或以上者，上下肢瘫痪，为高位截瘫，发生于颈椎骨折。损伤在颈膨大以下者，仅出现下肢瘫痪，为低位截瘫，发生于胸腰椎骨折。

脊髓震荡仅有功能上暂时性传导中断，脊髓无器质性损害，损伤平面以上运动感觉功能不完全障碍，通常数小时或1～3周完全恢复。

脊髓受压是由瘀血或断骨等压迫。瘀血可发生于椎管内组织受损、硬膜外血管破裂出血，移位的椎体、骨折片、突入的肌腱压迫脊髓，解除压迫，脊髓功能可全部或部分恢复。如果受压日久，组织变性，缺血块死，成为永久性损害。

脊髓挫伤断裂是神经细胞破裂，神经纤维束撕断，甚至完全横断，有部分或完全脊髓横断体征。

脊髓内出血常及数个脊髓节段。有分离性节段性感觉障碍、瘫痪，肌萎缩不明显，CT可见血肿区高密度影。

二、辨证诊断

必须详细询问受伤病史，细致地体检和进行X线摄片检查。如果患者受伤后主诉有自发性脊柱疼痛、运动或感觉障碍，说明有骨折或脱位的可能性。体检时禁忌乱翻动病人或让病人勉强坐立，或让病人主动屈曲脊柱。要仔细观察触摸，发现压痛、血肿或畸形，并检查有无神经系统受损。X线诊断脊柱骨折脱位最可靠，但应注意尽量减少搬动病人，必要时摄床边X线片。

X线片要注意观察有无以下改变：椎体挤压、裂缝、粉碎或移位，椎管腔和椎间孔变形，关节突、棘突、横突骨折，椎间隙变窄，棘突是否在一条直线上（正位片），椎间隙或棘突间的距离有无变宽（侧位片）。椎体移位程度在侧位片上观察，把椎体分成四等份，向前脱出1份为一度脱位，2份为二度脱位，依此类推。

脊髓神经有无损伤容易判断，但对损伤的定位和程度作精确判断较为困难。根据X线照片只能确定骨折脱位的部位和椎管内有无碎骨片来间接判断脊髓神经损伤情况，不能准确反映脊髓受损程度。只有掌握脊髓各部位受损的不同表现，并认真进行感觉、运动、反射、括约肌及植物神经功能检查才能作出进一步判断。

硬瘫出现于锥体束受损伤者，肌张力增高，肌痉挛性收缩，腱反射亢进。肌肉萎缩轻，软瘫出现于神经纤维受损伤者，肌张力减低，肌肉弛缓无力，腱反射减弱或消失，肌肉萎缩。脊髓震荡者立即发生受损平面以下软瘫。脊髓受压者，初期表现软瘫，如不解除压迫1～3周后逐渐变为硬瘫。脊髓断裂者，初期为软瘫，3～6周后逐渐变为硬瘫。如果第1腰椎以下的马尾神经损伤引起软瘫，无痉挛性转变。

脊髓神经呈节段性分布支配肢体运动与感觉区域。外伤引起损伤平面以下运动和感觉部分或完全消失，所以可以根据截瘫平面来推断损伤的部位和病情的变化。

脊髓节段与脊椎体的对应关系如下：胸髓 1 与颈椎 7 对应，胸髓节的数目 1 ~7 为椎体的数目减 2 至减 1，8 ~12 为椎体的数目减 2，腰髓 1 对胸椎 10、11，腰髓 2 对胸椎 11，腰髓 3 对胸椎 11、12，腰髓 4、5 对胸椎 12，骶髓 1 对胸椎 12，腰椎 1，骶椎 2 ~5 对腰椎 1，尾髓 1 对腰椎 1、2。

脊髓节段与运动功能的对应关系如下：胸髓 1 与拇指运动；胸髓 2 ~12 与背肌、肋间肌、腹肌运动；腰髓 2 ~3 与大腿的屈曲和内转，腰 4 与小腿的伸展，腰 5 与大腿的外旋和旋内、小腿屈曲，骶 1 与大腿的伸展和旋外、足背屈曲，骶 2 与足底屈曲、足趾诸肌运动，骶 3 ~5 与膀胱功能、直肠功能、会阴诸肌功能。

脊髓瘫痪分三型：即锥体束型（上运动神经元型）、前角型（下运动神经元型）、混合型。临床各有特点。锥体束型呈不完全瘫痪，分布广泛，肌张力增高，常有联合运动，腱反射增强或亢进，常有病理反射，无电变性反应，无肌萎缩。前角型主要呈完全瘫痪，分布仅限于单独肌，肌张力减低，无联合运动，腱反射减弱或消失，无病理反射，有电变性反应，有肌萎缩。混合型主要是完全瘫痪，分布广泛，肌张力先增高。以后减低，偶有联合运动，腱反射增强，以后逐渐消失，有病理反射随后消失，有电变性反应，有肌萎缩。

脊髓侧角从颈 8 至腰 3 为交感神经细胞。头部对应胸 1 ~4，上肢对应胸 4 ~7，下肢对应胸 10 ~ 腰 2。当受损时发生汗腺分泌、血管运动及立毛反射障碍。颈 8、胸 1 侧角支配瞳孔散大肌、睑板肌、球后平滑肌。胸 3、4 侧角支配心脏及支气管。胸 6 ~ 腰 2 侧角支配内脏（胃肠）。

脊髓前角细胞为运动神经。颈膨大（颈 5 ~ 胸 1）支配的肌群从外向内依次为指、前臂、上臂、肩、躯干的肌群，胸段（胸 2 ~12）支配的肌群从外向内依次为肋间肌、背肌、腹肌；腰膨大（腰 1 ~ 骶 3）的前角细胞支配的肌群，从外向内依次为足、小腿、大腿、髋、躯干的肌群。总之，前角的内侧支配颈部与躯干的肌肉，前角的外侧支配四肢的肌肉，前角的腹侧支配伸肌和外展肌，背侧支配屈肌和内收肌。

脊髓节段或神经根与体表的对应关系：上肢对应颈髓5～胸髓2，如拇指与颈6、小指与颈8、前臂内侧与胸1、上臂内侧与胸2；躯干对应胸2～12，如腋窝与胸2、乳腺与胸4、剑突与胸7、脐与胸10、腹股沟与胸12；下肢前面对应腰1～骶1，如踇趾内侧与腰4、小趾与骶1；下肢后面对应腰5与骶2，如下肢后外侧区与腰5～骶1、下肢后内侧区与骶2～骶3、后外侧缘与骶1、后内缘与腰4、足跟与骶2；臀部与肛门区对应骶3～尾1。

感觉纤维在脊髓内排列的顺序：脊髓丘脑束（侧束、前束）纤维以骶、腰、胸、颈段的次序依次由外向内排列；薄束、楔束纤维以颈、胸、腰、骶段的次序依次由外向内排列。

脊髓半切或部分性病变可有如下表现。完全性脊髓半切综合征见：同侧，病损水平全部感觉消失和软瘫，病损部位以下深感觉缺失、硬瘫、腱反射亢进、病理反射阳性、发汗消失、血管运动障碍，无括约肌障碍（因半侧脊髓足以维持内脏功能）；病损部位以下对侧痛温觉消失。不完全性脊髓半切综合征可见：同侧病损水平痛、温觉缺失、软瘫，病损部位以下硬瘫、腱反射亢进、病理反射阳性，无括约肌障碍；病损部位以下对侧痛、温觉缺失。不完全性胸髓半切综合征可见：同侧病损部位以下深感觉（震动觉、位置觉）缺失、腱反射亢进、病理反射阳性、下肢硬瘫。

脊髓横断损害有如下表现。胸段（胸3～12）可见：双下肢硬瘫，部分肋间肌麻痹，肋间神经痛，病损部位以下传导束型感觉障碍，浅反射减弱或消失，双下肢腱反射亢进、有病理反射。腰膨大可见：双下肢软瘫，肌萎缩，足下垂，两下肢疼痛和感觉障碍，腱反射减弱或消失，无病理反射。圆锥（骶3～5）可见：下肢无瘫痪，肛门、性器官肌麻痹，性功能障碍（阳痿及射精不能），会阴部疼痛，马鞍型感觉障碍，肛门反射消失，跖反射消失，自主性膀胱，膀胱张力存在，膨胀，晚期排尿困难或滴尿。胸和腰膨大横断表现为反射性膀胱，有模糊不定的尿胀感，膀胱张力高低不定，早期不能排尿，残余尿多，晚期突然不能控制排尿，残余尿不定。概而言之，脊髓部分性横断表现：感觉不完全缺失，病损以下常保持某些感觉。运动障碍不对称，一侧比另一侧广泛。脊髓休克时间短，常数天内恢复。反射不对称。括约肌障碍也轻微，脊髓自动反射呈双相反射，即先屈后又自行伸直。完全性横断则表现相反：感觉完全消失。运动障碍对称，括约肌障碍显著，脊髓自动反射呈单相，即屈后不再自行伸直。

三、治疗方法

（一）急救处理

脊柱骨折和脱位是骨伤科临床常见的严重损伤，及时合理的急救处理对患者的预后有重要意义。对任何可疑有脊柱骨折脱位者要减少不正确搬动，以免加重损伤，否则后果不可挽回。搬运中必须使脊柱保持伸直位置，避免扭转和屈曲。可采取2人至数人在患者一侧动作一致地平托头、背、腰、臀、腿；也可采用木板担架或床板搬运，先把病人四肢伸直，上肢靠近身边，把担架平放在患者一侧，急救者（至少2人）蹲在患者另一侧，扶住患者的肩和髋，同时用滚圆木样的方法把患者移到担架上，使患者仰卧。滚动时要动作一致，轻重平稳。担架上应垫厚垫。用帆布担架转运屈曲型骨折脱位患者，应让患者取俯卧位。

（二）整复方法

胸腰椎稳定性骨折和脱位：稳定性骨折一般不用复位，当压缩性骨折超过1/2以上者，脊柱后凸严重，趋向不稳则必须复位固定。整复屈曲型胸腰椎骨折有双踝悬吊法、攀索叠砖法、垫枕法、攀门拽伸法等，可分别见于《世医得效方》、《医宗金鉴》、《普济方》。

双踝悬吊法：患者俯卧位，两踝部裹上棉垫再以绳缚扎，把两足缓缓吊起，使身体与床面成45°角。医者用手在伤处适当按压，矫正后凸畸形。复位后患者仰卧于硬床板，患处垫软枕。复位前可用度冷丁100mg肌肉注射镇痛，或用1%普鲁卡因40～60mg注入椎板附近局部麻醉。

攀索叠砖法：患者双手握绳，用6块砖平分左右叠置，双足踩在砖上，术者护住患腰，再依次抽去足下垫砖，每次左右各一块，三次抽完，让足尖着地，身体悬空，脊柱呈过伸位，术者在患者身后把后凸畸形矫正。

垫枕法：患者仰卧于硬板床上，骨折部位加垫软枕，软枕逐渐增加垫高，使脊柱过伸。

攀门拽伸法：患者俯卧于硬板床上，两手攀住床头，用三名助手在双下肢及下腰部拔伸牵引，术者用手按压骨折部复位。这种方法与前三种方法不同，是非过伸位复位法。也可用于不稳定性屈曲型胸腰椎压缩或粉碎性骨折。对年老体弱者尤为适宜选用。

目前常用的复位法：患者俯卧于硬板床，两手攀牢床头。一助手站在床上用两手握住患者两踝向上方提起，使患者身体悬离床面，使脊柱成为伸位，术者用两手重叠按压受伤处后凸部位，使后凸平复，压缩复位。（图52）

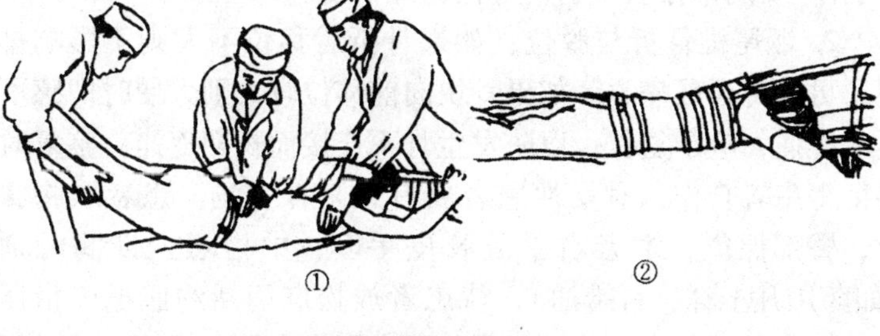
①　②

图52　胸腰椎骨折和脱位复位法

伸直型骨折多见于腰椎用牵引复位法：患者仰卧位牵引，逐渐抬高下肢，使脊柱屈曲，加大椎间隙后缘，利用后纵韧带张力，把脊体后凸骨块向前推挤，达到复位。复位后垫高头、臀、足，把脊柱安置在轻度屈曲位或伸直位。

1. 胸腰椎非稳定性骨折和脱位：治疗时应格外慎重，应在X光片上明确诊断后再确定治疗方案。整复可以减轻脊髓或马尾的压迫。完全适合于此二者受压患者，如果骨块或黄韧带挤入椎管内而未发现，复位时反而增加椎管内压力，使脊髓和马尾损伤加重。整复非稳定性脊柱骨折与脱位重拔伸手法，有利而少害，不可轻易使用推按手法。推按手法对并发椎板骨折者相当危险。

牵引复位因屈曲型或伸直型而有区别。屈曲型者，患者俯卧床上，一助手持患者腋下，向上牵引，一助手握患者踝上对牵，先作平牵，患者肌肉放松后，慢慢抬高下肢使腰背过伸，持续牵引约30分钟缓慢放下，后凸畸形消失。在患处放纱布平垫。在放垫前必须排除椎板骨折，如果并发椎板骨折则严禁放垫。伸直型者可参考前述稳定性骨折牵引复位法，要点是牵引使腰背屈曲，复位后亦保持轻度屈曲。

持续牵引复位法：患者仰卧板床，上用胸廓带下用骨盆带持续对牵。牵引重量因人而异，以将椎间隙拉开为佳。完全瘫痪者牵引4周，若无好转则恢复的可能性不大，即撤除牵引，妥善护理，防止出现并发症。不全瘫痪者牵引2周。若病情逐渐加重，需撤去牵引做手术检查；如果经牵引病情逐渐好转，牵引4~6周即撤去牵引，等待神经恢复。

2. 骶尾椎骨折与脱位：如果骨折后移位不大则不影响排便，可等待自然痊愈。如果骨块向前移位较大则大便时即感不适或疼痛，应予复位，以防发生骨不连接而长期疼痛。整复时要征得患者合作，对女性患者要有人陪伴在场。患者取胸膝位，臀部裸露，术者右手戴胶皮手套，中指蘸少许润滑剂（如药用凡士林、石蜡油），待患者放松肛门括约肌把中指插入肛门，摸到移位的尾椎，攀住尾尖用力向外向后扳，同时用另一手按住尾骶关节位，待折端平复稳定即达复位。经治疗“尾骨痛”仍不减轻，疼痛难忍者，可以考虑手术切除尾骨。

（三）固定方法

整复后予以适当固定，维持骨的稳定。但宜仰卧硬板床，不可俯卧、侧卧、翻卧，骨折部垫软枕或用3cm厚的纱布平垫，用胶布粘平防止移动后发生反作用，卧床时间3~4周。在放垫处患者最初有不适感，可逐步适应（图53）。对不稳定性胸腰椎骨折可采用脊椎骨折夹板或石膏背心、金属支架固定。固定时间4~6个月。必要时手术治疗。

骶尾椎骨折无妥善固定方法，嘱患者三周内不要正坐，注意防止挫撞尾骨尖端。或坐位时垫气圈保护。

（四）药物治疗

早期：局部肿胀，疼痛剧烈。宜行气活血，消肿止痛，外敷选用消瘀膏、乌龙膏、消肿散，隔日换药，约2~3周。内服选用复元活血汤、膈下逐瘀汤等。兼有大小便不利者，可用桃核承气汤、五苓散加减。

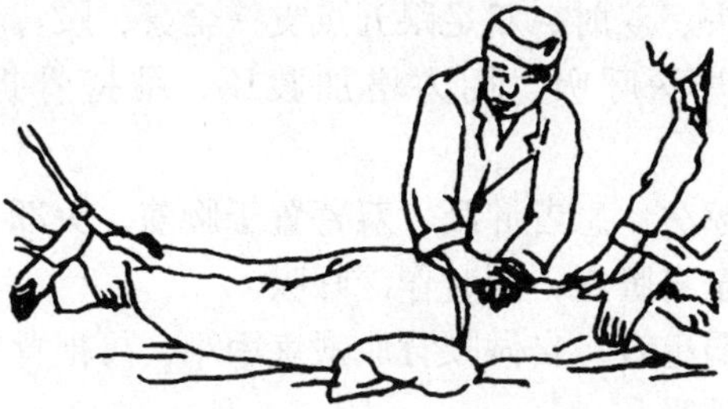

单纯压缩性骨折复位手法

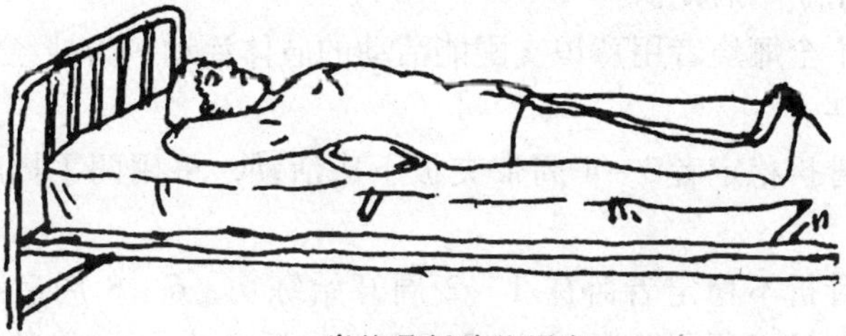

脊柱骨折放垫固定

图53

中期：肿痛消而未尽，活动仍受限，宜外贴接骨膏，内服跌打养营汤或腰伤2方。

后期：活动后腰背隐隐作痛，腰酸腿软，宜外贴万应膏，内服补肾壮筋汤或八珍汤、六味地黄丸。

（五）功能锻炼

胸腰椎骨折脱位通过练功可能达到复位与治疗目的，使椎体保持稳定；而且早期活动可增强腰背肌肌力，防止产生骨质疏松现象；活动还避免或减轻慢性腰痛后遗症。单纯压缩性骨折就在复位后次日起开始练功，锻炼腰背肌肉和四肢肌肉。屈曲型胸腰椎压缩骨折可采用仰卧式或俯卧式练功法。

仰卧式有五点支撑法和三点支撑法，分别适用于伤后早期和中后期。

五点支撑法：患者仰卧床上，先做挺胸练习，同时深呼吸；接着用头、双肘、双足跟五点支撑全身，腰背尽力腾空悬离床面，同时深呼吸，用力增加腹压，维持骨折复位后的稳定。

三点支撑法：患者仰卧，双臂置于胸前，头部、双足跟支撑全身，使全身腾空，同时作深呼吸。

年老体弱患者，自做腰背肌锻炼困难，可把背后软垫逐渐加高同时深呼吸。

俯卧式取飞燕点水法：患者俯卧，上肢后伸，头与肩尽力后仰，下肢同时伸直后伸，腹部着床，全身翘起，呈一弧形。此法用于中后期。

不全瘫痪者用意识支配能活动的肢体活动，为神经恢复创造条件。

骨折稳定者3～4周带夹板下床活动，可用两手撑腰挺胸走路。

骨折不稳定者卧床1～2周开始练功，6～8周后离床活动，并且必须用胸腰椎夹板固定。伤后4个月内应避免向前弯腰。

（六）外伤性截瘫的治疗

1. 急救处理：检查患者有无休克和其他合并伤威胁生命。

根据病情采取措施，如抗休克、止血、处理危及生命的内脏损伤。呼吸困难者要保持呼吸道通畅，防止窒息，必要时切开气管、人工辅助呼吸。

2. 整复方法：闭合复位法适用于无严重合并伤，X 线片显示椎管内无骨折片，感觉障碍无进行性上升趋势，固定在一定水平。

垫枕法适用于胸腰椎压缩性骨折脱位合并截瘫者，动作宜轻巧柔和。

3. 手术疗法：适用于开放性骨髓损伤，在全身情况许可时应尽快进行彻底细致的清创。闭合性脊髓损伤可施行早期椎板切除减压术，其手术疗法适应证有：椎体或椎板骨折，有骨折片进入椎管或压迫脊髓，神经症状进行性加重，第 2 腰椎以下严重骨折脱位伴有马尾神经受损；关节突交锁，手法复位不能成功。

手术整复或椎板切除后用棘突双接骨钢板固定术。

4. 药物治疗：早期用补阳还五汤或活血祛瘀汤加穿山甲、王不留行、丹参等。2～3 月后用补肾壮阳汤加穿山甲、补骨脂等。

后期硬瘫多为血虚风动，用四物汤加钩藤、伸筋草、全蝎、蜈蚣、地鳖虫等。气血两虚选八珍汤、归脾汤加减；肝肾亏损，选补肾活血汤或健步虎潜丸。

5. 功能锻炼：早期练功可防止并发症如褥疮、肺炎、尿路感染等。锻炼肌力可为肢体功能恢复和下地活动准备条件。

受伤早期，应尽早进行肢体活动，首先进行被动运动和肢体按摩，预防肌肉挛缩与关节强直。活动时，同时应注意脊椎保持稳定。情况许可时伤后 1 周主动运动。3 个月后练习坐起或坐轮椅活动，进而学习站立。站立时要特别注意保护膝部，防止膝部打软弯曲而摔倒。站稳后练习步行动作，还可练习生活自理动作和进行职业动作训练。

6. 防治和护理并发症

褥疮：常发生于骨突部位，如骶骨、肩胛骨、股骨大转子、髂嵴、足跟、外踝、腓骨小头、尺骨茎突、肱骨外髁等。患者卧硬板床应有褥垫，皮肤、被褥、褥单要干燥清洁，污染后要及时更换床单被褥并清洁皮肤。骨突部位用气垫、软枕、棉圈保护，经常按摩，注意不要擦破表皮。适当变换卧床体位。1 小时更换 1 次肢体位置，2～3 小时翻身 1 次。已发生褥疮，早期用香蜡膏外敷，每日换药 1 次；腐肉不脱，外敷拔毒生肌散、生肌玉红膏，隔日换药。腐肉已脱而久不收口，外撒白药膏，每日换药。内治以清热解毒托里排脓生肌为法。褥疮较大时则予输液或少量多次输血，必要时施行植皮手术。

坠积性肺炎：预防方法为：要经常变换体位，鼓励患者深呼吸，尽力把痰咳出。发现肺炎后可用中药辨证施治或选用抗生素治疗。

尿路感染：尿潴留者可留置导尿管，插管时应注意无菌操作。导尿管每 4 小时开放 1 次，每周换 1 次导尿管。换导尿管前先排空膀胱，少饮水，当膀胱有明显充盈时再放入导尿管。放夹排尿时，嘱患者增加腹压或按摩下肢，逐步训练形成反射性排尿。建立反射后可拔除导尿管自行排尿试验。如果残余尿多或出现尿路感染，还需插导尿管，再继续训练。预防尿路感染还要多饮水或酸性饮料，经常变换患者体位。发生尿路感染后，应嘱患者大量饮水，每日不少于 2500～3000ml，饮水不足可以输液补足。每日用生理盐水或加抗生素冲洗膀胱，保持尿路通畅。必要时选用中药内治或选用抗生素。

便秘　内服麻仁丸或辨证施治，或口服 20% 甘露醇，每次 80ml，同时快速大量饮水不少于 100ml，通常有效。如果 2～3 小时无明显肠鸣音可重复上法 1 次。必要时用生理盐水或肥皂水清洁灌肠，每 3 天 1 次。

骨盆骨折

骨盆是由骶骨、尾骨、髂骨、耻骨和坐骨连接成的坚强骨环。在前方的两侧耻骨借纤维软骨构成耻骨联合，后方由两侧髂骨与骶骨构成骶髂关节。两侧髂骨的外下方的髋臼与股骨头构成髋关节。骨盆腔上宽下窄如盆，内藏小肠、结肠、膀胱、生殖器等，骨盆对下肢的血管和神经有保护作用。骨盆是脊柱与下肢连接的枢纽，躯干的重力通过骨盆传到下肢，下肢的支撑力和震荡也通过骨盆上达脊柱。骨盆周转是上身与下肢诸肌的抵止处。如骨盆后外方有臀大中小肌附着。骨盆下方，坐骨结节处附着有股二头肌、半腱半膜肌，髂前上棘有缝匠肌抵止，髂前下棘有股直肌抵止，耻骨下支及耻骨、坐骨结节处有内收肌群抵止。骨盆上方，两侧有腹直肌、腹内斜肌、腹横肌等分别抵止在耻骨联合、耻骨结节、髂嵴上；后侧有腰方肌抵止在髂嵴。这些肌肉急骤收缩时可引起附着处骨块撕脱性骨折。骨盆骨折移位也与这些肌肉有关。

一、病因病机

骨盆骨折多由直接暴力所致，如车轮压扎或重物挤压。外力来自骨盆侧方，可造成一侧耻骨单枝或上下双枝骨折、两侧耻骨双枝骨折、耻骨联合分离、骶髂关节脱位、骶骨纵形骨折、髂骨翼骨折等。骨盆前后受力可造成耻骨联合分离合并骶髂关节脱位，耻骨联合分离合并髂骨骨折、单侧耻骨上下枝骨折合并同侧骶髂关节脱位或髂骨骨折。骶骨尾骨受到直接暴力可引起骶骨横折和尾骨骨折和脱位。

间接暴力如急骤跑跳，肌肉猛力收缩可引起撕脱性骨折，髂前上下棘及坐骨结节处常见。

骨盆骨折可分为两大类：

1. 骨盆环稳定的骨折与脱位：骨折脱位不影响骨盆稳定。如髂骨翼骨折、耻骨一枝骨折、髂前上下棘和坐骨结节撕脱骨折或骨骺分离、骶尾前折脱位、髋臼底骨折、耻骨联合分离等，属轻伤。

2. 骨盆环非稳定骨折与脱位：骨盆变形，骨折处上下错位严重影响骨盆环稳定。如一侧耻骨上下枝骨折合并同侧骶髂关节脱位或骶骨骨折、耻骨联合分离合并一侧骶髂关节脱位或髂骨骨折、两侧耻骨上下枝骨折、耻骨联合分离合并一侧耻骨上下枝骨折、骨盆环多处骨折等。此类骨折可并发脏器或血管损伤，属重伤。

二、辨证诊断

骨盆骨折多系强大暴力造成，可合并膀胱、尿道和直肠损伤以及大量内出血，可能发生休克。骨折局部肿胀、疼痛、皮下瘀斑，下肢活动和翻身困难，伤侧下肢可有短缩畸形。应注意确定有无内出血现象和内脏损伤，观察生命体征有无变化并及时处理。

骨盆骨折可由如下临床检查方法确定：

1. 分离试验：医生两手向外、向后轻轻推压患者左右两侧髂前上棘。骨折处因分离而有疼痛。

2. 挤压试验：医生两手向内相对挤压两侧髂前上棘。骨折处有疼痛和异常活动。

3. 挤压耻骨联合处：耻骨联合分离处疼痛、耻骨枝骨折处疼痛、髂骨翼骨折有牵扯痛。

4. 对比两侧髂前上棘和内踝间距离：髋臼骨折合并股骨头中心型脱位者距离缩短。

5. 检查髋关节活动：髋臼骨折者髋关节活动受限。

6. 触压骶尾骨：有压痛、异常活动可有骨折脱位。

X 线片可以明确诊断，骶尾骨应摄侧位片。骶髂关节摄斜位片。髂前上下棘撕脱性骨折摄侧位片。

三、治疗方法

视损伤情况而定，根据不同类型，采取适当疗法，最重要的是早期处理并发症。

1. 髂骨翼骨折：骨折移位不大，骨盆功能无损不必复位，仰卧 4 ~5 周，逐渐离床步行。

2. 一侧耻骨单枝骨折：卧床休息 2 ~3 周后练习起坐和下床活动。

3. 髂前上下棘撕脱骨折与坐骨结节撕脱骨折或骨骺分离：局部疼痛伴髋关节活动受限。前者屈髋屈膝卧床3～4周，后者伸髋伸膝卧床3～4周。此后下地活动。

4. 骶尾骨骨折或脱位：参见脊柱骨折单元。

5. 一侧耻骨上下枝骨折：仰卧硬板软垫床，髋、膝关节略屈曲，休息4～6周后活动。

6. 耻骨联合分离：多见于孕妇或产妇。孕妇以侧卧为宜。产妇侧卧与仰卧交替。卧床6～8周。分离严重者可用多头带固定法、骨盆兜夹板、帆布兜悬吊盆部。

7. 一侧骶髂关节脱位或一侧骶髂关节附近髂骨骨折：可用前述多头带、骨盆兜夹板、帆布兜悬吊，必要时配合下肢牵引。

8. 耻骨部骨折：盆环两处断裂，无并发症者仰卧硬板软垫床5～6周。

9. 耻骨部合并髋骨部骨折合两处断裂：骨折移位少者无需复位。用多头或骨盆兜夹板固定。骨折明显移位、髋臼上移者用皮牵引或骨牵引复位，维护牵引6～8周后起坐和下床活动。

10. 骨盆环多处骨折：是各种骨盆骨折的组合。组合类型多样。根据上述治疗原则和方法适当处理。

整复方法：在处理并发症后进行。患者取仰卧位，两助手分别提腋下、拉下肢，形成对牵。持续对牵状态下，医生轻轻活动骨盆两翼，促使骨折复位。检查骨折端平复为复位完毕。复位后摄片。对解剖误差不足1cm者不影响预后。复位后防止位置不稳可在患侧下肢作皮牵引或骨牵引。牵引重量10～15kg。牵引时间4～6周。（图54）

固定方法：下面方法适用于骨盆环分离。

（1）多头带固定法：用长约120cm、宽24～27cm的两层普通白布，两端分别撕成3cm宽的布条，中间钉上长33cm、宽3cm的布带两条，两带相距10cm，放在患者后方，把骨盆从后向前兜起，两端布条相对在骨盆前方结扎固定。兜布中间

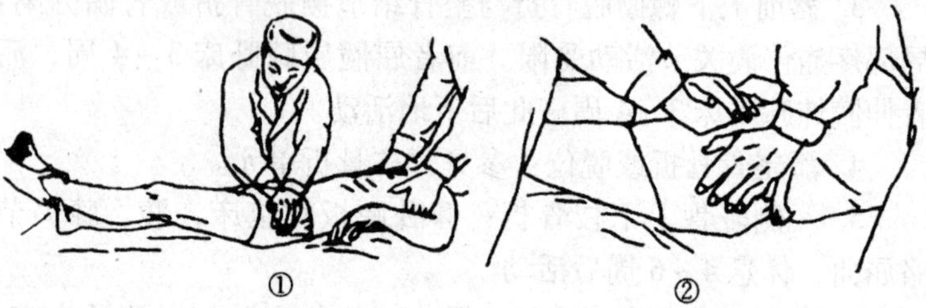

图 54　骨盆骨折复位法

两条布带从腿内侧绕至大腿前方与兜布下方的带条结扎，防止兜布上窜。宜松紧适度。过紧可使骨折端重叠，骨盒狭窄。过松骨折端未接触骨折愈合缓慢。固定 3 ~4 周。(图 55)

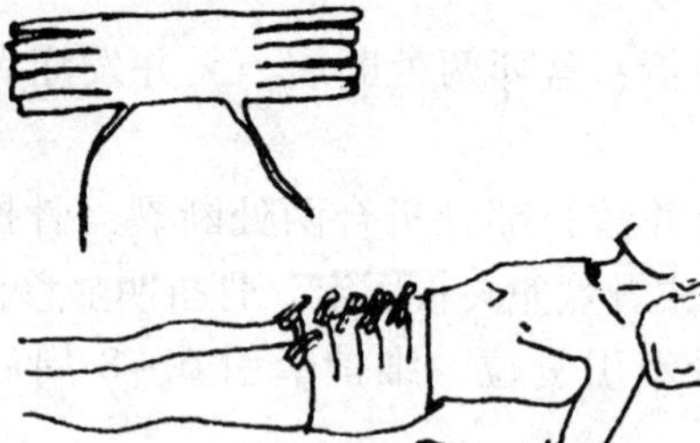

图 55　骨盆多头带固定法

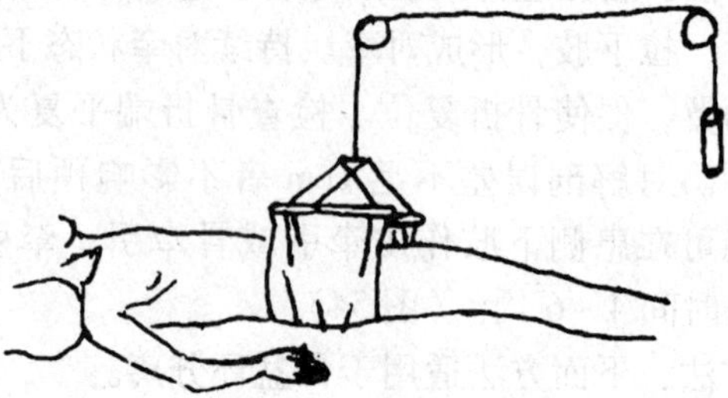

图 56　骨盆骨折悬吊固定法

（2）骨盆兜夹板固定：松紧应适宜。

（3）帆布兜吊固定法：目前较常用。可把骨盆悬离床面，

使骨盆向中间合拢，同时可预防褥疮，固定3～4周。(图56)

药物治疗：肿胀严重可外敷消瘀膏，隔日换药，换药两周。内服药物需根据病情辨证施治。

功能锻炼：在复位和固定后上下肢做适当运动、练习深呼吸。

并发症处理：并发症以尿道、膀胱破裂最常见，其次为直肠和盆腔大血管破裂，严重时因出血和疼痛发生休克或死亡，偶见坐骨神经、股神经因骨折块压迫而发生麻痹。

（1）尿道破裂：未确诊前严禁自动排尿。行无菌导尿术，留置导尿管2周，必要时行尿道修补术。

（2）膀胱破裂：分腹膜内破裂和腹膜外破裂两种，应及时行膀胱探查术。有休克者积极抗休克治疗。

（3）直肠破裂：行剖腹探查术等。

（4）血管破裂：积极抗休克，快速大量输血补液，静滴10%参麦注射液，口服独参汤冲三七粉及云南白药。积极处理血管损伤，如修补髂外动静脉损伤，结扎髂内动静脉以制止其分布区损伤出血。

（5）神经损伤：休克恢复病情稳定后应全面仔细地检查下肢神经功能，早期诊断、及时处理。

肋骨骨折

肋骨骨折是临床常见骨折，多见于成年人。常见一肋一处骨折，多肋或多处骨折较少见。小儿肋骨弹力较大，不易受重伤骨折，但受重伤后可能严重损伤内脏，需提高警惕，详细检查。

肋骨呈弓形，共有十二对，分左右对称排列，和胸椎与胸骨相连构成骨性胸廓，有支持和保护内脏和重要组织的作用。上七对通过肋软骨连接胸骨，称真肋，又称胸骨肋，下五对称做假肋。第8、9、10肋前缘游离于腹部肌层中，又称浮肋。肋骨分为体及前后两端，肋骨体上缘钝圆，下缘锐利形成肋下沟，肋间神经血管从沟中通过。肋骨前接软骨，后有关节，肋骨本身又具弹性可缓冲外力。第 1 ~3 对肋骨短小又有肩胛骨、锁骨、上臂保护，不易受伤。浮肋弹性更大，较少骨折；第 4 ~9 肋较长，多见肋骨角的前外侧骨折。肋骨与肋骨之间有肋间肌，又有肋间内肌和外肌交叉固定，所以通常肋骨骨折很少发生移位，但胸前易发生肋骨和胸骨间分离或脱位。

一、病因病机

造成骨折的暴力可分四种。

1. 直接暴力：外力直接打击，迫使肋骨向内过度弯曲，骨折呈横断型或粉碎型，骨折断端多向内移位，易造成血胸、气胸。

2. 传达暴力：外力由胸廓前后相对挤压，使胸廓前后径缩短、左右径增长，肋骨从体侧断裂。骨折端多呈斜面，断端向外凸出，不易刺破胸膜。外力过大，断端穿破皮肤，造成开放性骨折。

3. 混合暴力：由直接和传达暴力合并作用。直接暴力使局部骨折，其余力造成该肋别处骨折，成一骨双折，常发生胸内损伤。

4. 肌肉收缩：强烈咳嗽、打喷嚏，以及分娩时，肋间肌急骤强力的收缩导致骨折。

二、辨证诊断

受伤时骨折处疼痛可不严重，以后逐日加重，第 3 ~5 日疼痛最重，深呼吸、咳嗽、喷嚏和转动躯干时疼痛加重。局部或有凸畸形、压痛、骨擦音，两手前后或左右挤压胸廓可加重疼痛，逐个挤压肋骨，骨折的肋骨折断处最痛。病人坐位疼痛较轻，能指出最痛处，通常即是骨折处。

肋骨骨折可有多种并发症，如血胸、气胸、纵隔或皮下气肿、略血甚至休克等。还可继发肺不张和肺部感染。

多根肋骨多处骨折可见胸壁变平或塌陷，出现反常呼吸

(即呼气时骨折处胸壁隆起，吸气时骨折处陷落、与下沉胸廓运动相反)，有呼吸困难、面色苍白、休克等严重症状。

对可疑有胸腔内并发症者，应同时进行胸腹部物理检查，注意面、颈部气色，气管和心脏位置，胸腹部外形及呼吸运动等。

X 线检查可以确认骨折根数、部位、有无胸内并发症。注意 X 线片对早期无移位骨折和软骨交界处骨折可不显像，十日后再摄片，因折端钙质吸收便可发现骨折线。

三、治疗方法

单纯肋骨骨折很少移位，不予处理也可自然痊愈。即使畸形愈合也不妨碍呼吸。肋骨骨折引起的并发症要急救处理，防止发生严重后果。所以处理时首先要注意预防和治疗并发症，骨折处理是次要问题。并发症的处理应参考专门资料，本处仅讨论骨折处理方法。

（一）整复手法

骨折有明显移位可考虑复位。患者取坐位，患侧上肢高举，拉紧胸部肌肉，术者轻压凸起的肋骨，同时让患者深呼吸或咳嗽，使下陷的肋骨隆起。(图 57)

（二）固定方法

1. 布带固定法：用于单肋一处骨折，用一条长约 5m 宽 8cm 的布带备用。用一方块硬纸壳内衬棉花，放在骨折处，在患者两肩上各放一条纱布绷带，两头分别垂于胸廓前后，外用布带环胸包扎 5~6 圈，再把中层的肩部两条绷带的四个头向上反折，左右前后交叉打结。固定 3 周。

2. 胶布固定法：适用于 5~9 肋骨轻微骨折。皮肤过敏者慎用。病人坐位，两臂外展或上举。患侧皮肤用乙醚脱脂并涂上安息香酊，用 4cm 宽的胶布前后越过正中线各 5cm，从骨折肋骨向下两肋开始，自下而上、从后向前，在深呼气之末胸围最小时拉紧粘贴。每条胶布互相重叠 1cm 成瓦状粘贴至骨折肋以上 2 根肋骨。此法固定不牢，妨碍深呼吸，应用不当反促

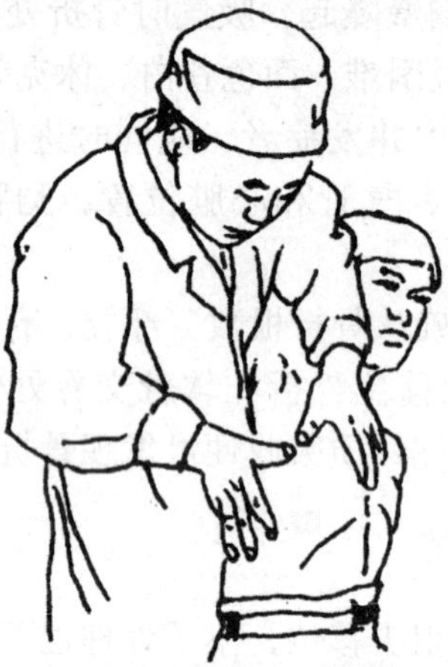

图 57　肋骨骨折复位法

使骨折移位。哮喘、慢性支气管炎、肺气肿、老年人、肥胖者、多肋骨折者不宜采用。

3. 肋骨手术固定法：有肋牵引固定术、钢丝固定术、内固定术等，适用于范围较大或双侧肋骨骨折者，以纠正胸廓内陷消除胸壁浮动，以解决反常呼吸问题。

（三）药物治疗

中药外用消瘀膏，内服消上瘀血汤，续服接骨丹。

对疼痛又不宜用布带固定和胶布固定者可用肋间神经封闭术。多肋骨折合并胸内损伤，病人疼痛严重，呼吸困难，循环不良，而用前法难以奏效，最好用颈部迷走或交感神经封闭疗法，切断痛觉通向中枢的径路，有利于治疗胸内合并症。

下颌关节脱位

又称颞颌关节脱位。下颌关节由下颌骨的一对髁状突和颞骨的颞颌关节窝构成，是人体头面部唯一可动的关节。脱位多见于老年人和体质虚弱者。此病好发于冬季。

按脱位时间可分为新鲜脱位和陈旧性脱位；按复发次数可分为习惯性与非习惯性脱位；按脱位侧数可分为单侧和双侧脱

位；按脱位位置可分为前脱位和后脱位。临床多见于单脱位、前脱位。如果复位后不能充分固定和休息，复位后过早活动，容易复发，常能引起习惯性脱位。

一、病因病理

下颌脱位常见病因有：

1. 张口过大：如开口大笑、打哈欠、拔牙、呕吐等，过度张口时由于翼内肌的牵拉，下颌骨髁状突向前滑动越过了颞骨的关节结节而不能自动退回下颌凹内，形成前脱位。肌位后颞肌、咀嚼肌和翼内肌反射性收缩，把髁状突固定在脱出的位置。

2. 暴力打击，即“打扑脱臼”。下颌部遭到侧方暴力冲击，或用单侧臼齿啃咬较大硬物时，关节囊的侧壁韧带不能抵抗外力，则引起一侧或双侧下颌关节脱位。

3. 韧带过松：下颌关节周围有关节囊包绕、囊的侧壁有韧带加强，但前壁较薄弱松弛，无韧带驾驭。当年老体弱或气血虚弱，筋肉松弛不能“收半关窍”，则容易发生脱位；或脱位后韧带未能恢复，又易引起习惯性脱位。

二、辨证诊断

有外伤史或习惯性脱位史。脱位后，局部可疼痛，口呈半开而不能自如张合，口流唾涎，语言不清，咬食不便，吞咽不利，患侧轻度压痛。单侧前脱位表现：口角歪斜，口半开合，下颌骨向健侧倾斜，患侧低于健侧，患侧颧弓下可触及髁颗，耳屏前方可触及凹陷，咬肌痉挛成块状，面貌呈扁平。双侧脱位可见：下颌骨下垂，前突、咬肌痉挛隆起，面貌扁平，下关穴处饱满，可触及髁状突，双耳屏前方触及凹陷。

三、治疗方法

（一）整复方法

1. 新鲜下颌关节脱位，一般不需麻醉，可按摩，热敷松解筋肉痉挛，而后复位。

（1）口内复位法：患者坐位，头由助手固定，术者立于患者前面，双手拇指用消毒纱布或绷带包裹，并列伸入患者口内，指腹分别按于两侧的最后方下臼齿，食指在口外托住下颌角，中、环、小指扣住下颌体，用双手下按下颌骨，感觉肌肉松弛时，乘势用力下按、后推，三指端提下颌向上，利用杠杆作用，拉开咬肌、颞肌痉挛，使髁状突下移，双手协调地把下颌骨向后上方移到牙齿外侧，从口腔内退出。整复单侧复位，也可应用此法，健侧的手可不必用力下按，只起维护作用。复位后让患者闭口试验，如果已能闭合并且上下牙齿咬合正常，即标志已复位。（图 58）

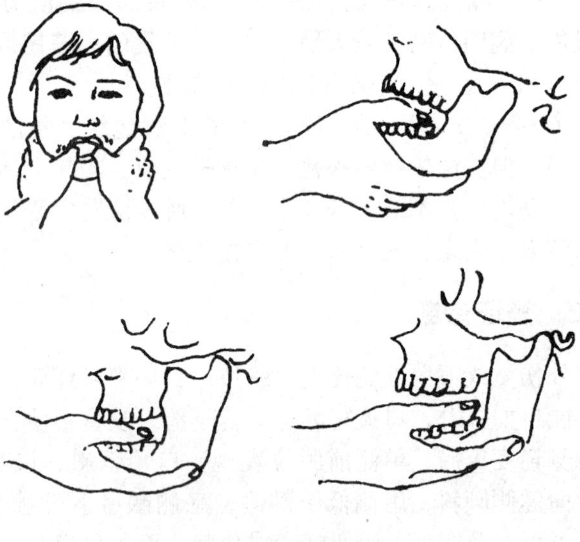

图 58　口内整复法

（2）口外复位法：患者与助手的体位、姿势与前述相同。术者两拇指分别放在患者口外两侧下颌体与下颌支前缘，其余四指托住下颌体。拇指用力抵住髁状突向后向上推，同时让患者开合其口，每开合一次则下颌髁状突向后退缩一步，约开合 4～5 次即可复位。

也可用类似口内复位法的步骤，双手拇指在口外由轻而重地向下按压下颌骨、后推、上提推送，听到入臼响声，则标志脱位已整复。

如果用以上方法整复不能成功，应注意以下几点：

（1）此病好发于冬季，用常规方法多次整复不能成功常因咬肌痉挛所致，可让患者休息，精神放松，同时用热毛巾透敷面颊，使咬肌放松则整复必定成功。

（2）整复时，助手一定要把患者头固定，不使患者头后移，必要时让患者靠墙而坐，头后靠墙顶实，以求术者推送患者下颌时，患者头不后移。

（3）整复时，术者双方操作时的位置略高于患者下颌关节，以便于术者趁势用力。

民间也有整复下颌关节脱位的方法：让患者张口，两侧臼齿咬住横放的筷子，筷子要尽量向后，患者下颌抵牢桌面，头顶让另一人压牢，患者做咬嚼筷子的动作，此法不妨一试。

2. 陈旧性下颌关节脱位：即脱位超过三周未整复。因关节周围已有不同程度的纤维性变，整复比新鲜脱位困难。

软木垫整复法：先在第二、第三臼齿嚼面垫一软木，然后徐徐上抬颜部，通过杠杆作用可将髁状突向后下方牵拉滑至下颌窝内。（图 59）

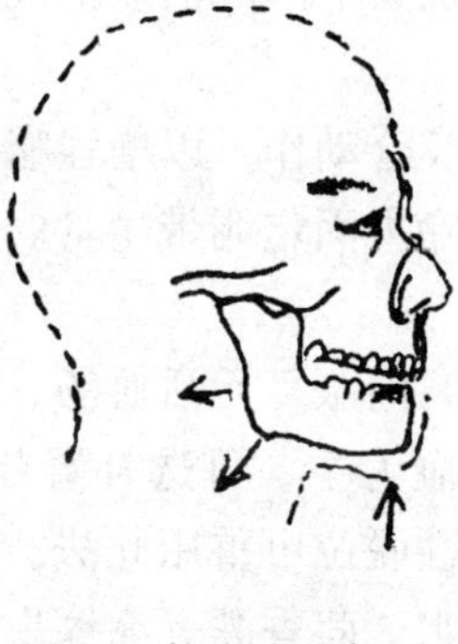

图 59　软木垫整复法

3. 习惯性下颌关节脱位：较易复位，复位手法同新鲜脱位，常采用口腔外复位法。

4. 复位标志：下颌上移或倾斜矫正，口闭合，开合无明显受限，颌部前突消失，上下齿列对齐，再从前方触诊无凹陷，颧弓下未能摸到髁状突。符合上述情况者为复位成功，反之为脱位尚未复位。

（二）固定方法（图 60）

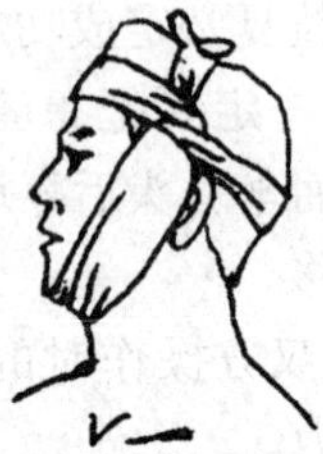

图 60　普通绷带固定

复位后托住额部，维持闭口位 3 ~ 5 分钟，用四头带一条，其中 2 个头由下颌前绕至颈后结扎，另 2 个头由下颌上绕至头顶结扎，然后将两结连在一起防止滑脱。固定时，绷带不宜过紧，只要防止张口不超过 1cm 即可，绷带的力量应向上方，不能将下颌骨推向下方。一般固定 5 ~ 10 天。固定期间食流汁及饮食，勿张口过大。下颌关节习惯性脱位，可固定两周左右。去固定后要逐步加大下颌的活动范围。

（三）功能锻炼

固定期间患者做咬合动作，以增强嚼肌力量。但不能用力张口或嚼食硬物，或除去固定绷带嚼食。

（四）药物治疗

初期宜舒筋活血，内服复元活血汤、舒筋活血汤。中后期以补肾壮筋，补养气血为主，可选补肾壮筋汤、十全大补汤、壮筋养血汤等。习惯性脱位可重用此法。

可外用舒筋止痛水、茴香酒等涂擦患处关节周围，习惯性脱位可配合手法揉摩，理顺筋络，每日 2 ~ 3 次。

（五）其他疗法

习惯性下颌关节脱位除用以上方法外，还可选用下法配合治疗：

1. 按摩：患者双拇指、或食指中指放在翳风穴上，按压揉摩，以痛为度，每次揉按 50～100 次，每日 3～5 次，按摩至痊愈为止。

2. 硬化剂关节腔内注射：常规消毒关节区皮肤，分别在局部浸润麻醉下于张口位向两侧关节囊内注入 5% 鱼肝油酸钠 0.5ml，以限制下颌关节活动，减少发作次数，约需治疗 2～3 次。

3. 手术治疗：陈旧性下颌关节脱位手法整复不能成功者，如关节周围纤维性变严重，可考虑切开复位或髁状突切除术。

第二节　错　缝

寰椎枢椎错缝

本病指寰椎与枢椎构成的关节因受外力而引起关节微小离错，发生疼痛、功能障碍，并且不能自行复位。本病好发于青壮年脑力劳动者，男与女发病无明显差异。

一、病因病理

睡眠体位不正使斜方肌、胸锁乳突肌受到牵拉弛缓而使寰枢关节失去稳定；或外力使头突然旋转、仰头、低头使颈部肌肉韧带损伤使寰枢关节不稳定。关节失稳可引起关节微小离错，离错后经复位治疗可立即恢复功能。如果不手法复位，经过一个时期休息，肌肉功能逐渐恢复，关节也可自行复位，但有少数人不能恢复。

二、辨证诊断

在致伤史。患者颈强，头俯仰旋转受限，侧视时头与上身同时转动，一侧斜方肌与胸锁乳突肌紧张，寰枢关节处压痛剧烈，有时疼痛向头部放射。X 线片无异常显示。

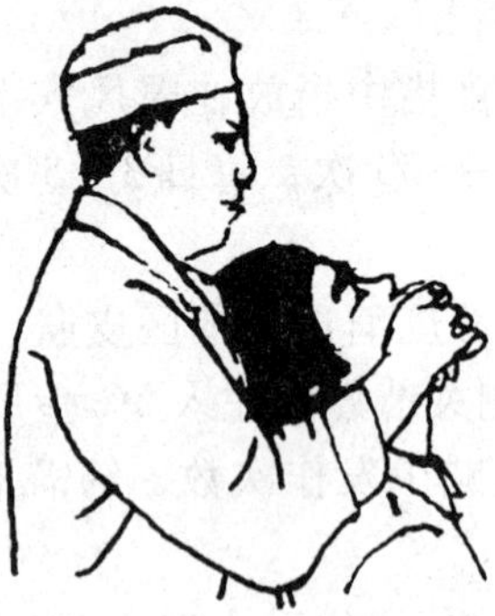

① 托提

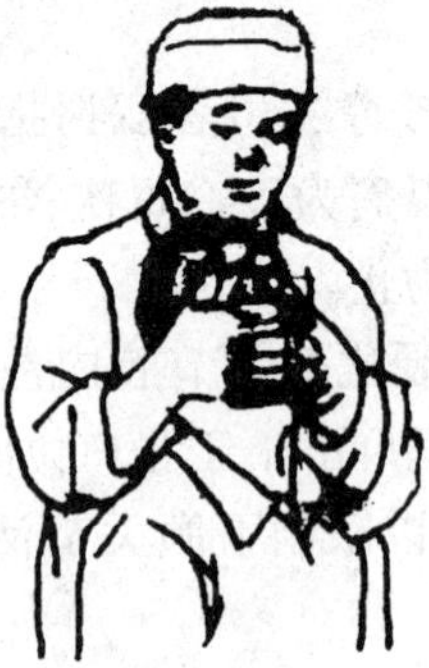

② 侧旋

（一法）

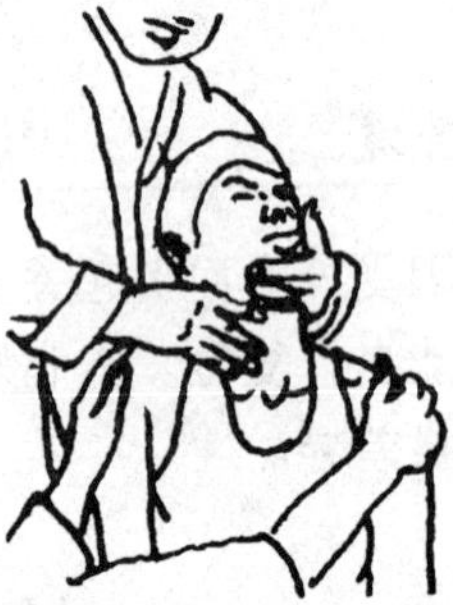

① 侧转

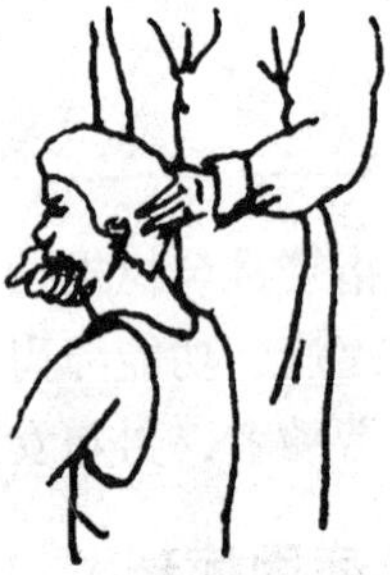

② 侧转

（二法）

图 61 寰椎枢椎错缝复位法

三、鉴别诊断

本病需与落枕、颈椎脱位与骨折、颈椎结核等鉴别。

四、治疗方法

1. 复位：均需手法复位。患者坐位，裸出颈部及肩部。术者立于背后，先行理筋手法。用拇指食指沿斜方肌、胸锁乳突肌紧张的一侧做揉、按、提，到同侧锁骨前缘时停住，用另一手扶住患者头顶，向前慢慢推，使患者低头，约2～3分钟后，即可恢复功能。(图61)

2. 药物治疗：初伤无肿胀者可不敷药，可内服活血丸。旧伤复位后，内服舒络丸、补筋丸。有颈部疼痛不适时，可用海桐皮汤或五加皮汤热熨局部。

颈椎小关节错缝

本病指颈椎小关节因受外力而引起关节向侧方微小离错，有疼痛、功能障碍而不能自行复位。颈椎错缝常发生在第四、五颈椎。

一、病因病理

头部急剧扭转或突然挫撞时，颈椎小关节向侧方滑动而离开原位，受关节滑膜阻碍，或因棘间与棘上韧带紧张，周围有关肌肉松紧失去协调，使离位的关节被绞锁在不正常的位置而成本病。

二、辨证诊断

有致伤史。伤后颈部转侧俯仰均受限。颈部疼痛，常伴双侧上肢麻木无力，肌力与感觉均有减退。严重者肌力仅有1～2度。第四、五颈椎棘突部位压痛较常见。仔细用双手拇指在棘突旁相对触摸时多能在指下感到棘突有轻度侧偏。摄X线片，有20%左右显示棘突偏离脊柱中线。

三、鉴别诊断

本病需与落枕、颈椎脱位与骨折、颈椎结核相区别。

四、治疗方法

1. 复位：患者俯卧，头伸出床外。助手用双手分别捧住下颌骨及头后枕骨部位，使患者头呈微仰位。另一助手用双手扳住患者两肩。两助手相对拔伸牵引。术者用两手拇指分别放在侧偏棘突的左右两侧，用力推侧偏棘突向中间靠拢。在复位过程中常可听到清脆的复位音，此时两上肢麻木感立即减轻，颈部变有力。3 ~7 天内症状可完全消失。（图 62 –1）

2. 固定：陈旧性颈椎小关节错缝复位后应予以固定。夏季可用硬纸板前高后低环围颈部，防止低头。冬季可用围巾内垫硬纸板，绕颈部 2 圈。通常固定 3 周。（图 62 –2）

3. 药物治疗：新伤内服活血丸，有肿胀者外敷消瘀膏。旧伤外敷舒筋膏，内服补筋丸、续筋丹。

胸椎小关节错缝

本病指胸椎下、上关节突构成的关节因外力引起小关节向侧方离错，引起疼痛和功能障碍，并且不能自行复位。本病有人称为“胸椎后关节紊乱症”“胸椎后关节滑膜嵌顿”。

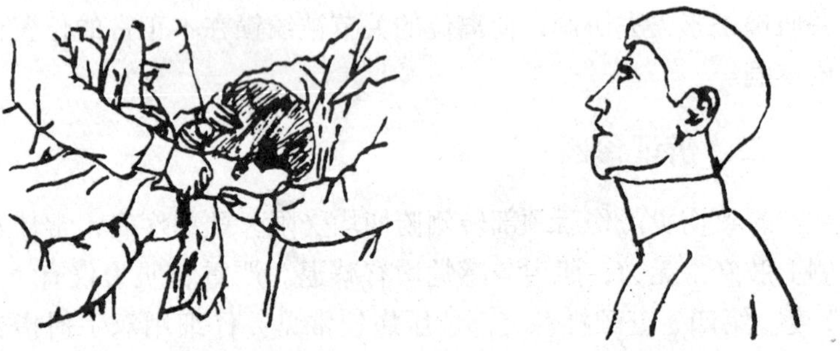

① 复位　　② 固定

图 62　颈椎小关节错缝手法复位及固定

本病多发生于第 3 ~7 胸椎，青壮年较多，女性多于男性。新伤在复位后立即痊愈，旧伤时间越长恢复越慢。

一、病因病理

胸椎通常比颈、腰椎稳定，但周围肌肉不如颈、腰段发达，当旋转外力强大时使胸椎受到强烈扭转，可将小关节向侧方扭开移位，并受关节滑膜的阻碍不能复位而成本病。

二、辨证诊断

有外伤史，如打球、摔跤、前滚翻、后滚翻、从高处坠下单肩着地等。伤后当日症状不重，次日加重，后背如负重物，逐渐牵掣胸痛，坐久则要经常变换体位，走路震动有疼痛，咳嗽、喷嚏时也会引起疼痛。要仔细检查脊柱有无侧弯。患者正坐，裸背，双手交叉抱肩，头低背凸，显露胸椎。医生在患者背后观察有无脊柱侧弯。如果侧弯不明显，医生可用右手食指中指分别放在胸椎棘突两旁，由上向下沿脊柱用力下压滑动，观察滑动后的充血指痕来判断有无脊柱侧弯。然后改用两手拇指从第一颈椎棘突两旁是否处于中线，有无凸起凹陷，有异常发者自诉的压痛部位相符合，即可诊为本病。

摄X线片，约有40%～50%的患者无异常显示，其余患者可显示有棘突偏侧改变。

三、鉴别诊断

表现有脊柱侧弯的病很多，如先天畸形、姿势性侧弯、胸椎间盘突出、骨质软化症、骨骺炎、佝偻病、结核等，要结合病史、体征、辅助检验来综合判断，防止误诊。

四、治疗方法

1. 复位：患者俯卧，用双手攀住床头，这时肩胛骨移位便于复位。助手用双手握踝上方，缓缓用力向下牵引。等肌肉放松。脊柱间隙增大时，术者在患者身旁用两手拇指按在棘突偏侧处用力将侧偏棘突向脊中线推送，即可复位。在复位时绝大部分患者都有“咯哒”的复位音。如果力量不足，术者可用一手的小鱼际按压在侧偏的棘突上用力向中心推，另一手从患侧腋下前伸屈向患者背后放在同侧的肩胛骨上，两手配合用力扭转患者脊柱胸段，使错缝复位。如已复位，新伤者即可离床活动，旧伤者则卧床30分钟以后再小心离床，不要使脊柱扭转活动以防再发。新伤复位一次即可愈。三周以上的旧伤复位后容易再发，受伤越久则复发率越高。受伤半年以内都可试行手法复位。但应多次复位，每隔3日手法复位1次，治疗3次。观察症状消失后可停止治疗。（图63）

2. 固定：新伤无需固定，旧伤复位后应仰卧床上，安静休养3周。

3. 药物治疗：新伤外敷消瘀膏，旧伤外敷舒筋膏。

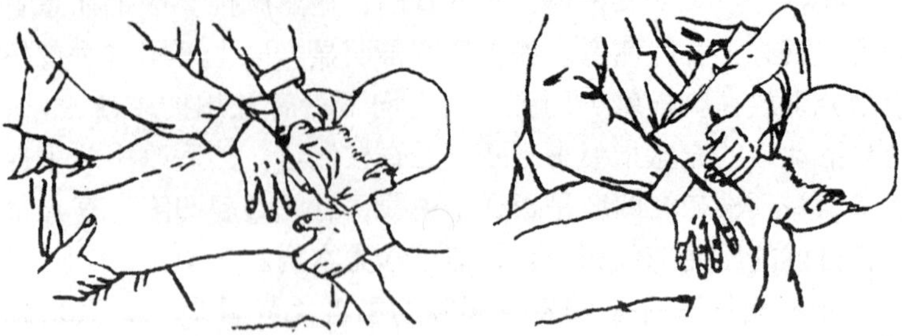

①　②

图63　胸小关节错缝复位法

腰椎小关节错缝

本病指腰椎与腰椎之间的上下小关节的接触面因受外力扭转而发生微小离错，引起疼痛和功能障碍，并且不能自行复位。本病临床常见，好发于第三腰椎以下。男性多于女性。本病也有人称为“腰椎后关节紊乱症”、“腰椎后关节滑膜嵌顿”。

一、病因病理

因活动时腰部肌肉配合失调，使关节不稳而随外力方向滑扭向侧方即成本病。这些活动常因没有精神准备而突然发生。如脚踩滑物或失足落空，突然扭闪，或搬抬重物、弯腰拾物、侧身举重、翻身起坐、转身泼水等都可致病。

二、辨证诊断

有致伤史。伤后突然腰痛，不敢活动或只能轻微活动，活动时双手撑腰，走路时挺腰弓腿，疼痛多位于第四、五腰椎和腰骶关节。腰前屈、后伸、旋转时疼痛，腰肌僵硬如板，用手触摸可发现腰椎棘突侧偏，局部有压痛、叩击痛，如果侧偏棘突处压痛最重即可诊为本病。摄X线片多数棘突侧偏并不明显，少数病例可见棘突侧偏。X线片可排除其他骨病。

三、鉴别诊断

本病需与腰肌扭伤、增生性脊椎炎、风湿性脊椎炎、腰椎间盘突出、臀上皮神经损伤、脊柱骨折、脊柱关节脱位、半脱位、肿瘤、结核等鉴别诊断。

四、治疗方法

1. 复位：伸腰受限者可用扳、背法。弯腰受限者可用蹲压、扭法。腰部侧屈受限可用侧背法。

扳法：患者俯卧。术者用两手鱼际在患者腰背部上下按摩3~5次，使肌肉放松，然后用一手掌根抵在棘突旁痛处，另一手扳起痛侧背部（或扳痛侧大腿），使之后伸内收，等患者感到疼痛时两手突然同时发力，有时可听到复位音，即已复位。（图64）

背法：患者站立。术者背靠背站在其背后，两手后伸，用肘弯挎住患者肘弯，用臀部抵在患者腰骶部，弯腰背患者，使患者足离开地面，等患者肌肉放松后，先左右摇摆3~5次，再颤抖3~5次，复位完成。（图65）

蹲压法：患者缓慢蹲地下。术者站其后用两手分按其两肩，令患者低头凸背，待其肌肉放松后，两手同时用力下压并向痛侧旋扭其身反复操作2~3次，复位完毕。（图66）

扭法：患者仰卧。助手用双手按住健侧肩部不使抬起。术

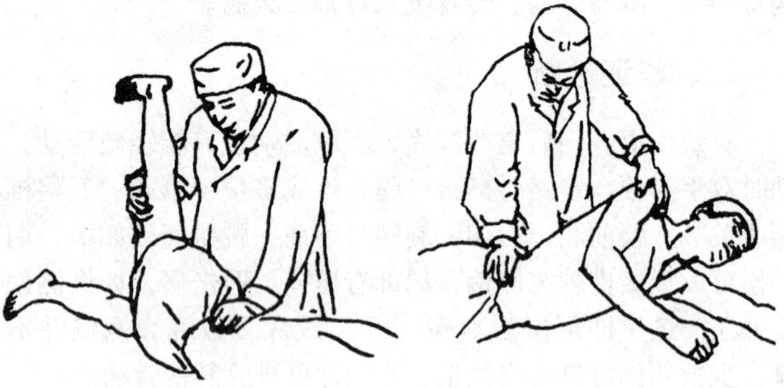

①　　②

图 64　扳法

者立于旋腰疼痛方向（即患侧）将患者双髋双膝屈至最大限度，停留 1 分钟，继续向术者自身方向扳患腰腿直达床面，即可复位。（图 67）

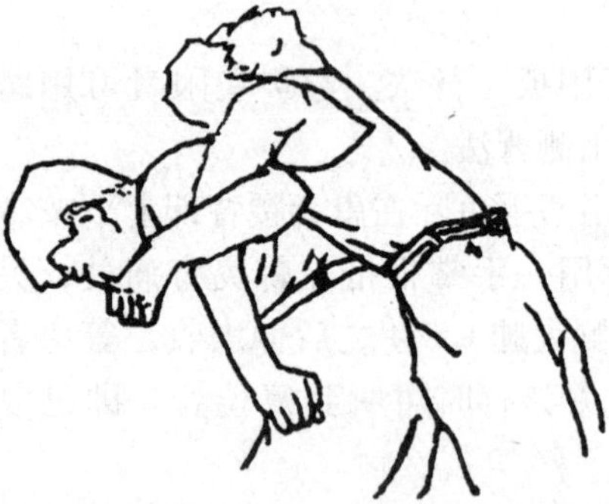

图 65　背法

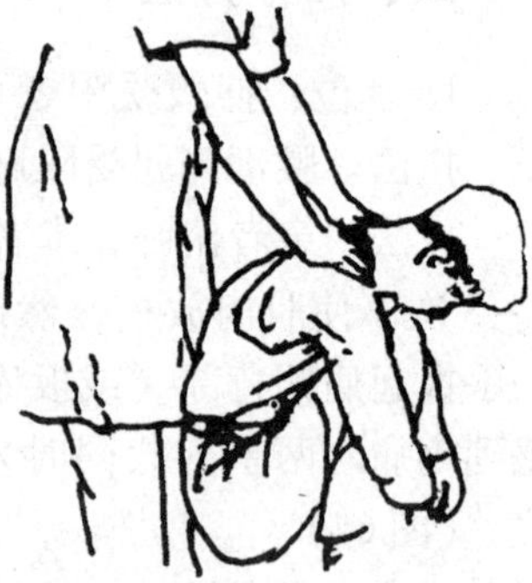

图 66　蹲压法

侧背法：患者站立。术者立于其健侧，使患者健侧手扶在术者肩上。术者用近患者手托其腰部，另一手握住其手腕，侧腰背之，使患者足离地面，背晃 4～5 次，等患者不备时，突然把患者弹起，复位即毕。复位时，应有一助手在另一侧保护，以防患者跌倒。（图 68）

复位后患者可立即感到症状大减或消失，功能基本恢复，

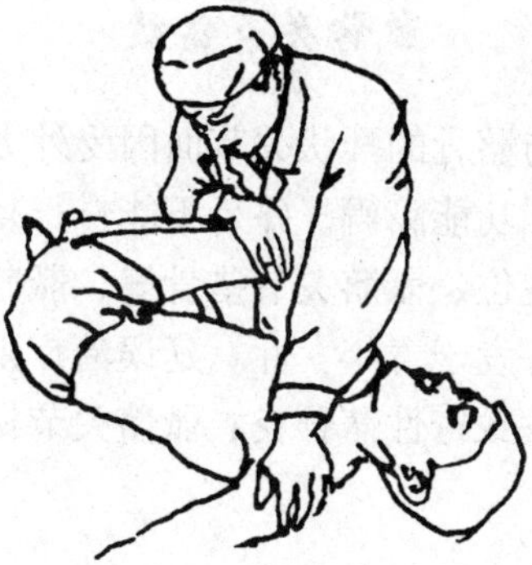

图 67　压法

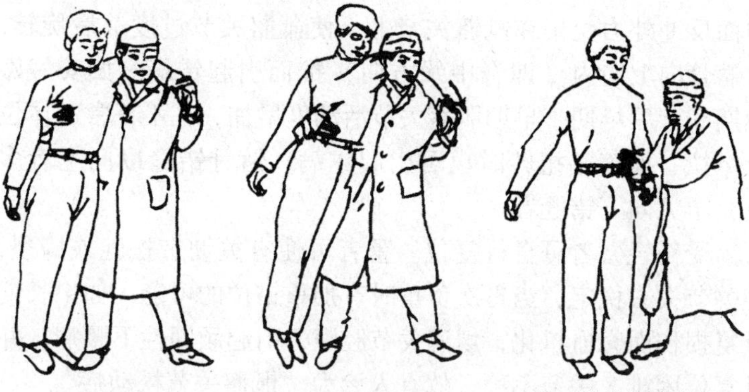

图 68　侧背法

有部分酸胀不适感亦能逐渐恢复。

2. 固定：复位后无需固定，应静卧 3 ~ 5 天，症状即消失。

药物治疗：复位后，新伤外敷消瘀膏，内服活血丸或补筋丸 1 周。旧伤内服舒络丸 3 周。外用骨科洗药用布袋盛，煮沸，乘热熨于局部，熨后局部避免受凉。

骶髂关节错缝

本病指骶骨与髂骨的耳状关节面因受外力而造成关节微小移位，引起疼痛和功能障碍，并且不能自行复位。本病又有人称为骶髂关节半脱位、骶髂关节错骨缝、骶髂关节错动等。本病临床较常见，好发于青年女性。延误治疗则下腰部疼痛日久不愈，甚至可继发致密性髂骨炎、骶髂关节松动症、骶髂关节结核。

一、病因病理

当滑倒、打球、跳高、坠落时单侧下肢受力，自身重力与地面反冲外力交集在骶髂关节上，使骶髂关节过度前后旋转，将髂骨向上向内（即脊中线方向）推而引起错缝。妇女妊娠晚期和产后早期，早期骶髂关节活动度增加，在不正常的体位上牵拉、挫撞、扭转时也可引起本病。髂骨错缝以向上者多见，罕见向下错缝者。

受伤轻微者可自行复位。重者可使有关韧带松弛或撕裂，使关节失去稳定，当再次负重时有加重错位的可能，如果长期重复损伤而充血机化，填满关节腔隙，引起顽固性下腰痛，并且复位困难，关节不稳，故有人诊为“骶髂关节松动症”。

二、辨证诊断

有外伤史。伤后负重时弯腰、仰卧、翻身、咳嗽、喷嚏都可引起疼痛。重者下肢不能负重，走路跛行或扶拐，甚或畏痛不能走路。可见患侧骶髂关节肿胀，比健侧隆起，髂后下棘的内下角处有压痛、叩击痛。患者俯卧，医生一手固定躯干，另一手使患侧下肢后伸可引起局部疼痛，此法检查本病有效。或令患者仰卧，屈髋屈膝到最大限度时疼痛，在此体位上作髋关节内收内旋或外展外旋时也可引起疼痛。单腿站立或单腿跳跃时必定疼痛。下肢伸直，拳击患侧足跟，骶髂关节处可有疼痛。

X线片多数无异常显示。陈旧性损伤可见骶髂关节上下边缘出现骨质增生。

三、鉴别诊断

本病需与骶髂关节致密性骨炎、骶髂关节松动症、小儿髋关节错缝、骶髂关节结核等鉴别。

四、治疗方法

1. 复位：单人复位法：患者俯卧。术者立于患者足跟方向，双手握住患侧膝上，术者用足跟蹬在患者健侧的坐骨结节上（患侧在右用右足蹬，患侧在左用左足蹬），用力向上蹬坐骨结节，同时双手牵拉下肢。最后用双手交叉按压在两侧的髂后上棘部位（右手放在左侧，左手放在右侧），分别向外推按，使髂骨复位。（图69）

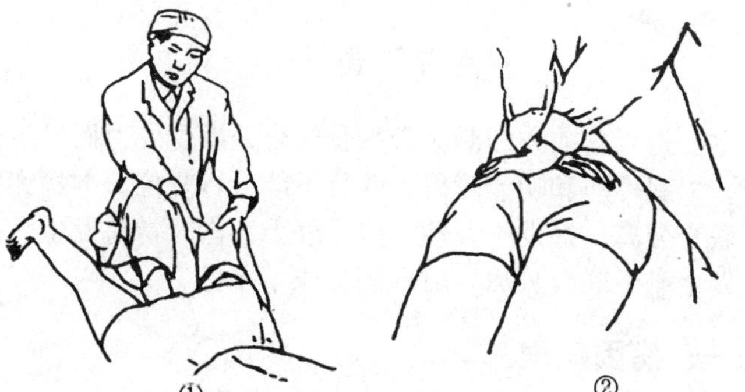

①　②

图69　单人复位法

双人复位法：患者俯卧。助手两手重叠放在患者健侧的坐骨结节上向上推，术者立在助手对面两手重叠按在患侧的髂后上棘用力向下推，两人同时用力推即可复位。不满意时可连做2～3次。最后按单人复位法的第二步手法进行复位，即可完全复位。复位后症状立即明显减轻或消失。新伤1次即可复

位，1周完全恢复。受伤3周以上者复位后可能复发，复发后要及时治疗。休息3周不再复发者为痊愈。（图70）

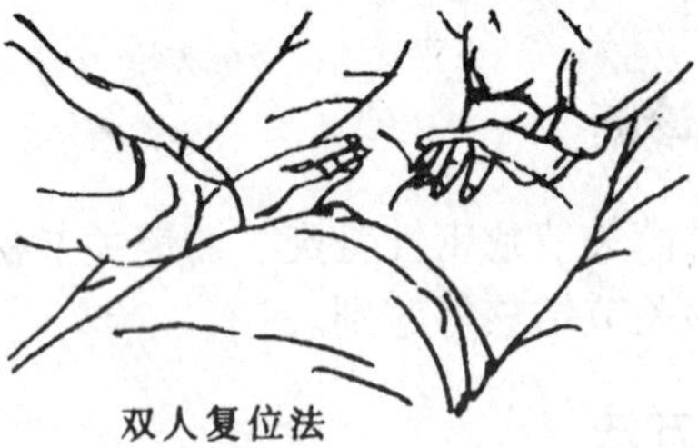

图70　骨氏髂关节错缝复位法

2. 固定：无需固定。仰卧休息，新伤1周，旧伤3周。

3. 药物治疗：有肿胀者，新伤外敷消瘀膏或乌龙膏，内服活血丸或补筋丸1周；旧伤外敷舒筋膏或朱红膏，内服续筋丹或补筋丸3周，3周后仍有症状者可服舒络丸或壮骨丸至症状消失。

耻骨联合错缝

本病指骨盆前方两侧耻骨软骨联合处因受外力而发生微小离缝，引起疼痛和功能障碍，并且不能自行复位。本病亦称为耻骨联合分离。好发于女性。因受外力冲击时常易发生骨折而不易发生耻骨联合分离，故本病临床不多见。

一、病因病理

妇女在孕晚期、产后早期、流产、停经、卵巢切除后因耻骨联合关节周围韧带松弛，关节活动范围增大，稍受外力即可发生关节离错。因外力方向不同，出现错缝的方向不同。如单足负重，可产生单侧耻骨向上错缝；如突然臀部受力，腹腔压力增加，可出现左右分离；如前方受力可产生前后错缝。

二、辨证诊断

有相关致病史。耻骨联合处疼痛不适，某些动作如翻身、咳嗽、弯腰、单足负重时可引起疼痛，局部有压痛、叩击痛。骨盆挤压试验或分离试验阳性。向上错缝者可能触及耻骨联合上缘不齐，前后错缝者可触及耻骨联合间隙变宽。

摄 X 线片可见显示异常。

三、鉴别诊断

本病需与耻骨联合软骨炎、耻骨骨炎、耻骨结核等病相鉴别。

四、治疗方法

1. 复位：患者仰卧，根据错缝方向选择手法。

向上错缝：助手双手分别按压两侧髂前上棘。术者双手握患侧下肢向下拉，用一足跟蹬在患者健侧的大腿根部（即耻骨联合降支处）向上蹬。两人协调配合，同时用力即可复位。

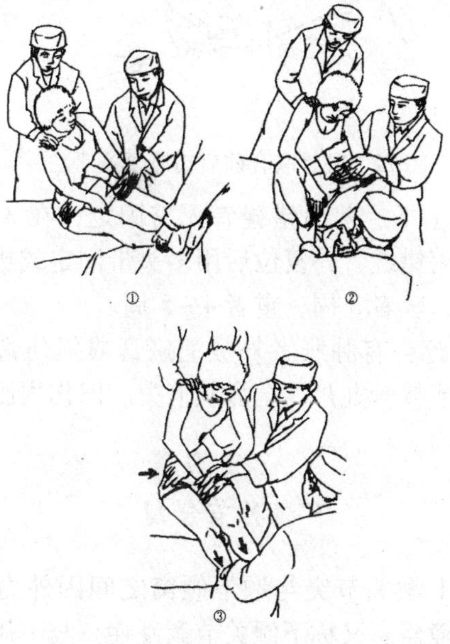

图 71　（①②③）耻骨联合分离错缝复位手法

分离错缝：患者坐位，身体微向后仰，右手按在耻骨联合处。一助手扶其后背。另一助手面对患者双手握住患者双足踝。术者在患者右侧，左髋部抵住患者右髋部，右手握住患者左手腕，左手按在患者左髋部。助手将患者双腿叉开、屈曲，两足跟靠近臀部。然后将两腿向前拉直，与此同时，术者用左手拉按患者左髋部，使之向内合拢，此手法可重复施行两三次。（见图 71）

前后错缝：助手用双手按压双侧髂前上棘。术者用双手重叠放在耻骨突起侧，用力下按，两人协调用力，当听到复音时即已复位。（见图 72）

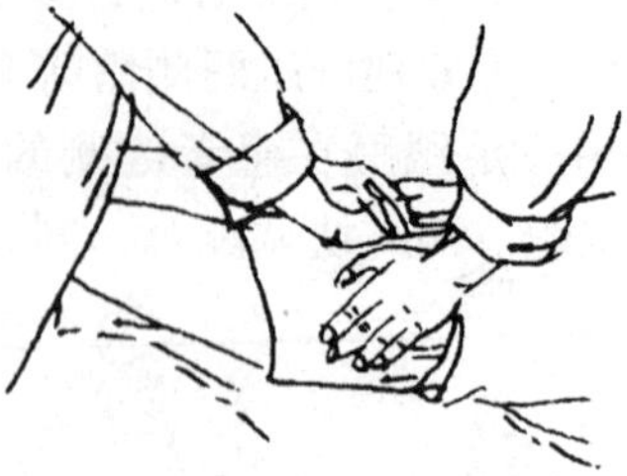

图 72　耻骨联合前后错缝复位手法

2. 固定：上下、前后错缝者无需固定，在 3 周内限制负重走路。对分离错缝者，复位后用多头带固定或帆布骨盆兜固定或悬吊固定，轻者 3 周，重者 4～5 周。

3. 药物治疗：有肿胀者外敷消瘀膏或损伤膏至肿消。新伤内服活血丸或接骨丸丹，至症状消失。旧伤内服补筋丸或壮骨丸，约服 3 周。

下颌关节错缝

本病系指下颌关节突与颞下颌窝之间因外力发生微小移动，引起开口障碍。又称下颌关节紊乱症。与下颌关节全脱位有区别。

一、病因病理

下颌关节从解剖结构而言，很难发生错缝，但有某些原因确实能引起下颌关节开启障碍，而治疗后即能恢复。其常见病因有开口过大、咀嚼硬物、下颌体受打击、颧骨弓骨折、慢性炎症等，引起关节软骨盘损伤或破裂，夹于关节间；或引起肌肉充血、痉挛、粘连或有骨性障碍等，导致一侧关节紧张而另一侧关节松弛，下颌关节是连动关节，一侧有病则影响另一侧，两个关节同时向侧方微小错缝而影响口的开合。

二、辨证诊断

有相关病史，开口受限，咬合不严。双下颌关节疼痛，局部压痛，患侧较重，肌肉痉挛，患侧关节凹陷而健侧关节凸起，开口困难，亦有在开口时出现弹响音，开口时放不进一指，而正常开口可放进本人三指，上下齿咬合不严，皮色正常。X 光摄片无异常。

三、鉴别诊断

与下颌关节脱位、急性肿疡、脓疡作鉴别。

四、治疗方法

1. 口外复位法：患者仰卧，头过伸位。术者面对患者作两手拇指按摩两侧下颌关节和有关肌肉，待肌肉柔软松弛时，改为一手按住额骨，令患者保持体位，一手放在下颌前方向下后方推，用力持续缓慢，当痉痛剧烈或有阻力时停止。反复操作，直到开口正常为止。复位时患者要张口配合，防止发生副损伤。复位后再做一次关节与有关肌肉的按摩，然后做一次自己开口或咬合试验，全部正常则复位结束。

2. 口内复位法：患者坐位，助手在后两手固定其头，术者在前，用两手拇指按压两侧颊车、翳风、上关、下关等穴。若为右侧，则用右拇指伸入口内向下压住下颌骨左右摇晃，左拇指压关节部，做揉捻动作，两手配合，反复操作1~2分钟，把右拇指退出，用手掌把住下颌向上推按，令患者闭口，左拇指把髁状突向后推，即可复位。

3. 功能锻炼：在复位当日开始每天不断地练习咬合与开口，3周后无特殊情况则可停止。3周内忌大开口、嚼硬物，避免复发。

4. 药物治疗：有肿胀者内服活血丸、定痛活血汤，外敷消瘀乌龙膏等，肿消停药。无肿胀者内服续筋丹、补筋丸，1~3周停药。复位一周后，关节仍开合不利，可用熨药。把海桐皮汤药物装入布袋水煎，煮沸10分钟后取出药袋熨于局部。用几层毛巾衬在皮肤与药袋之间，防止烫伤。每日熨药1~2次。

第三节　软组织损伤

颈椎病

一、颈部解剖特点

(一) 颈椎间盘的解剖特点

颈椎有七个，有椎间盘六个，椎体与椎弓构成椎管，其中纳八对颈神经与颈髓，在枕骨与第一颈椎之间和第一与第二颈椎之间并无椎间盘，无椎间孔，故第一、第二颈神经根不通过椎间孔。此二神经根受刺激或压迫的情况极为少见。从第二颈椎至第一胸椎，共有六个椎间盘，纤维环前部厚，后部较薄，其上下纤维均由软骨细胞与软骨板相连接，组成一个封闭的球样，不论外力从上下来还是从左右来，它的体积均不变，压力则平均地分配到各个方面。它的营养来自渗透过软骨板及纤维环的淋巴液，它无神经及血管，故一经损害就无修复能力。

(二) 颈椎的关节特点

各个颈椎之间以五个关节相互连接，其中包括两个后关节，一个椎间盘和两个钩椎关节。颈椎的关节突关节与胸腰椎者不一样，其上关节面朝上而偏向后方。枢椎上关节面近于水平，而下部颈椎上关节面逐渐加大其倾斜度，到第七颈椎则与水平面呈45°角。因此，下部颈椎关节突承担压力较上部的为小，发生骨关节炎改变也较少。

颈钩椎关节也叫 Luschka 关节，位于相邻二椎体的侧方，由钩状突与其相邻椎体相应的斜面构成，钩椎关节限制椎体向侧方移动而增加椎体间的稳定性，还可防止椎间盘向侧后方突出。但当椎间盘突出加上钩椎关节骨刺时，可挤压神经根或椎动脉而使患者出现症状。

（三）颈椎椎管的解剖特点

颈椎椎管的前壁为椎体与椎间盘，两侧方向为椎弓根，后方为椎板及关节突。其长度是可变的，颈脊柱前屈时，椎管柱长，前缘可达1.5cm，其后缘可拉长达5cm。其内的脊髓亦随之拉长变细而紧张。颈脊柱后伸时，椎管变短，脊髓折叠而变粗，易受前方或后方的挤压。当颈椎椎管呈先天性的发育性的狭窄，或椎管内有占位性病变时，脊髓更容易受到压挤。

（四）颈脊髓的解剖特点

颈脊髓内部占位性病变，首先引起上肢功能障碍，患者常有尿潴留。若为颈脊髓外受压，因椎体排列的特殊性，则下肢先受损害而出现感觉改变及运动障碍，时间久了或压迫严重，随后才到上肢功能障碍。感觉神经纤维有交叉而又在外层，当髓外病变偏于一侧时，对侧下肢先出现感觉障碍，因侧半身肌肉痉挛（运动障碍），有 Babinski 症，临床称为布朗—塞卡综合征（Brewn - Seguard）。

（五）颈脊神经根的解剖特点

颈脊神经根由背支及腹支组成，背支（又名后根）是感觉纤维，腹支（前根）是运动纤维，发自各该相当平面之颈髓。骨刺靠近椎管时，可压迫腹支而引起肌肉痉挛及压痛。若骨刺在椎间孔中部的上方，则压迫腹支和脊神经节，前根可不受累。

（六）颈部动脉的解剖特点

颈部的一对椎动脉，左粗右细。椎动脉从颈总动脉的后上方上升，进入上 6 个颈椎的横突孔，由寰椎横突孔上方穿出并于其侧部转向后方，于枕骨大孔的外缘进入颅腔，穿透硬膜后走行很短一段即与对侧椎动脉汇成基底动脉，分支至小脑桥脑基底、延脑、大脑枕叶及内耳。当头向右侧转动时，右侧之椎动脉发生扭曲可使管腔变窄，血流量减少，产生供血部位的脑组织缺血，在正常情况下由左侧的椎动脉与以代偿性的血流量增加，不会造成脑缺血；但如右侧椎动脉由于硬化或受骨刺的压迫而狭窄时，不能起代偿作用，因而出现脑缺血的症状，如可见恶心、呕吐、耳鸣、耳聋、视物不清等。

二、颈椎病的发病机制

（一）颈椎病病理生理的基本改变

颈椎病是指颈椎间盘退行性改变及其继发性椎间关节退行性变所致邻近组织受累而引起的相应症状和体征。退变为颈椎病的主要原因，其病理生理的基本改变包括：

1. 颈椎及椎间盘的基本改变：由于急性创伤或者慢性劳损，椎间盘可产生退行性变。颈椎有六个自由活动度，三个轴线。水平轴线为上下压缩或分离；额面轴线为颈前屈后伸；矢状轴线为颈椎左右侧弯。正常椎间盘可承受很大的压力，若压力超过所能承受的最大压力时，在青少年则呈现软骨板损伤，在成人则发生椎体骨折，而椎间盘仍是完好的。椎间盘对抗体屈及旋转外力的能力较差，大的旋转力可引起纤维环外层破裂，随之可出现椎间盘突出。当屈曲或后伸时再加上旋转外力，可引起纤维从内向外断裂。

椎间盘发生突出，除外伤原因外，还有内分泌及生化改变等原因。髓核中胶状体，含水量达 70% ~90%。随年龄增长，髓核内水分减少，黏多糖增加，透明质酸减少，胶原纤维沉集，髓核胶状体的功能减低，使椎间盘吸收震动的能力下降。当继续退行性变时，在轻微外力作用下，椎间盘向四周隆起，椎间隙变窄，椎体间不稳。

2. 颈椎间不稳：在颈椎间盘变性后，由于纤维环的耐牵伸力和耐压缩力减退，椎体间活动失调，不均匀活动增多。由于纤维环外周纤维的牵拉作用，椎体上下缘韧带附着部的骨膜发生牵伸性骨膜下血肿，血肿先软骨化，随之骨化而形成骨刺。当椎间隙继续变小，骨刺加大时，椎间隙的活动度也减小，甚至僵直，而引起邻近一个或两个椎间新陈代偿性活动增加，这是出现颈椎病继发性椎间盘退变的主要原因。

椎体骨刺，连同膨出的纤维环、后纵韧带和创伤反应所引起的水肿或纤维化组织，在椎间盘的节段平面形成一个突出椎管的混合突出物，此种混合突出物可以单发，亦可以多发，而颈椎病一般以多发者居多。脊髓型颈病尤其如此。

由于椎间盘萎缩变窄，其附近韧带负担增大，久而久之，即增生变性，钙化或者骨化，椎管亦可增生肥厚，使得椎管狭窄成为直接压迫脊髓的一个原因。

3. 外伤因素：颈椎病由单发的或多发的椎间盘破裂所致，有退行性改变的椎间盘更容易受损伤而破裂。由于外伤所致，在颈椎间盘突出的基础上，加上椎体后骨刺和变性肥厚、水肿的后纵韧带及局部增生的毛细血管网组成混合突出物，突出物在后外侧则挤压神经根，若在后方则刺脊髓，若在侧方加上钩椎关节的骨刺则刺激椎动脉。

颈椎病主要分四型：即神经根型、脊髓型、交感神经型、椎动脉型，对各型颈椎病的发病机制，简述如下：

（二）神经根型颈椎病的发病机制

颈脊髓神经根穿出椎间孔，一般固定在椎间孔内，当椎间盘突出时，刺激或压迫神经根，引起神经根受压、拉长而缺血、缺氧，出现神经根性感觉改变及肌肉痛，神经根型颈椎病临床最为常见。

（三）脊髓型颈椎病的发病机制

对本病真正的发病机制还不清楚，但它与下述三方面因素有关。

1. 退行性颈椎间盘改变：因外伤导致椎间盘突出，并与骨刺共同在颈椎伸屈活动中刺激、挤压脊髓。

2. 交感神经因素：颈椎不稳定节段及其混合突出物通过交感神经刺激脊髓膜，导致脊髓的血管痉挛而使患者发生脊髓症状。

3. 椎管狭窄：椎管狭窄，引起脊髓受压迫症状。

（四）椎动脉型颈椎病的发病机制

颈椎间盘退变，引起椎间隙不稳，椎体及钩椎关节发生骨刺，进而使椎间孔变小；在颈部活动时，侧方突出的椎间盘，增生的骨刺可能刺激或压迫同侧的椎动脉及其壁上的交感神经纤维，使椎动脉痉挛、血管腔变小，血流发生障碍；若颈向右侧弯或向后旋转，可使左侧椎动脉紧张，出现两侧椎动脉供血不足。

（五）交感型颈椎病的发病机制

交感型颈椎病的发病机制不十分清楚。

从病理生理角度看，当颈段硬膜，后方韧带、小关节、颈神经根、椎动脉等组织受到压迫或外伤性刺激时，可因交感神经反射而出现一系列临床现象。其反射途径有二，即脊髓反射和脑－脊髓反射。

三、颈椎病的临床表现及诊断

（一）神经根型颈椎病

此型为各型中发病率最高，约占60%。

1. 症状：患者多见于40岁上下，劳累或轻伤后，开始颈肩背痛、发展到一只手指头发麻发胀、提物、写字时手拿不稳。当颈部活动或腹压增加时，症状加重，颈部发僵，患肢乏力，握力减退，持物坠落，如扭颈不慎，颈肩如触电样疼痛，当睡觉时患侧肢体于受压后容易出现酸胀、麻木感。

2. 体征

(1) 颈部活动及外形：颈部肌肉紧张，颈的活动受限。为了使椎间孔扩大，缓解神经根受压迫症状，颈椎的生理前凸减小，颈部后伸或向病侧侧弯时活动受限。

（2）压痛点：受累的脊神经根刺激所支配的肌肉，使该肌肉发生痉挛，以手指压此肌肉则出现痛点，如“风池”穴位，肩胛骨内上角区，胸大肌、颈前斜角肌，肱骨内上髁区，棘突旁等部位的压痛，其中以棘突旁受累最为明显。压痛可向远端部位沿相应神经走向放射。病变椎间的相应棘突亦常有压痛，这是由椎体间不稳所致。

（3）臂丛神经牵拉试验：令病人坐好，术者一手扶患者颈部，另一手握患者腕部，两手呈反方向牵拉，若病人感到手疼痛或麻木则为阳性体征。

（4）椎间孔压缩试验：患者头部稍偏向痛侧，以一手扶患者下颌，另一手掌压其头顶，若患者感到颈部疼痛，患肢可出现放射性疼痛，是为阳性体征，是神经受挤压后刺激神经根的结果。

（5）感觉改变：颈神经根受到刺激时，其分布部位早期表现为疼痛过敏，针刺也较痛；颈神经受到压迫较重或者时间较长时，其分布部位表现为感觉减退。在临床上，一般可根据受累部位来推断神经根受压的节段平面。一般先查健侧的手，然后查患侧的手，患侧手的表现是痛觉减退或消失；若拇指痛觉减退，表明第六颈神经根受压、受刺激；若为中、食指痛觉减退，表明第六至七颈椎间隙有问题，是第七颈神经根受压；若第四至第五颈椎间隙有问题，刺激或压迫第五颈神经根，根据感觉神经的节段分布，痛觉障碍只到手腕，而不到手指。患臂掌侧有一条线状痛觉减退区。也应对耳后颈部感觉区进行检查，在此区神经根知觉从上到下有明显的节段。

（6）腱反射：上肢以肱二头肌及肱三头肌腱反射检查为主。当出现腱反射减弱或消失时，则表明相应神经根受刺激或受压迫。这时病变部位的定位有价值。检查时均宜与健侧作对比。

（7）肌力：第六颈神经根主要支配三角肌、肱二头肌和伸腕肌；第七颈神经根则主要支配三头肌及胸大肌。依肌肉节段分布不同，某一组肌力减弱，重者出现肌肉萎缩时，可诊断出相应的病变间隙。

3. 神经根型颈椎病的诊断

（1）临床表现：病人有颈部疼痛，向上肢放射，伴有串麻感。颈部活动或腹压增加时，症状加重。检查见到颈部僵硬，活动限制，有一定压痛范围，感觉障碍，肌力减弱及反射改变等神经根受累的体征即应考虑为本病。下列体征可作定位参考。

第四至第五颈椎椎间盘病变，压迫第五颈神经根：

①疼痛：从颈肩串到腕部而不到手。②压痛点：第四至第五颈椎棘突，冈上肌。③感觉：颈后耳下区域及前臂掌侧中线区感觉功能下降。④反射：肘部三反射无改变。

第五至第六颈椎椎间盘病变，压迫第六颈神经根：

①疼痛：颈肩，前臂痛串到拇指。②压痛点：第五、第六颈椎棘突及肩胛内上角区（同侧）。③感觉：前臂桡侧及拇指感觉。④反射：肱二头肌腱反射降低。⑤肌力：肱二头肌肌力减弱。

第六至第七颈椎椎间盘病变，压迫第七颈神经根：

①疼痛：从颈肩痛串到食指、中指。

②压痛点：第六、第七颈椎棘突及肩胛内中部区、胸大肌。

③感觉：中、食指区感觉功能降低。

④反射及肌力：肱三头肌腱反射降低，其肌力减弱。

第七颈椎至第一胸椎椎间盘病变，压迫第八颈神经根。

①疼痛：颈肩痛串到无名指小指。②压痛点：肩胛内下角区及第七颈椎棘突。③感觉：尺侧二手指感觉功能降低。④反射：肘反射无改变。⑤肌力：手握力减弱，骨间肌萎缩。

以上为单个椎间隙、单个脊神经根受累的临床征象，在临床上，神经根型颈椎病常是一个节段以上有病变，其临床征象自然较为复杂。即使是一个椎间隙的病变（如颈5～6或颈6～7），尚可引起前斜角肌痉挛而压迫臂丛神经产生颈8神经节段分布区或手部广泛性感觉障碍。

(2) X 线所见：侧位片上可见颈椎生理前凸减小、变直或呈反常弯曲。病变椎间盘可见有椎间隙狭窄，骨质增生，轻度颈椎和项韧带钙化。斜位可见有钩椎关节骨刺伸向椎间孔，椎间孔变小。对不能明确诊断者，可做病变部的侧位断层或CT，以观察有无后骨刺及椎管之大小，CT 对脊髓型颈椎病的诊断价值更大。

(3) 诊断要点：诊断应以临床症状为主，结合 X 线所见及化验，来确定病变的部位。

(二) 脊髓型颈椎病患者的临床表现及诊断

脊髓型颈椎病是引起四肢瘫痪的严重疾病，约占颈椎病的10% ~15%。

1. 症状：脊髓型颈椎病的临床症状繁多，约 20% 患者有外伤史。患者先从下肢双侧或单侧发麻，发沉开始，随之行走困难，出现一侧下肢或两侧下肢的神经机能障碍。表现为感觉、运动障碍。抬步慢，不能快走，重者步态不稳，更不能跑；双脚有踏在棉花上的感觉；颈发僵，颈后伸时易引起四肢麻木疼痛，头部表现为头痛、头晕或头皮痛。拿小物件时常落地、不能扣衣服扣子；重者写字困难，甚至不能自己进食，生活完全依靠别人照顾。部分病人出现尿潴留或排便障碍。

2. 体征：颈部症状不多，压头试验及臂丛牵拉试验均为阴性，颈后伸或侧弯受限，颈棘突或其旁肌肉有压痛。单侧或双侧下肢肌张力增高，膝反射、跟腱反射亢进，肌痉挛侧的Babinski 征、Chaudack 征阳性，踝（髌）阵挛阳性。上肢肱二头、肱三头肌腱反射可能亢进。Hoffman 或 Rossolimo 征单侧或双侧阳性，这是颈脊髓受压的重要体征。感觉常有障碍而不很规则。浅反射如腹壁反射、提睾反射多消失或减弱，肛门反射常存在。深感觉如位置觉、振动觉仍存在。

当脊髓侧受压可出现典型的或非典型的布朗 - 塞卡综合征(Brown - Sequard Syndrome)，这在脊髓型颈椎病中不多见，表现为脊髓受压水平以下同侧肌张力增强，但肌力减弱，腱反射亢进，浅反射（如腹壁）减弱，病理反射出现；重者，可引出同侧的髌阵挛或踝阵挛。同侧触觉障碍，因一部分感觉纤维有交叉，对侧的温度觉、痛觉减退，但感觉障碍水平常与病变不相符合。由于对侧运动及本体感觉尚未受压，肌力接近正常，因该侧肌力好，肌张力不高，故行走时近似正常腿，检查时肌力良好。生理反射存在而不亢进，无病理反射。

3. 脊髓型颈椎病的诊断

（1）一般检查：中年以上有肢体或躯干麻木，肌肉无力，其症状时好时坏，呈波浪或进行性者，应考虑为脊髓型颈椎病。有以下几点可供参考：

①患者虽然为不同程度的痉挛性截瘫，但感觉障碍不规则，颈部除发僵外并无症状。

②至少查出一个以上的腱反射亢进，一个以上的病理反射，尤以 Hoffman 征或 Rossolimo 征必有一个存在，髌阵挛或踝阵挛有一个出现就有诊断价值。

③X 线片：正侧位片上颈椎变直或向后成角；多发性颈椎间盘狭窄；骨质增生，尤以后骨刺更为多见；钩椎关节骨刺形成。从颈椎侧位过伸过屈片，可分析出颈椎不稳节段。斜位片上可见椎间孔缩小，小关节重叠，或有项韧带骨化。X 线片可分析出颈椎不稳节段。斜位片上可见椎间孔缩小，小关节重叠，或有项韧带骨化。

④脊髓型颈椎病与神经根颈椎病不同点之一是病变不一定仅是第 1 节或第 2 节，不一定以颈 5 ~ 6、颈 6 ~ 7 为好发部位，而是可以发生在较高或者较低的节段。脊髓型一般为多节段。在定位诊断方面，若有神经根的症状、体征，应予以高度重视。X 线检查也可以帮助明确节段部位，但不如神经根型的容易。

（2）特殊检查

①断层扫描照相（Cat 或 CT）：对锥体后骨刺、椎管大小、后纵韧带骨化、黄韧带钙化、椎间盘突出等都可表现出来。

②核磁共振（MRI）：分辨能力比CT较高，可见骨、椎间盘、脊髓与其他软组织影子。可见脊髓是否受压，是否变细（萎缩）是否中有空洞或肿瘤等。

③腰椎穿刺：奎氏试验（Queckenstadttest）有完全受阻或部分受阻者，表示脊髓有受压象，但不能定出受压部位和原因。若奎氏试验完全通畅，对于排除脊髓受压有一定的意义，但也不是绝对的。在一些奎氏试验通畅的患者中，而其脊髓碘油造影却有明显受阻。在有受阻者，脑脊液蛋白往往高于正常值（40mg%）。若蛋白高过200g/L（200mg%）则应考虑脊髓肿瘤。

④脊髓造影：使用前应了解患者对碘有无过敏反应。常用一种重比重特制碘油Myodil注射到脊髓蛛网膜下腔，以了解脊髓病变。由于其密度高，对比性强，显影清楚，临床应用价值较大。其作用为：

a. 诊断是否为颈椎病所致的脊髓压迫症。

b. 确定颈椎病引起脊髓压迫的具体节数和部位。

（三）椎动脉型颈椎病

1. 椎动脉的解剖学的特点：人体通过一系列骨环的唯一动脉是椎动脉。椎动脉从颈后动脉的后上方上升，进入颈6的横突孔，为第一段；由颈6至颈2在横突孔内纵向走行的部分为第二段；由颈2上行，经环椎横突孔上方穿出并在其侧块部拐弯走向后方，沿环椎后弓上缘走行一段，于枕骨大孔的外缘进入颅腔称为第三段；穿透硬脑膜后，走行很短一段即与对称的椎动脉汇成为第四段；汇合以后的血管称为基底动脉。

2. 椎动脉型颈椎病的病理生理

（1）骨刺的影响：当颈6以上有向侧方增生的骨刺时，可以刺激椎动脉使之痉挛，亦可直接压迫而使其管腔狭窄。

（2）血管变异：在正常情况下，椎动脉的管径的大小是颈动脉的二分之一，约为4mm，且左右椎动脉相等；但常可发生变异，左右管径大小不一致。虽然如此，总血流量并不减少，仍能保持脑部的供血量。在病理情况下却不然，当较大的一根椎动脉受到颈椎病骨刺的影响发生痉挛或狭窄时，即可出现症状。另一种情况是两侧椎动脉大小相等，但一个进入颅内变成基底动脉，而另一个则成为小脑后下动脉，当任何一侧的椎动脉受到影响时，可以出现不同的供血不全的症状。

（3）血管病变：正常椎动脉对外来的影响有较大的适应能力，当其发生了粥样硬化以后，很容易受到颈椎病的影响而引起同侧椎－基底动脉的供血不全。

此外，当颈椎间盘发生变性而呈现椎间隙变窄，颈椎可以短缩而椎动脉则可以相对地变长；当椎动脉本身有畸形或动脉硬化时，无论是颈部活动对它进行牵拉，还是因血流的冲击，均可使之变长，因而产生折叠或扭曲而妨碍血液循环。

3. 椎动脉型颈椎病患者的临床表现：由于椎－基底动脉支配的范围较广，尤其当供血不全时，主要表现为内耳、脑干、小脑、间脑、枕叶、颞叶等组织的功能缺损，其主要症状为：

（1）眩晕：为本病的主要症状，眩晕可为旋转性的、浮动性、摇晃性，或下肢发软站立不稳，有地面倾斜或地面移动等感觉，并有头晕眼花感觉。头颅部伸屈或左右侧弯及旋转，或病人转换体位，均可诱发眩晕或使其加重。

（2）头痛：由于椎－基底动脉供血不足而侧支循环血管扩张引起头痛。头痛部位主要是枕部及顶枕部，也可放射至两侧颞部深处。其性质多为发作性胀痛或跳痛，常伴有恶心呕吐及出汗等植物神经功能紊乱症状，尤其是同时出现眼症状时，易被误诊为偏头痛。

（3）视觉障碍：病人有突然弱视或失明，持续数分钟后逐渐恢复视力，此系双侧大脑后动脉缺血所致。复视也不少见，由脑干内第三、第四、第六颅神经核缺血或内侧纵束缺血引起。此外，还有眼睛闪光、冒金星或黑朦、幻视、视野缺损等现象。

（4）猝倒：是本病的一种特殊症状，发作前并无预兆，多发生于行走或站立时，病人肢体突然失去支持力而跌倒。意识清楚，视力、听力及讲话均无障碍，并能立即站起来继续活动。

（5）运动障碍：患者可有下列几方面表现：

①延髓麻痹症：讲话含糊不清，喝水反呛，吞咽困难，软腭麻痹等。

②肢体瘫痪：有单瘫、偏瘫或四肢瘫，但多属轻瘫，完全瘫者少见，有时病人并无肢体不适，但可查出肢体有锥体束征。

③面神经瘫。

④平衡障碍及共济失调：表现为躯体位置及步态的平衡失调、倾跌、Romberg 氏征阳性。

⑤感觉障碍：如面部感觉异常，有针刺感或麻木感，口周或舌部发麻感，偶有幻听或幻嗅，单肢、双肢或四肢有麻木感或感觉减退。

⑥意识障碍：晕厥乃至昏迷。

⑦精神症状：主要有定向障碍和记忆障碍。

4. 诊断

（1）临床表现

①颈椎病的表现：颈肩痛或颈枕痛，与神经根型大体相同。

②动脉硬化的表现：在锁骨下动脉与椎动脉交界处若闻有血管杂音，或一侧上臂动脉的动脉压较另一侧偏低，对本病的诊断有参考价值。

③椎动脉供血不全的症状与体征：如眩晕、猝跌、持物落地、恶心呕吐等。此种情况往往因为转动或侧弯头部至某一位置而诱发或者加重。

（2）X 线诊断：是椎动脉型颈椎病诊断的基础，正位片可见椎体钩椎关节侧方有骨赘。斜位片除可见到有钩椎关节增生以外，尚可见到椎间孔变小。

5. 特殊检查：椎动脉造影可鉴别椎动脉是否正常。耳科检查主要是为了排除耳源性眩晕因素，眼科检查主要是为了排除眼源性眩晕因素，视力检查及眼底检查是重要的。脑电图、脑电阻图以及 CT 扫描可酌情选用，以排除其他系统（主要是脑、血管系统）病变。

（四）交感型颈椎病

1. 交感型颈椎病患者的临床表现

（1）交感神经兴奋症状

①头部症状：头痛或偏头痛、头晕，特别在颈旋转时加重。

②眼部症状：眼裂增大，视物模糊，重者视力明显下降到接近失明，瞳孔散大，眼底胀痛，眼目干涩，视野内冒金花等。

③心血管症状：心跳加快、心律不齐、心前区疼痛和血压升高等。

④周围血管症状：因肢体血管痉挛，出现发凉怕冷，局部温度偏低，或肢体遇冷时有刺痒感，继而出现红肿或疼痛加重。此外尚可见有头颈，颜面或肢体麻木现象，其痛觉减退不一定按神经节段分布。

⑤发汗障碍：表现为多汗，以脸面、额颈、一侧躯干为常见，也可只限于一个肢体或手足。

（2）交感神经抑制症状：也就是迷走神经或副交感神经兴奋。主要是头昏眼花、眼睑下垂、流泪、鼻塞、心动过缓、血压偏低、胃肠蠕动增加或嗳气等。

2. 交感型颈椎病的诊断：有上述交感神经的症状，同时合并有神经根型或脊髓型颈椎病的临床表现，或者颈椎 X 线摄片有典型的颈椎病改变即可考虑为本病。对于单纯交感型颈椎病不伴有颈脊神经根刺激或脊髓束症状者的诊断较为困难。对于这类诊断有困难的病例，可试作普鲁卡因颈椎硬膜外封闭或星状神经节封闭。可使症状减轻或消失，亦可注射高张盐水而诱发症状或者使原来的症状加重。这些辅助方法对诊断均有所帮助。

由于在临床上对本型颈椎病的经验很少，目前尚需等待手术治疗，以后症状明显好转或者消失时，才能作出关于本病的最后诊断。

四、颈椎病的治疗

颈椎病的治疗方法可分为非手术疗法及手术疗法两类。制订治疗方案时要根据不同的临床类型、病程长短、病情轻重、患者健康状况以及患者对治疗效果的反应等进行全面分析，并及时加以调整。

（一）非手术疗法

1. 非手术疗法的适应证

（1）颈椎间盘突出症。（中央突出型者应急行手术。）

（2）神经根型、交感神经型和椎动脉型颈椎病或上述各型之混合型颈椎病。

（3）早期脊髓型颈椎病。

（4）年迈体弱或心、肝、肾功能不良，不能耐受手术者。

（5）有严重神经官能症，或精神失常兼有颈椎病者。

（6）颈椎病的诊断尚不能完全肯定，需要在治疗中观察者。

（7）手术后恢复期的患者。

2. 非手术疗法的方法

非手术疗法是中西医结合的综合疗法，其内容包括颈椎牵引、理疗、手法按摩、针灸、药物治疗、休息，围领或颈托及医疗体育。可根据不同情况选用其中一种或二、三种方法，同时施行或交替使用。现分别介绍如下：

（1）颈椎牵引疗法：颈椎牵引疗法对颈椎病是较为有效且应用广泛的治疗方法。此疗法适用于各型颈椎病。对年过50岁，病期较久的脊髓型颈椎病患者，使用牵引法会增加症状，故不用。

①牵引的作用：a. 限制颈椎活动，有利于组织充血、水肿的消退。b. 解除颈部肌肉痉挛，从而减少对椎间盘的压力。c. 增大椎间隙和椎间孔，使神经根所受的刺激和压迫得以缓和，神经根与周围组织的粘连也可能得以松解。d. 缓冲椎间

盘组织向周缘压力，并有利于已向外突出的纤维环组织消肿。e. 减轻钩椎关节骨刺对神经根及椎动脉的刺激。f. 牵开重叠的小关节或被嵌顿的关节膜。

②牵引的方法：通常采用枕颌布带牵引法。患者坐位卧位均可。开始用小重量（3kg）短时间（半小时）牵引，逐渐增加重量和延长牵引时间（6kg、1 小时）。牵引时应注意，在两耳之上以木板将牵引带分开，避免其压迫颞动脉而引起头晕；牵引时头低 10°～15°为宜，避免在过伸位牵引。轻症患者采用间断牵引，每日 1～3 次，每次 1/2～1 小时，重症者可行持续牵引，每日牵引 6～8 小时。牵引重量可以 3kg 开始，逐渐增加到 6kg。对年迈体力差的病人，不应使用大重量的牵引。牵引后若配合水针或理疗效果更好。

（2）理疗

①理疗的作用：a. 消除神经根及周围软组织的炎性水肿。b. 改善脊髓、神经根及颈部的血液供应和营养状态。c. 缓解颈部肌肉痉挛，增强颈椎牵引效果，并改善颈部软组织血液循环。d. 延缓或减轻椎间关节、关节囊、韧带的钙化和骨化过程。e. 增强肌肉张力，改善小关节功能。f. 改善全身钙磷代谢及植物神经系统功能。

②常用的理疗方法介绍

a. 离子导入疗法：应用直流电导入各种中西药物，如盐酸普鲁卡因、陈醋、灵仙等。

b. 高频电疗法：常用的有超短波、短波及微波等疗法，有深部电热作用。

c. 石蜡疗法：利用加热后的石蜡敷贴于患处，取其热力，可深达 1cm。

（3）推拿、按摩

①推拿、按摩的作用：a. 通经活络、调和气血。b. 加宽椎间隙，扩大椎间孔，整复椎体滑脱，解除神经压迫。c. 松解神经根及软组织粘连，缓解症状。d. 缓解肌肉紧张及痉挛，恢复颈椎活动。e. 对瘫痪肢体进行按摩，可以减少肌肉萎缩，

防止关节僵直和关节畸形。

②推拿、按摩的手法:常用手法有一指禅、㨰法、揉法、擦法、抖法、按法、拿法、摇法、扳法等。推拿按摩对颈椎病是一种较为有效的治疗方法,过多过重的推拿可带来损害,应慎重。

③推拿、按摩的禁忌证：a. 颈椎骨质破坏性疾病（结核、肿瘤等）。b. 急、慢性炎症性疾患，包括全身性感染、颈部或身体其他部位的局限性感染。c. 颈椎骨折、脱位和颈椎畸形，尤需注意排除寰枢椎的发育畸形。d. 颈椎椎管狭窄症及椎间孔明显狭窄者。e. 颈椎严重骨质增生，或椎体间有骨桥形成者。f. 尚不能排除椎管内肿瘤、粘连性蛛网膜炎或脊髓变性性疾病患者。g. 患有严重高血压病、动脉硬化症及脑供血不全者。

④针灸或穴位注射：针灸刺激通过腧穴、经络的作用，调动人体内在的抗病能力，调节机体的虚实状态，达到治疗疾病的目的。穴位注射又称水针疗法，是指将某些药物注射在穴位或痛点处，是一种对症治疗措施，对消除疼痛、麻木、头晕、失眠等症状有较好的效果。常用穴位有颈夹脊穴、风池、颈肩阿是穴、大椎、曲池、合谷。穴位注射常用 2% 盐酸利多卡因、维生素 B_{12}，或骨宁注射液、丹参液等。

（二）手术疗法

1. 手术疗法的适应证

经确诊后，有下列三种情况者可考虑手术治疗：①患颈椎病经系统的非手术疗法治疗无效者。②患者的脊髓压迫症状渐进性加重，影响工作和生活者。③症状突发，经确诊为颈椎病，并经短期非手术治疗无效者。

各型颈椎病手术疗法的适应证如下：

（1）神经根型颈椎病的手术疗法适应证

①经非手术疗法治疗 6 个月无效者。

②临床症状及 X 线检查神经定位一致，疼痛剧烈，有急性进行性肌萎缩者。

③非手术疗法治疗有效，但病情反复发作者。

（2）脊髓型颈椎病的手术疗法适应证

①有急性进行性脊髓压迫症状，经椎管造影或 CT 证实者，应尽快手术治疗。

②有轻度脊髓压迫症状，经短期非手术疗法治疗无效者。

③有脊髓受压症状不到两年，进行性加重或突然加重者。

（3）椎动脉型颈椎病的手术疗法适应证

①有颈性眩晕、猝倒症状，经非手术疗法治疗无效者。

②经选择性椎动脉造影证实为椎动脉型颈椎病的患者。

（4）交感型颈椎病的手术疗法适应证

①经硬脊膜外腔赛罗卡因封闭试验证实交感神经症状有明显减轻者。

②X 线片示颈椎有节段性不稳或椎间盘退行性变者。

③症状严重，影响病人生活，经非手术疗法治疗无效者。

2. 手术的禁忌证

（1）年迈体衰者。

（2）有严重内脏疾病者。

（3）有严重的神经官能症者，有法律纠纷者。

（4）有精神病者。

（5）病情严重，病程超过两年，估计保守疗法疗效不佳，有严重四肢广泛性肌萎缩，有完全性脊髓功能障碍者。

3. 手术的麻醉方法

（1）全身麻醉。

（2）硬脊膜外腔麻醉。

（3）局部麻醉可颈丛阻滞加局部麻醉。

（4）针刺麻醉。

按手术途径不同，可分为前路手术、前外侧路手术和后路手术三种。

腰椎间盘突出症

一、腰椎间盘的解剖生理

由椎间盘软骨板、纤维环和髓核三部分组成。

（1）软骨板：有上、下两个软骨板，它与椎体紧密相连，实为椎体的一部分。软骨板下有层骨板，两者负担较多的压力，当有退行性改变时，软骨板可出现裂隙，当压力过大则软骨板破裂，椎间盘突出，成为 Schmorl 结节。软骨板内无软组织，因此当软骨板损伤后，既不产生疼痛症状，亦不能自行修复。

（2）纤维环：（纤维环分为外、中、内三层）纤维环是分层的，每层互相交叉成 120°角，有弹性。纤维环与软骨板经软骨细胞相连成 30°角。在其边沿，纤维环由 Sharpy 氏纤维直接与骨板连接，故四周更结实。

（3）髓核：位于纤维环中央稍后，为乳白色透明胶状体，富于弹性，占椎间盘的 1/2 到 2/3 体积，它四周被纤维环及软骨板紧密包裹。任何外力传到髓核，立即被平均地分布到各个方向。当活动时，髓核如两个椎体间的皮球，由小关节滑动来指导这一节段的运动。若压力加大，正常椎间盘不易破裂，而首先引起软骨板或椎体的破裂。

椎间盘是一个密闭的具有流体力学特点的结构。椎间盘含有 80% 的水分，有可变性，但只变形不变小，在变形后其容积仍是同样大小。髓核及纤维环所需的营养，靠通过纤维环四周小血管及椎体内血管渗透而来的淋巴液。

椎间盘的功能：

（1）保持脊柱的高度。

（2）联结椎间盘上下两椎体，并使椎体间有一定的活动度。

（3）使椎体表面承受相同的力。即使椎体间仍有一定的倾斜度，但通过髓核半液状的成分使整个椎间盘承受相同的应力。

（4）由于弹性结构，使由高处坠落或肩背部突然负荷时，起缓冲作用。

（5）维持侧方关节突一定的距离和高度。

（6）保持椎间孔的大小。正常情况下，椎间孔的大小是神经根粗细度的3~10倍。

（7）维持脊柱的生理曲度。

二、腰椎间盘突出症的病理

腰椎间盘的生理退变：

腰椎间盘突出是在椎间盘退变的基础上产生。椎间盘组织仅有少量血液供应，20岁左右椎间盘中已有退行性改变。最初椎间盘几乎全为髓核所占据，其外周仅有薄层纤维环包被。随着年龄增长，髓核逐渐缩向中心部，周围的纤维环亦增厚，且成为椎间盘的主要成分。

髓核由富于蛋白黏多糖的黏液样基质及纵横交错的胶原纤维网和透明软骨细胞组成，正常人椎间盘内黏多糖随人年龄增长而增加，但在破裂的椎间盘内黏多糖明显减少，透明质酸也减少，从而使纤维环在软骨板相连接处松弛或脱落。

软骨板随着年龄增长也变薄和不完整，并产生软骨囊样变性及软骨细胞坏死，纤维环的附着点亦松弛。

由于椎间盘在运动中劳损或受外伤，椎间盘内压力增大，水分减少，加上生化改变，纤维环内的纤维在退行性变中容易发生椎间盘内容物突出。

三、腰椎间盘突出症的分型

1. 依据椎间盘突出的位置分型：①单侧型患者占绝对多数；②双侧型的，突出发生在同一间隙的两侧，患者两下肢交替出现症状，后来发展为两侧肢体均有症状，但无马尾神经受压症状；③中央型的，突出物在中央，直接压迫马尾神经，患者出现大小便异常及鞍区麻木。

2. 依据椎间盘突出的程度分型：①幼弱型的，纤维环只有部分破裂，可以还纳，又称为单纯突出型的；②成熟型的，纤维环连同髓核一同突出，不能还纳，应手术治疗；③中间型的，其破裂程度较幼弱型为重，此型可有突出物不能还纳和能还纳两种情况。

四、腰椎间盘突出症的临床表现

患者主要症状是腰背痛和坐骨神经痛。一般有扭伤史，先只有腰背痛，主要在下腰背部或腰骶部。发生腰背痛的原因主要是因为椎间盘突出时，刺激了外层纤维及后纵韧带中的椎窦神经纤维。由于95%的椎间盘突出症发生于腰4、5及腰5骶1椎间隙，所以患者多有坐骨神经痛，坐骨神经痛起始于腰部，沿臂部到大腿后部小腿外侧至足跟或足趾，疼痛的范围与神经根接触突出椎间盘多少有关。患者常可指出疼痛放射路线及区域；半数患者因为咳嗽、打喷嚏或腹部用力而疼痛加重，卧床休息则减轻，卧床时愿取弯腰侧卧屈髋屈膝位，减轻疼痛。

在高位腰椎间盘突出症时，突出的椎间盘可压迫腰1、2、3神经根，出现相应神经根支配的腹股沟区痛或大腿内侧疼痛。

中央型椎间盘区大突出患者可发生大小便异常或失禁，马鞍区麻木，可出现脚下垂。

腰椎间盘突出压迫神经根严重时，可出现神经麻痹，肌肉瘫痪。有一部分患者感到患肢发凉，尤以足趾的远端为著。也有一部分病人单侧或双侧下肢水肿，这都与腰部交感神经受刺激有关。

老年患者因腰椎间盘纤维环破裂及移位而发生急性坐骨神经痛。一部分患者由于受应力较大的腰椎间盘变性吸收，椎间隙狭窄及不稳，发生在某一椎体在其下一椎体之上向后移动，使椎体后下缘更接近下椎体的关节突，使神经根管狭窄，加之椎体不稳，反复刺激神经根而致神经根粘连，患者可出现典型坐骨神经痛；若未波及神经根者，因为椎间隙不稳，可使韧带及小关节滑膜受到刺激而引起单纯性腰痛。

五、腰椎间盘突出症患者的体征

1. 脊柱外观：①腰椎过度前凸，多数是椎间盘向后外侧较小突出，神经根躲离刺激物，破裂纤维环松弛以减少纤维继续破裂。患者腰可以伸直或侧弯，但前屈因腰部肌肉痉挛有所限制。②坐骨神经性腰椎侧凸，患者的腰椎多凸向病侧，而向健侧凸者多在健侧有陈旧性椎间盘突出。

2. 脊柱运动受限：一般患者的脊柱前屈多有受限，多数椎间盘突出患者为后外侧突出，前屈时增加突出物的张力，有疼痛又限制脊柱活动；若为嵌顿型的突出物，前屈或后伸均刺激神经根而使疼痛加重；凡有侧凸者，上身向凸侧弯曲多受限，若向健侧侧弯基本不受限。若突出物较大，可引起左、右侧弯均有限制。

3. 压痛点和放射性痛：在病变间隙棘突常有压痛点，让病人后伸并向病侧侧弯上身，挤压棘突旁1cm处，多可引起放射性疼痛，疼痛放射到足跟。叩击病人下腰正中区也可引起放射痛。

4. 肌萎缩及趾伸肌肌力检查：在慢性病人中，常有病侧股四头肌及小腿肌萎缩。检查伸趾肌力时，可让病人用力背伸各趾，两侧比较，即可发现其肌力的强弱。

5. 直腿抬高试验及加强试验：让病人仰卧，双下肢放平，先抬高健侧腿，正常可抬至70°，再抬患腿，抬高在50°以内且有痛则为阳性；然后使腿下放到不痛位，再将踝关节背屈，如又出现疼痛，则为加强试验阳性。

当健侧直腿抬高50°~70°时，病侧腿发生疼痛即为直腿抬高试验阳性。说明较大突出物在神经根内侧或神经根之下。

6. 反射及感觉改变：若第五腰神经根受压，则小腿外上部及趾基底区的痛觉及触觉降低；若为第一骶神经根受压，则外踝及脚背腓侧区的痛觉及触觉减退。

7. 抬头试验：患者仰卧，令其将双手放在颈后，将头前屈抬高，如此可使脊椎及其被膜上移而刺激有病的神经根，引起下腰痛。

8. 股神经牵拉试验：病人俯卧位，患侧膝关节伸直180°，检查者将患肢的小腿上提，使髋关节处于过伸位，出现大腿前方痛即为阳性。在腰2、3和腰3、4椎间盘突出症时为阳性。临床上较多见的腰4、5和腰5骶1椎间盘突出时此试验阴性。

9. X线诊断：摄病变部位腰椎正、侧位片；正位片腰椎可呈现侧弯。侧弯多见于腰4、5椎间盘突出，腰椎侧位片在诊断腰椎间盘突出症价值较大。正常情况下，腰椎间盘呈前宽后窄的楔形。这样保持腰椎的生理前凸弧度。当腰椎间盘突出时，椎间隙表现前窄后宽，这常是腰椎间盘纤维环不完全破裂，髓核膨出。当椎间隙变小或明显狭窄，则是纤维环破裂髓核突出。

10. CT检查：CT检查对本病诊断有较大价值，可见到突出物影像。可作为常规检查。

11. 脊髓造影：对诊断不清者或疑椎管狭窄者可做脊髓造影检查。

12. 肌电图检查：可查出运动神经根有无受累，对诊断及定位有一定帮助。

13. 化验检查：以血、尿常规为主，查血沉、抗“O”、类风湿因子等。

六、腰椎间盘突出症的诊断

病史：应系统而详细地询问患者腰痛的发病原因，腰痛的病程长短，有无下肢的疼痛，是否有放射痛。反复发作的腰腿痛或单纯腿痛，压痛及其放射痛在第四腰椎或第五腰椎的棘突旁，并有神经根区的运动及感觉改变，加之经过两次以上检查X线片无骨关节改变者，常可做出诊断。根据主要症状及其体征进行定位诊断。

1. 腰3、4椎间盘突出：腰4神经根受压。出现腰背痛、髋痛、大腿外侧痛及小腿前侧痛。小腿前内侧麻木，股四头肌无力，膝反射减弱或消失。

2. 腰4、5椎间盘突出：腰5神经根受压。出现腰背痛、骶髂部痛、髋痛、向下放射至大腿和小腿的后外侧面的疼痛。小腿外侧或包括踇趾足背的麻木，偶有足下垂。膝反射、跟腱反射一般无改变。

3. 腰5骶1椎间盘突出：骶1神经根受压，出现腰背痛、骶髂部痛、髋痛、向下放射至大腿，小腿后外侧及足跟痛。小腿后外侧及包括外侧三足趾的足背麻木，肌力减弱不多见，但若有肌力改变表现的是跖屈及屈踇无力。踝反射一般减弱或消失。

4. 中央型腰椎间盘突出：一般在腰4、5或腰5骶1之间，压迫马尾神经，出现腰背痛，双侧大腿及小腿后侧疼痛，双侧大腿、小腿后侧、足底及会阴区麻木。膀胱及直肠括约肌无力或麻痹。跟腱反射消失。

七、腰椎间盘突出症的鉴别诊断

1. 腰椎结核和骶髂关节结核：结核患者血沉高，脓肿及X线片上有明显骨破坏是其鉴别要点。

2. 马尾部肿瘤：它与中央型腰椎间盘突出相比，发病较慢，但继续恶化，脊椎无侧凸，无下腰椎活动限制。脑脊液检查有蛋白增高，脊髓造影可见到杯状阴影，并可明确病变部位。

3. 腰椎椎管狭窄症：此症患者神经性间歇跛行，一般只能行走一段路，休息后可再走少许。在无椎间盘突出时，仅大腿痛，直腿抬高试验阴性，无知觉改变。X线平片及脊髓造影或CT扫描可明确诊断。

4. 下腰椎神经根管狭窄症：此症患者有真性坐骨神经痛，X线侧位片有椎间隙严重狭窄及椎体滑动，CT扫描能更明确诊断。对腰椎间盘手术后还有坐骨神经痛者，应高度怀疑此病。

5. 腰骶部骨折或畸形：一般无真性坐骨神经受压现象，X线片常可鉴别。

6. 腰骶部或骶髂关节韧带急性扭伤：早期不易鉴别，分别查腰骶紧张或进行骨盆分离试验即可鉴别。患者常无坐骨神经痛，应严密观察。

7. 腰椎第三横突尖炎：患者的压痛点集中在第三横突尖部，直腿抬高及加强试验阳性，局部封闭后病情好转。

8. 下腰部肌筋膜炎：此病患者压痛点集中，直腿抬高试验阴性，但在急性期可为阳性，Laseque 试验阴性，下肢无知觉改变。在痛点作局部封闭后好转。

9. 梨状肌综合征：此病患者有真性坐骨神经痛；肛检时，在病侧可摸到紧张的梨状肌，压痛明显，压痛点在后髂嵴上，即尾骨的中点与大粗隆连线的中点。梨状肌紧张试验（病人仰卧）：令患者将病侧大腿尽量内收，小腿内旋则痛；用长针头局部封闭压痛点，疼痛立即解除。

10. 骨肿瘤：患者严重腰痛并继续加重，平卧也不减轻，X 线片显示有骨破坏。

八、腰椎间盘突出症的治疗

（一）非手术疗法

1. 非手术疗法的适应证

①只发作一两次者；②卧床后症状减轻者；③诊断尚不肯定而需观察者；④不同意手术者。腰椎间盘突出症的主要矛盾是突出的椎间盘压迫和刺激神经根。早期时，突出物和神经根部都有肿胀、充血和损伤性炎性反应，经早期非手术疗法治疗，水肿及充血被吸收，突出物有的可能还纳，症状消失。

2. 非手术治疗方法

（1）卧床休息：卧硬床可减轻体重对破裂椎间盘的压力，减少因身体活动带来的损伤。早期患者应完全卧床，包括进食及大小便均应在床上，疼痛减轻后可练习下地。患者卧床期间，应有意做下肢伸屈活动，上肢伸屈活动及握拳练习，逐渐加大屈曲度，使膝关节能达到胸部，行直腿抬高等练习，同时可进行痛点封闭、针灸理疗、骨盆牵引、按摩及推拿。

（2）针灸理疗：卧床期可用针灸理疗。取穴：肾俞、大肠俞、环跳、风市、阳陵泉、可用温针灸。可用局部热敷。每次半小时为宜。也可用醋酸强的松龙混悬液 0.5ml 加 0.5% 普鲁卡因 5 ~ 10ml，穴位封闭。

（3）牵引：骨盆牵引最常用，开始时每边各吊上 5 ~ 10kg 重物，总重量不超过 20kg，每次 30 ~ 60 分钟，每天可牵引 2 次。对早期患者效果很好，此法对突出物在神经根外侧者效果好。若突出物在神经根内侧，则愈牵患者症状愈重，当然应停止牵引。

（4）围腰和支持带。一般使用围腰 3 个月左右，术后用围腰也是如此，以免背部肌肉萎缩。围腰的作用，一是将腹腔内器官与脊柱下部捆在一起，减少脊柱过度活动，减少肌肉的劳损与韧带的负担，而起到保护下腰椎作用；二是加强腹肌力量，减少腰椎的前凸，而使重心后移，减少背肌劳损。

（5）按摩推拿：除卧床仍有严重疼痛的中央型突出与伴有椎管狭窄症者外，对多数腰腿痛患者均可采用本法。手法复位的基本手法不外于后伸，过屈和扭转三个动作，下面介绍几种常用的方法：

俯卧牵引按压法：患者俯卧，两手把住床头，一助手用双手握住病员的踝部，作对抗牵引约 10 分钟，术者立于病员一侧，用手掌或指腹按压椎旁压痛点，按压时力由轻变重。此法可使椎间隙增宽、髓核还纳。

单腿后伸压腰法：此法可紧接上法进行，病人俯卧。术者站于患者病侧，一手将患肢提起后伸，一手压于腰部压痛点，且将患肢作上下起落数十次，可起到解除神经根粘连和促进髓核还纳的作用。

旋转复位法

（1）坐姿复位法：患者坐于无靠背之方凳上，两脚分开与肩等宽，头稍低。一助手面对患者站立，两腿夹住患者一大腿，双手压住大腿根部，维持患者正坐姿势。术者立于患者之后（以棘突向右偏为例），先用双拇指触诊法查清偏歪的棘突，然后术者将右上肢自患者右腋下通过，将手掌压于患者颈后，拇指向下，余四指扶持左颈部，同时嘱患者双脚踏地，臀部正坐不准移动，术者此时用左手拇指扣住偏向右侧之棘突，右手拉患者颈部，使身体前屈60°~90°，继续向右侧弯，在最大侧弯位，术者右上肢使患者躯干向后内侧旋转，同时左手拇指顺向左上顶棘突，立即可觉察指下椎体轻微错动，往往伴随“喀啪”一声，复位成功。

（2）俯卧位复位法：患者俯卧，两腿稍分开，术者双拇指触诊腰部，摸清偏歪的棘突。（以向右偏歪为例）术者站于患者右侧，面对侧方，左臂从右大腿下面伸进，将右腿抱起过伸髋膝，以患椎为支点旋转大腿，右手拇指借大腿摇转牵引之力，将偏向右侧的棘突拨正。

（二）手术疗法

临床诊断腰椎间盘突出症后，约有10%~20%的患者需经手术治疗。此为大手术，应严格选择其适应证。

1. 手术指征

（1）腰椎间盘突出症病史超过半年，非手术治疗无效，病情继续恶化者；或非手术治疗有效，但反复发作，症状严重者。

（2）中央型巨大突出或椎间盘已破裂者，患者常有马尾受压迫症状或脚下垂，排除肿瘤后，应按急症进行减压手术。因马尾神经压迫过久，术后也难于或不能恢复其功能。

（3）有神经性间歇性跛行及其他明确体征，经非手术治疗无效，X线检查证实有椎管狭窄或神经根根管狭窄者。

2. 手术禁忌证

（1）有精神病或严重神经衰弱患者；

（2）有严重心脏、肝、肾功能障碍者；

（3）有广泛的纤维织炎、风湿等症状者。

3. 手术方法

（1）患者体位：患者可呈俯卧位、侧卧位、胸膝卧位。

（2）麻醉：多用腰麻、局部麻醉，也可用硬膜外麻醉和全麻。

4. 常用手术方法：后路典型手术方法，经腹入路腰椎间盘摘除术，前路腹膜外腰椎间盘摘除术、中央型腰椎间盘摘除术、腰椎间盘摘除的显微外科手术。

腰椎管狭窄症

一、腰椎管狭窄症的定义与分类

腰椎管狭窄症是一种临床综合征，除导致椎管狭窄的各种独立的临床疾病以外，任何原因引起的椎管、神经根管、椎间孔等任何形式的狭窄，并引起马尾神经或神经根受压迫的综合征者，统称为腰椎管狭窄症。其分类如下：

（一）发育性椎管狭窄

（1）中央管狭窄。

（2）神经根管狭窄。

（二）退变性椎管狭窄

（1）中央管狭窄。

（2）神经根管狭窄。

（3）复合性椎管狭窄。

在发育性椎管狭窄因素的基础上又有退变性因素所致的狭窄。

二、腰椎管狭窄症患者的临床表现

（一）神经源性间歇性跛行

当病人直立或行走时，下肢发生逐渐加重的疼痛、麻木、沉重感、乏力等不同的感觉，以至于不得不改变站立的姿势或停止行走，而蹲下或以其他某种姿势休息片刻，症状可减轻或消失。然后再度继续行走或站立，将再次出现上述症状而被迫再次休息。以上表现为间歇性跛行。每次行走的距离及直立持续的时间一般为数 10 米至二三百米或数分钟至 10 分钟。休息时间一般为九分钟至十余分钟。

（二）下腰痛

大多数患者都有下腰痛的病史或伴有下腰痛，疼痛一般较轻，卧床时则消失或减轻。

（三）神经根压迫症状与体征

一些患者表现为持续性放射性神经根症状，多数为痛、麻痛、胀痛，疼痛的程度轻重不等，但多数不剧烈。少数病人具有放射性神经根症状但并无阳性体征，很难与下腰痛伴有的牵扯性疼痛相区别。但是，大多数病人神经症状常常伴有相应的神经根性分布区针刺觉减弱，痛觉异常，肌肉力量减弱及腱反射异常。椎管狭窄症病人直腿抬高试验常常阴性。

（四）马尾神经压迫症

中央管狭窄导致马尾神经受压迫，马鞍区的症状与体征及括约肌的症状为马尾神经受压的常见表现。

三、腰椎管狭窄症的诊断

根据患者的临床表现选择适当的辅助检查方法，如 X 线、脊髓造影、CT 扫描、核磁共振等，做出精确的定位、定性及定量诊断，辅助检查显示的阳性征象必须同临床症状与体征一致才有诊断意义。

四、腰椎管狭窄症的治疗

（一）非手术疗法

1. 卧床休息：患者卧床休息 3～5 周可使下腰疼及神经根症状得以减轻或缓解。

2. 物理疗法：适当的物理疗法可消除肌肉的痉挛与疲劳，对消除腰痛是有利的。

3. 药物疗法：对症用药、消炎痛、布洛芬类药物及中药均可采用。

（二）手术疗法

1. 手术特征

（1）发育性椎管狭窄症；

（2）括约肌功能障碍者；

（3）神经根传导功能严重缺失，有明显的感觉缺失或运动缺失者；

（4）反复发作影响工作或正常生活，或经非手术治疗半年以上无效者。

2. 相对禁忌证

（1）全身状况不佳或伴有严重的其他系统疾病不能耐受手术者。

（2）症状与体征较为复杂，而影像学检查虽有阳性征象，但不能完全解释其临床表现者。

3. 手术方式：常用减压术、减压加融合术、脊柱融合术三类手术治疗不同情况的患者。

常用方剂名录

一画

一盘珠汤(《中西医结合治疗骨与关节损伤》)

[组成] 续断15g 生地12g 川芎12g 广木香6g 红花6g 泽兰12g 当归12g 苏木12g 桃仁6g 乌药12g 大黄6g 甘草6g 制乳香9g 制没药9g 赤芍12g

[功用] 活血祛瘀，理气消肿止痛。用于骨折伤后1~2周内，血瘀经络，气血不利之疼痛、肿胀、关节屈伸不利。

[用法] 每日1剂，共煎2次，早晚各服1次。

二画

七厘散(《良方集腋》)

[组成] 血竭30g 麝香0.36g 冰片0.36g 乳香4.5g 没药4.5g 红花4.5g 朱砂3.6g 儿茶7.2g

[功用] 活血散瘀，定痛止血。治跌打损伤，瘀滞作痛，筋伤骨折，创伤出血。

[用法] 共研极细末，每服0.2g，日服1~2次，米酒调服或酒调敷患痛。

[禁忌] 孕妇禁用。

八厘散(《医宗金鉴》)

[组成] 煅自然铜10g 乳香10g 没药10g 血竭10g 红花3g 苏木3g 古铜钱3g 丁香1.5g 麝香0.3g 番木鳖(油炸去毛) 3g

[功用] 行气止痛，散瘀和伤。治跌打损伤。

[用法] 共研细末，每服0.2~0.3g，黄酒送服，每日1~2次。

八仙逍遥汤(《医宗金鉴》)

［组成］　防风 3g　荆芥 3g　川芎 3g　甘草 3g　当归 6g　苍术 10g　丹皮 10g　川椒 10g　苦参 15g　黄柏 6g

［功用］　祛风散寒，活血通络。治损伤后瘀肿疼痛，或风寒湿邪浸注，筋骨疼痛。

［用法］　煎水熏洗患处。

十三味总方(《救伤秘旨》)

［组成］　三棱 15g　赤芍 4.5g　骨碎补 4.5g　当归 3g　莪术 3g　元胡索 3g　木香 3g　乌药 3g　青皮 3 皮　桃仁 3g　苏木 3g。若伤重，大便不通者，加大黄 12g；恐有瘀血入内涩滞者，加缩砂仁 9g。

［功用］　活血逐瘀，理气止痛。治跌打损伤体格健壮者。

［用法］　用陈酒 81.5ml 煎服。

人参紫金丹(《伤科补要》)

［组成］　人参 9g　丁香 30g　五加皮 60g　甘草 24g　茯苓 6g　酒当归 30g　骨碎补 30g　血竭 30g　五味子 30g　没药（去油）60g

［功用］　提补元气，健壮脾胃，止渴生津和通筋血。治跌仆闪撞而气虚者。

［用法］　共研细末，炼蜜为丸，每服 9g，早晚用黄酒化服。

三画

三七伤药片(验方)

［组成］　参三七　雪上一枝蒿　红花　扦扦活等。

［功用］　活血、祛瘀、定痛、止血。治疗各种急慢性扭伤、挫伤、关节痛、神经痛及软组织跌打损伤。

［用法］　日服 3 次，每次 3 片，或遵医嘱。

［禁忌］　孕妇禁服。

三圣散(《伤科常见疾病治疗法》)

［组成］　芙蓉叶 50 份　赤小豆 16 份　蜀硝粉 5.5 份

［功效］　活血消肿，清热止痛。治跌打损伤，伤在筋肉，肿胀疼痛或红肿灼痛。

［用法］　共研细末，用蜂蜜与冷开水调和，敷贴。

三号止血粉(经验方)

［组成］　菊叶三七　竹节三七　地榆　小蓟　茜草　侧柏

［功用］　止血。用于伤后各部出血。

［用法］　内服外敷均可。

三棱和伤汤(《中医伤科学讲义》)

［组成］　三棱　莪术　青皮　陈皮　白术　枳壳　当归　白芍　党参　乳香　没药　甘草

［功用］　活血祛瘀，行气止痛。治胸胁陈伤隐隐作痛。

［用法］　根据病情需要决定各药用量，水煎服。每日1剂。

小金丹(《外科证治全生集》)

［组成］　草乌45g　五灵脂45g　地龙45g　木鳖子45g　白胶香45g　乳香22.5g　没药22.5g　香墨3.6g

［功用］　治血瘀结毒，伤筋流注。

［用法］　调均匀后面糊为丸，干重0.6g，每服2丸，日服2欠，黄酒或温开水送下。

小活络丹(《和剂局方》)

［组成］　制南星3份　制川乌3份　制草乌3份　地龙3份　乳香1份　没药1份　蜜糖适量

［功用］　温寒散结，活血通络。治跌打损伤，瘀阻经络，风寒湿侵袭经络作痛，肢体不能伸屈及麻木，月久不愈等症。

［用法］　共为细末，炼蜜为丸，每丸重3g，每次服1～2次。

大成汤(《外科正宗》)

［组成］　当归10g　木通10g　枳壳10g　厚朴10g　苏木12g　大黄12g　芒硝12g　（冲服）　川红花6g　陈皮6g

甘草 6g

［功用］　祛瘀生新。治跌仆损伤后气分受伤，昏睡、大便秘结者；或腰椎损伤后伴发肠麻痹腹胀。

［用法］　水煎服

大红丸(《仙授理伤续断秘方》)

［组成］　何首乌 500g　制川乌 710g　制南星 500g　芍药 500g　当归 300g　骨碎补 500g　牛膝 300g　细辛 250g　赤小豆 1000g　煅自然铜 120g　青桑炭 2500g

［功用］　坚筋固骨，滋血生力。治骨折筋断，瘀血留滞，外肿内痛，肢节倦之。

［用法］　共研细末，醋煮面糊为丸，如梧桐子大，朱砂为衣。每次服 30 丸，温酒下，醋汤也可。

大活血丸(《医部全录》)

［组成］　青桑炭 500g　骨碎补　制南星　牛膝　白芍　炮川乌　黑豆（酒煮）各 48g　自然铜　木鳖子各 24g　细辛 30g　降香　枫香各 9g　乳香　没药　血竭各 18g

［功用］　治打仆伤损，折骨碎筋，瘀血肿痛，瘫痪顽痹，四肢疼痛，一切痛及风等症。

［用法］　上药为末，酢煮秫米粉糊，集众手搓为丸，缓则发裂，如弹子大，候干，用生漆为衣，久则不坏，每服 1 丸，用无灰酒磨化服。

大活血汤(李国衡《伤科验方》)

［组成］　赤芍 9g　丹参 9g　川芎 6g　紫草 3g　当归尾 9g　苏木 3g　鲜生地 12g　路路通 6g　泽兰叶 6g

［功用］　活血通经止痛。治一切跌打损伤，肿胀疼痛。

［用法］　作汤剂，每日 1 剂，服 2 煎。

上肢损伤洗方(《中医伤科学讲义》)

［组成］　伸筋草 15g　透骨草 15g　荆芥 9g　防风 9g　红花 9g　千年健 12g　刘寄奴 9g　桂枝 12g　苏木 9g　川芎 9g　威灵仙 9g

［用法］　煎水熏洗患肢。

下肢损伤洗方(《中医伤科学讲义》)

［组成］ 伸筋草 15g 透骨草 15g 五加皮 12g 三棱 12g 秦艽 12g 莪术 12g 海桐皮 12g 牛膝 10g 木瓜 10g 红花 10g 苏木 10g

［功用］ 活血舒筋。治下肢损伤挛痛者。

［用法］ 水煎熏洗患肢。

万灵膏(《医宗金鉴》)

［组成］ 鹳筋草 透骨草 紫丁香根 当归 自然铜 没药 血竭各 30g 川芎 25g 半两钱 1 枚（醋淬） 红花 30g 川牛膝 五加皮 石菖蒲 茅术各 25g 木香 秦艽 蛇床子 肉桂 附子 半夏 石斛 萆薢 鹿茸各 10g 虎胫骨一对 麝香 6g 麻油 5000g 黄丹 2500g

［功用］ 散瘀消毒，舒筋止痛，祛寒通络。治跌打损伤后期寒湿为患，局部麻木疼痛。

［用法］ 血竭、没药、麝香分别研细末另包，余药先用麻油微火煨浸 3 日，然后熬黑为度，去渣，加入黄丹，再熬至滴水成珠，离火，俟少时药温，将血竭、没药、麝香末放入，搅匀取起，去火毒，制成膏药。用时烘热外贴患处。

四画

五加皮汤(《医宗金鉴》)

［组成］ 当归 10g 没药 10g 五加皮 10g 皮硝 10g 青皮 10g 川椒 10g 香附子 10g 丁香 3g 地骨皮 3g 丹皮 6g 老葱 3 根 麝香 0. 3g

［功用］ 和血定痛舒筋。用于伤患后期。

［用法］ 煎水熏洗。

风伤丸(《林如高正骨经验》)

［组成］ 归身 赤芍 生地 党参 茯苓各 240g 川芎 180g 木香 砂仁 沉香各 60g 三七 90g 肉桂 15g 桃仁 双钩藤各 180g 红花 乳香各 90g 续断 泽泻 淮牛膝各 240g

［功用］　活血定痛，舒筋壮骨。通治跌打损伤。

［用法］　上为细末，米糊为丸，每丸重12g，朱砂为衣。每日1丸，酒水各半炖服。

风伤药水（《林如高正骨经验》）

［组成］　五加皮　桑寄生　归尾　土牛膝　红花　防风　两面针　乌药　威灵仙　络石藤　泽兰　白花蛇舌草　续断　三棱　莪术　生草乌　生川乌各15g　樟脑30g

［功用］　祛风止痛，活血祛瘀。治跌打损伤后期，关节疼痛，风湿性关节炎。

［用法］　上药入70%酒精2000ml或高粱酒1500ml浸泡备用。将药水涂擦患处，每日2～3次。

止血定痛散（《伤科补要》）

［组成］　当归60g　乳香30g　没药30g　桃仁60g　川断60g　乌药24g　荆芥15g　防风15g　白芍45g　木通15g　甘草15g　陈皮30g

［功用］　止血祛瘀，定痛续损。治创伤出血，伤痛难忍者。

［用法］　共为细末，调酒外敷。

乌龙膏（《伤科补要》）

［组成］　百草霜10g　白及15g　白蔹10g　百合15g　百部10g　乳香10g　没药15g　麝香0.3g　炒糯米30g　陈粉120g（炒）　醋适量

［功用］　活血接骨，消肿止痛。治疗跌打损伤，骨折筋断，肿硬青紫。

［用法］　共研细末，醋熬为膏，外敷。

双柏（散）膏（《中医外科学讲义》）

［组成］　侧柏叶2份　黄柏1份　大黄2份　薄荷1份　泽兰1份

［功用］　活血解毒，消肿止痛。治跌打损伤早期，疮痛初起，局部红肿热痛，或局部包块形成而无溃疡者。

［用法］　共研细末，作散剂备用，用时以水、蜜糖煮热

调成厚糊外敷患处，亦可加入少量米酒调敷或用凡士林调煮成膏外敷。

五画

四生散（原名青州白丸子《和剂局方》）

［组成］ 生川乌 1 份 生南星 6 份 生白附子 4 份 生半夏 14 份

［功用］ 祛风逐痰，散寒解毒，通络止痛。治跌打损伤肿痛，关节痹痛。

［用法］ 共为细末存放待用。用时以蜜糖适量调成糊状外敷患处。

四物止痛汤（《中医伤科学》）

［组成］ 当归 川芎 地黄 白芍 乳香 没药

［功用］ 活血止痛。用于各部损伤之瘀血疼痛。

［用法］ 水煎服

四肢损伤洗方（《中医伤科学讲义》）

［组成］ 桑枝 桂枝 伸筋草 透骨草 牛膝 木瓜 乳香 红花 羌活 独活 落得打 补骨脂 淫羊藿 萆薢

［功用］ 温经通络，活血祛风。用于四肢骨折、脱位、扭挫伤后筋络挛缩酸痛。

［用法］ 煎水熏洗患处。

生血补髓汤（《伤科补要》）

［组成］ 生地 12g 芍药 9g 川芎 6g 黄芪 杜仲 五加皮 牛膝各 9g 红花 5g 当归 续断各 9g

［功用］ 调理气血，舒筋活络。治扭挫伤及脱位骨折的中后期，患处未愈合并有疼痛者。

外敷化筋散（《刘寿山正骨经验》）

［组成］ 当归 赤芍 制乳香 木瓜各 6g 紫金锭 芙蓉叶 金果榄各 10g

［功用］ 活血软坚，舒筋止痛。用于一切陈旧性伤筋疾患。

［用法］　共为细末，醋调外敷伤处。

［禁忌］　孕妇慎用。

外敷活血散（《刘寿山正骨经验》）

［组成］　苏木　红花　制乳香　血竭　丁香各 3g　制没药　自然铜（醋淬 7 次）4.5g　马钱子（油炸去毛）6g

［功用］　活血化瘀，止痛接骨。用于治疗骨折。

［用法］　共为细末，酒或醋调敷伤处。

［禁忌］　孕妇慎用，有皮肤病者忌用。

外敷接骨散（《刘寿山正骨经验》）

［组成］　骨碎补　血竭　硼砂　制乳香　制没药　地鳖虫　续断　大黄　自然铜（醋淬 7 次）各等份

［功用］　接骨止痛。用于骨折。

［用法］　共为细末，酒调或用蜂蜜、麻油、凡士林等调敷伤处。

［禁忌］　皮肤过敏或有皮肤病者禁用。

正骨烫药（《伤科学》）

［组成］　荆芥　防风各 6g　桂枝　透骨草各 9g　羌活　独活各 6g　海桐皮 9g　川椒 9g　桑枝 9g　防己 9g

［功用］　活血舒筋。治创伤后期患处疼痛，筋肉拘挛，活动受限。

［用法］　共为末，装在布袋内扎口煎滚，烫局部伤处。

正骨紫金丹（《医宗金鉴》）

［组成］　丁香 1 份　木香 1 份　血竭 1 份　儿茶 1 份　红花 1 份　牡丹皮半份　甘草 1/3 份　熟大黄 1 份

［功用］　活血祛瘀，行气止痛。治跌仆堕坠、闪挫伤之疼痛、瘀血凝聚等症。

［用法］　共研细末，炼蜜为丸。每服 10g，黄酒送服。

［禁忌］　孕妇禁用。

旧伤洗剂（《林如高正骨经验》）

［组成］　桃仁　红花　三棱　莪术　乌药　企边桂　归尾　泽兰　生川乌　生草乌各 9g　羌活　土牛膝　独活各 15g

［功用］ 舒筋活络活血止痛。治外伤蓄瘀作痛。

［用法］ 水煎熏洗，每剂加陈醋45g，每日1剂，熏洗2次。

立安散(《伤科汇纂》)

［组成］ 白牵牛 当归 肉桂 玄胡索 杜仲 茴香（炒）各6g 木香1.5g

［功用］ 行气活血止痛。用治挫闪、气滞腰痛。

［用法］ 上药共为末，空心酒下2匙。

六画

壮骨强筋汤(《林如高正骨经验》)

［组成］ 熟地12g 淮牛膝9g 川芎6g 当归9g 甘草3g 续断9g 桃仁6g 红花3g 补骨脂9g 骨碎补9g 煅自然铜9g 制乳香3g

［功用］ 舒筋活血，补肾壮骨。治伤筋、骨折中后期筋骨痿软，愈合较缓者。

［用法］ 水煎服。

壮筋养血汤(《伤科补要》)

［组成］ 当归9g 川芎6g 白芷9g 续断12g 红花5g 生地12g 牛膝9g 牡丹皮9g 杜仲6g

［功用］ 活血壮筋。治损伤筋络，可作为调理之剂。

［用法］ 水煎服。

壮筋续骨丹(《中医骨伤科学》)

［组成］ 当归 白芍 茯苓 莲子肉 故纸 鹿角霜 骨碎补 续断 肉苁蓉 熟地各100g 儿茶 红花 酒川军 丁香 木香 血竭（另研） 冰片（另研） 乳香各50g 甘草25g 丹皮 五加皮 三七 乳香各30g 朱砂（另研）25g

［功用］ 舒筋活血，补肾壮骨，健脾和胃，止痛生肌。治骨折脱臼伤筋。

［用法］ 除血竭、三七、朱砂、冰片另研外，其余共为细面与血竭等四味药和匀，炼蜜为丸，每丸重10g。成人早晚

各服1～2丸，儿童酌减。

壮筋续骨丹（《伤科大成》）

［组成］　当归60g　川芎30g　白芍30g　熟地120g　杜仲30g　川断45g　五加皮45g　骨碎补90g　桂枝30g　三七30g　黄芪90g　虎骨30g　补骨脂60g　菟丝子60g　党参60g　木瓜30g　刘寄奴60g　地鳖虫90g

［功用］　壮筋续骨。用于骨折、脱位、伤筋中后期。

［用法］　共研细末，糖水泛丸，每次服12g，温酒下。

地榆膏（《临床骨科学》）

［组成］　生地榆75g　地榆炭粉75g　香油500g　黄蜡90g

［功用］　消炎，止痛，生肌。用于烫伤或骨折绑板压迫起水泡。

［用法］　先将生地榆入香油内熬焦枯去渣过滤，加入黄蜡溶化后再加入榆炭粉搅匀凉成膏，涂药棉上，敷患处包扎。

地鳖紫金丹（《救伤秘旨》）

［组成］　地鳖虫　硼砂　血竭　自然铜各24g　乌药　土狗　元胡索　当归　桃仁　威灵仙　川牛膝各15g　麝香　制香附　木香各12g　川断　五加皮　制猴骨　苏木　贝母　广皮　泽兰　五灵脂各9g　菟丝子6g

［功用］　活血祛瘀，行气止痛。治新旧跌打内伤。

防风芎归汤（《中医伤科学讲义》）

［组成］　川芎　当归　防风　荆芥　羌活　白芷　细辛　蔓荆子　丹参　乳香　没药　桃仁　苏木　泽兰叶

［功用］　活血化瘀，祛风止痛。治跌打损伤，青紫肿痛。

［用法］　水煎温服。

红伤药（《林如高正骨经验》）

［组成］　麝香6g　沉香15g　三七90g　地龙干90g　熊胆6g　血竭60g　甘草30g　朱砂90g　西红花15g　川连90g　山羊血60g

［功用］ 化瘀和伤。治陈伤作痛。

［用法］ 共研细末，每服1.5g，黄酒送服。孕妇忌服。

红灵酒(《伤科学》)

［组成］ 生当归60g 红花30g 肉桂60g 樟脑15g 细辛15g 干姜30g 用95%酒精1000ml，浸泡7天备用。

［功用］ 活血消肿止痛。治扭挫伤局部肿痛。

［用法］ 每日用棉花蘸酒在患处揉擦2次，每次擦药10分钟。

伤油膏(《中医伤科学讲义》)

［组成］ 血竭60g 红花6g 乳香6g 没药6g 儿茶6g 琥珀3g 冰片6g （后下）香油1500g 黄蜡适量。

［功用］ 活血止痛。治扭挫伤。

［用法］ 在施行理伤手法时，取少许涂擦患处。

夺命丹(飞龙夺命丹《救伤秘旨》)

［组成］ 硼砂24g 地鳖虫24g 醋煅自然铜24g 血竭24g 木香18g 当归15g 桃仁15g 莪术15g 五加皮15g 猴骨15g 醋元胡15g 三棱12g 苏木12g 五灵脂9g 广皮9g 川贝9g 枳壳9g 朱砂9g 葛根9g 桑寄生9g 桂心6g 乌药6g 羌活6g 麝香6g 杜仲6g 秦艽6g 前胡6g 土狗6g 青皮6g 赤芍9g 韭子9g 蒲黄9g 破故纸9g

［功用］ 活血祛瘀，行气止痛。治跌打内伤初期。

［用法］ 共为细末。伤重者9g，轻者4.5g，老酒冲服。

如神散(《伤科汇纂》)

［组成］ 元胡索 当归 桂心 杜仲（姜汁炒）

［功用］ 行气活血止痛。用治挫闪腰痛。

［用法］ 上药等份，共为末，每服6g，温酒调下。

七画

补肾壮筋汤(《伤科补要》)

［组成］ 当归9g 熟地9g 牛膝9g 山茱萸9g 茯苓9g 续断9g 杜仲9g 白芍9g 青皮9g 五加皮9g

［功用］　强筋壮骨。用于伤后肾虚体弱关节脱位及骨折恢复期，年老骨折者亦可加减使用。

［用法］　每日1剂，共煎2次，早晚各服1次。

补损续筋丸(《医宗金鉴》)

［组成］　当归25g　川芎15g　酒白芍15g　熟地15g　广木香　丹皮　乳香　没药各25g　骨碎补　自然铜（煅）　红花　血竭各15g　朱砂　丁香各5g　人参50g　虎骨100g　古铜钱3枚（醋淬）

［功用］　接骨续筋，消肿止痛，扶正安神。治跌打损伤，骨断筋捩，肉破血流，疼痛不止等症。

［用法］　共为细末，炼蜜为丸10g重。成人每服10g，日服2～3次。

补筋丸(《医宗金鉴》)

［组成］　五加皮　蛇床子　沉香　丁香　川牛膝　茯苓　莲子心　肉苁蓉　菟丝子　当归（酒洗）　熟地　丹皮　木瓜各50g　淮山药40g　人参25g　广木香15g

［功用］　活血祛瘀，疏筋止痛。专治跌仆挫闪，筋翻筋挛，筋胀筋粗，筋聚骨错，血脉壅滞，瘀肿青紫疼痛等症。

［用法］　共为细末，炼蜜为丸。每丸重10g。每服1～2次，热黄酒冲服。日服2～3次。

苏木煎(《简明正骨》)

［组成］　苏木　大力草　艾叶　伸筋草　鸡血藤各30g　卷柏　羌活　牛膝各9g

［功用］　通经活络，疏利关节。治损伤后期僵凝，气血停滞之症。

［用法］　水煎洗。

鸡鸣散(《伤科补要》)

［组成］　归尾　桃仁　大黄

［功用］　攻下逐瘀。治胸腹部挫伤疼痛难忍，并见大便秘结者。

［用法］　据病情拟定剂量，水煎服。

驱伤汤(《林如高正骨经验》)

[组成] 当归9g 赤芍6g 泽兰6g 沉香3g 莪术6g 甘草3g 红花6g 三七6g 桃仁6g

[功用] 活血祛瘀，通络止痛。治跌打损伤肿痛较剧者。

[用法] 水煎服。

弃杖散(《中西医结合治疗骨与关节损伤》)

[组成] 当归尾 姜黄 紫荆皮各120g 细辛 大黄 生川乌 皂角 肉桂 透骨草 丁香 白芷 红花各60g

[功用] 活血祛瘀，消肿止痛。治各种损伤作肿作痛以及骨、关节损伤初期之瘀血凝滞等。

[用法] 共研细末，以蜂蜜或凡士林调成软膏。同时将此软膏在纱布或油纸上，摊约2~3mm厚，敷贴于伤处，每3~5天换药1次。

沉香散(《金匮翼》)

[组成] 沉香 石韦 滑石 当归 橘皮 白芍 冬葵子 甘草 王不留行

[功用] 逐瘀利水，活血通闭。治经络瘀滞而致尿癃闭。

[用法] 水煎服。

花蕊石散(《本草纲目》引《和剂局方》)

[组成] 花蕊石60g 石硫黄120g

[功用] 化瘀而不伤气，止血生新。治跌仆重伤、死血瘀积患处或创伤出血者。

[用法] 二味和匀，放入瓦罐煅研为细末。每服3g，童便调下。或外用止血。

芙蓉散(《外伤科学》)

[组成] 木芙蓉叶适量

[功用] 清热，凉血，解毒。治创伤并发感染。

[用法] 研极细末，用水、蜂蜜调煮热敷，或调麻油、菊花露冷敷。亦可用凡士林8份，芙蓉散2份调成芙蓉膏

外敷。

驳骨散(《外伤科学》)

[组成]　桃仁　黄连　金耳环　川红花各1份　栀子　生地黄　黄柏　黄芪　防风　甘草　蒲公英　赤芍　自然铜　地鳖虫各2份　侧柏　大黄　骨碎补各6份　当归尾　薄荷　毛麝香　牡丹皮　金银花　透骨草　鸡骨香各4份

[功用]　消肿止痛，散瘀接骨。治骨折及软组织扭挫伤的早中期。

[用法]　共研细末。水、酒、蜂蜜或凡士林调煮外敷患处。

八画

参黄散(《伤科补要》)

[组成]　参三七30g　大黄120g　厚朴　枳实各30g　桃仁　归尾各90g　赤芍45g　红花　穿山甲各15g　郁金　延胡索各30g　肉桂15g　柴胡18g　甘草12g　青皮30g

[功用]　攻下逐瘀，疏通经络。治体实伤重者。

[用法]　共为细末，每服6g，酒调送下。

和营止痛汤(《伤科补要》)

[组成]　赤芍　当归尾各9g　川芎　苏木　陈皮　桃仁各6g　续断12g　乌药9g　乳香　没药　木通　甘草各6g

[功用]　活血止痛，去瘀生新。治损伤中期积瘀疼痛。

[用法]　水煎服。

定痛和血汤(《伤科补要》)

[组成]　当归　红花　乳香　没药　五灵脂　川断　蒲黄　秦艽　桃仁

[功用]　活血止痛。治挫扭伤后瘀血不散。

[用法]　接病情酌量，水酒各半煎服。

定痛膏(《证治准绳》)

[组成]　芙蓉叶4份　紫荆皮1份　独活1份　生南星1份　白芷1份

［功用］　祛瘀、消肿、止痛。治跌外损伤肿痛。

［用法］　共研细末。用姜汁、水、酒调煮热敷，或用凡士林调煮成软膏外敷。

乳香祛痛散（《伤科汇纂》）

［组成］　骨碎补　苍耳子　自然铜（火煅醋淬）　白芷　桂皮　防风　当归　赤芍　血竭　没药　白附子各9g　虎胫骨　龟板（酒炙）各6g　牛膝　天麻　槟榔　五加皮　羌活各9g　全蝎3g　乳香6g

［功用］　活血祛瘀，行气止痛。用治挫闪打堕腰痛。

［用法］　上诸药共为细末，每服6g，温酒调下。

乳香膏（《证治准绳》）

［组成］　乳香　松香　枫香　五倍子　狗骨（煅）各30g　锅底墨　小麦面各150g

［功用］　活血止痛。治损伤初期患处肿痛较剧者。

［用法］　为末，好酒调糊，热敷痛处。

软吊膏（《林如高正骨经验》）

［组成］　郁金30g　栀子60g　姜黄30g　归尾60g　紫荆皮90g　泽兰　五加皮　苏木各60g　楠香150g　穿山龙60g　生草乌　生川乌各30g

［功用］　活血消肿，通络止痛。活损伤初期局部瘀血、肿胀疼痛较剧者。

［用法］　共研成细末，酒水各半，调拌成糊状，每日敷1次，每次4小时。

肢伤一方（《外伤科学》）

［组成］　当归　赤芍各12g　桃仁10g　红花6g　黄柏　防风　木通各10g　甘草6g　生地黄12g　乳香5g

［功用］　行气活血，祛瘀止痛。治跌打损伤，瘀肿疼痛。用于四肢骨折或软组织损伤初期。

［用法］　水煎服。

肢伤二方（《外伤科学》）

［组成］　当归　赤芍　续断　威灵仙各12g　生苡仁

桑寄生各 30g　骨碎补　五加皮各 12g

［功用］　祛瘀生新，舒筋活络。治跌打损伤，筋络挛痛，用于四肢损伤的中、后期。

［用法］　水煎服。

肢伤三方(《外伤科学》)

［组成］　当归　白芍　续断　骨碎补　威灵仙　川木瓜　天花粉各 12g　黄芪　熟地黄各 15g　自然铜　地鳖虫各 10g

［功用］　补益气血，促进骨折愈合。治骨折后期。

［用法］　水煎服。

九画

活血丸(《中医伤科学》)

［组成］　地鳖虫 50g　血竭 30g　西红花 10g　乳香　没药各 30g　牛膝　白芷　儿茶　骨碎补各 20g　杜仲　川断　苏木各 30g　当归 50g　生地 30g　川芎　自然铜（煅）　桃仁　大黄　马钱子（炙）各 20g　朱砂　冰片各 5g

［功用］　活血祛瘀，消肿止痛。治跌打损伤，疼痛不已。用于骨折及其他损伤的初、中期。

［用法］　共为细末，炼蜜为丸 5g 重，每服 1 丸，日 2～3 次。

活血止痛汤(《伤科大成》)

［组成］　当归 12g　川芎　乳香各 6g　苏木　红花各 5g　没药 6g　地鳖虫　三七各 3g　赤芍 9g　陈皮 5g　落得打 6g　紫荆藤 9g

［功用］　活血止痛。治跌打损伤肿痛。

［用法］　水煎服。目前临床使用去紫荆藤。

［禁忌］　孕妇禁用。

活血止痛散(《临床正骨学》)

［组成］　归尾　红花　苏木　白芷　姜黄　灵仙　羌活　五加皮　海桐皮　牛膝　川楝子　土茯苓各 15g　乳香 6g　花椒 9g　透骨草 30g

［功用］　活血舒筋，通络止痛。用于伤筋或骨折中、后期。

［用法］　水煎后，趁热熏洗患处，每日2次。

［禁忌］　损伤初期肿胀严重者禁用。

活血祛瘀汤（《中医伤科学》）

［组成］　当归25g　红花10g　地鳖虫　自然铜（煅）　狗脊各15g　骨碎补25g　没药　乳香　路路通各10g　桃仁5g　三七粉5g（分3次冲）

［功用］　活血化瘀，通络消肿，续筋接骨。治骨折及软组织损伤的初期。

［用法］　水煎450ml，分3次温服，日3次。

洗伤Ⅱ号（《伤科疑难析释》）

［组成］　归尾　鲜桃仁　苏木　桂枝各60g　泽兰90g　五加皮　海桐皮　制乳没各45g　紫荆皮　细辛各30g　红花　赤芍药　白芥子各24g

［功用］　活血，行气，止痛。治损伤局部肿痛较剧者。

［用法］　上药用白米酒7500ml，浸泡49天。将药物涂擦患处至皮肤发热发红为度。

洗伤水（《伤科疑难析释》）

［组成］　生草乌　生川乌　羌活　独活　三棱　莪术　泽兰　归尾　红花　桃仁　乌药　栀子　边桂　紫荆皮　花椒　薄荷脑

［功用］　活血破瘀，通络和伤。治新旧损伤肿痛。

［用法］　70%酒精1000ml，密封浸泡一个月备用。将药水涂擦患处，至患处皮肤轻度发热发红为度，每日2次。

复元活血汤（《医学发明》）

［组成］　柴胡15g　天花粉　当归尾各10g　红花6g　穿山甲10g　酒浸大黄30g　酒浸桃仁12g

［功用］　活血祛瘀，消肿止痛。治跌打损伤，血停积于胁下，肿痛不可忍者。

［用法］　水煎，分2次服，如服完第1次后，泻下大

便，得利痛减，则停服；如 6 个小时后，仍无泻下者，则服第 2 次，以利为度。

独圣散(《伤科汇纂》)

[组成]　姜制香附

[功用]　理气止痛。用于伤后血凝气滞之疼痛。

[用法]　为散，水煎服，每服 9～12g。

祛伤散(《伤科补要》)

[组成]　川断 45g　全当归 60g　羌活　独活各 30g　五加皮 45g　川芎 15g　牛膝 30g　肉桂 9g　草乌 15g　细辛 12g　乌药 30g　红花　川乌　甘草各 15g

[功用]　通经活络，祛瘀散寒。治跌打损伤经络作痛。

[用法]　共为细末，每服 9g，热酒冲服。

茴香酒(《中医伤科学讲义》)

[组成]　茴香 15g　丁香 10g　樟脑 15g　红花 10g　白干酒 300g

[功用]　活血理气止痛。治扭挫伤肿痛。

[用法]　把药浸泡在酒中，一周以后，去渣取酒，外涂擦患处。

荜茇散(《伤科汇纂》)

[组成]　荜茇 3g　细辛 3g

[功用] 开关通窍。治颧部下颌损伤，牙关紧闭，嚼物困难者。

星桂接骨膏(《中西医结合治疗骨与关节损伤》)

[组成]　天南星 60g　木鳖子　乳香　肉桂各 30g

[功用]　接骨理伤，消肿定痛。治各种骨折，疼痛难忍，气滞血瘀肿胀较重者。

[用法]　共为细末，以蜂蜜或凡士林调成软膏加酒少许，外敷伤处。

十画

消肿止痛膏(《外伤科学经验方》)

［组成］ 姜黄 羌活 干姜 栀子 乳香 没药

［功用］ 祛瘀，消肿，止痛。治损伤初期瘀肿疼痛者。

［用法］ 共研细末。用凡士林调成60%软膏外敷患处。

消肿活血汤（《简明正骨》）

［组成］ 苏木9g 红花6g 羌活9g 丹参15g 灵仙9g 乳香 没药各6g 五加皮15g

［功用］ 行气活血，消肿止痛。用治损伤中期。

［用法］ 水煎洗。

消肿散（《林如高正骨经验》）

［组成］ 黄柏60g 侧柏150g 透骨草 穿山龙 骨碎补 芙蓉叶 天花粉各90g 煅石膏240g 楠香180g 川黄连60g 紫荆皮 菊花叶各90g

［功用］ 清热凉血，消肿定痛。治损伤初期局部肿痛者。

［用法］ 共研成细末，用蜜水各半，调成糊状，每日敷贴1次，每次8小时。

消瘀止痛药膏（《伤科学讲义》）

［组成］ 木瓜60g 栀子30g 大黄15g 蒲公英60g 地鳖虫 乳香 没药各30g

［功用］ 消瘀，退肿，止痛。用于骨折伤筋初期肿胀、疼痛剧烈，一般不破皮之局部损伤。

［用法］ 共为细末，糖或凡士林调敷。

消毒定痛散（《医宗金鉴》）

［组成］ 炒无名异 炒木耳 大黄各15g

［功用］ 泻火，解毒，定痛。治跌仆损伤。

［用法］ 共研为末，蜜水调敷患处。

通窍活血汤（《医林改错》）

［组成］ 赤芍 川芎各3g 桃仁（研） 红花 鲜生姜（切）各9g 老葱（切碎）3根 红枣（去核）7个 麝香0.15g （冲服） 黄酒250ml

［功用］ 活血通窍，用于头面部瘀血或颅脑损伤。

［用法］ 水煎服。

破血散瘀汤(《伤科汇纂》)

［组成］ 水蛭 连翘 当归 柴胡 苏木 羌活 防风 桂心 麝香

［功用］ 破血散瘀。治堕落损伤，其恶血留于腰脊胁下，痛楚不能转侧。

［用法］ 共锉作二贴，酒、水煎、冲水蛭、麝香末调服即愈。

高效接骨片(《中医骨伤科学》)

［组成］ 蜥蜴 骨碎补 穿山龙

［功用］ 强筋壮骨、消肿镇痛、治跌打损伤、骨折筋伤、肿胀不消，疼痛难忍等症。

［用法］ 按 3∶2∶1 的比量，蜥蜴烘干后研细面，骨碎补、穿山龙水煎浓缩成流浸膏与蜥蜴粉和匀打片。每片 0.3g。每次服 5 片，每日服 3 次。

铁扇散(《伤科汇编》)

［组成］ 制象皮 龙骨粉各 15g 松香 石灰 枯矾 炒乳香各 30g

［功用］ 收敛止血，生肌止痛。治跌仆损伤，金疮出血，创伤肿痛等症。

［用法］ 为末，白酒调敷患处。

海桐皮汤(《医宗金鉴》)

［组成］ 海桐皮 透骨草 乳香 没药各 6g 当归 5g 川椒 10g 川芎 红花 威灵仙 甘草 防风 白芷各 3g

［功用］ 舒筋活络，行气止痛。治跌打损伤疼痛。

［用法］ 共为细末，布袋装，煎水熏洗患处。

宽筋散(《伤科补要》)

［组成］ 羌活 续断 防风 白芍各 2 份 桂枝 甘草各 1 份 当归 4 份

［功用］ 舒筋止痛。治损伤后期筋肉拘痛。

［用法］ 共为末，每服 30g，陈酒送下，每日 3 次。

十一画

接骨丹(《洁古家珍》)

[组成] 天南星 木鳖子各120g 没药 乳香各15g 官桂30g

[功用] 活血止痛，接骨续筋。治疗骨折、脱臼初期，瘀血肿痛者。

[用法] 上为细末，姜500g去皮烂研取自然汁，入米醋少许，白面为糊同调，摊纸上，贴伤处。

接骨紫金丹(《杂病源流犀烛》)

[组成] 地鳖虫 乳香 没药 自然铜 骨碎补 大黄 血竭 硼砂 当归各等量

[功用] 祛瘀，续骨，止痛。治损伤骨折、瘀血内停者。

[用法] 共研细末，每服3～6g，开水或少量酒送服。

接骨膏(《外伤科学》)

[组成] 五加皮 地龙各100g 乳香 没药 地鳖虫 骨碎补 白及各50g 蜂蜜适量

[功用] 接骨，活血，止痛。治骨折损伤瘀肿疼痛。

[用法] 共为细末，蜂蜜或白酒调成厚糊状敷之。亦可用凡士林调成膏外敷。

续骨活血汤(《中医伤科学讲义》)

[组成] 当归尾12g 赤芍 白芍各10g 生地黄15g 红花 地鳖虫各6g 骨碎补12g 煅自然铜10g 续断12g 落得打10g 乳香 没药各6g

[功用] 祛瘀止血，活血续骨。治骨折及软组织损伤。

[用法] 水煎服。

续筋丹(《伤科汇纂》)

[组成] 地鳖虫 三七 血竭 龙骨各等量

[功用] 理伤续筋。治疗跌打损伤筋脉，瘀肿消退后。

[用法] 上为细末，用唾液调搽伤处。

十二画

舒筋止痛水(《林如高正骨经验》)

[组成]　三七粉　三棱各18g　红花30g　生草乌　生川乌各12g　归尾18g　樟脑30g　五加皮　木瓜　淮牛膝各12g

[功用]　祛风止痛，舒筋活血。治跌打损伤局部肿痛者。

[用法]　70%酒精1500ml或高粱酒1000g，浸泡备用。将药水涂擦患处，每日2~3次。

舒筋汤(《外伤科学》)

[组成]　当归　白芍各10g　姜黄6g　宽筋藤15g　松节6g　海桐皮12g　羌活　防风　续断各10g　甘草6g

[功用]　祛风舒筋活络。治骨折及关节脱位后期，或软组织病变所致的筋络挛痛。

[用法]　水煎服。

[禁忌]　孕妇忌用。

舒筋活血汤(《伤科补要》)

[组成]　羌活6g　防风9g　荆芥6g　独活9g　当归　续断各12g　青皮5g　牛膝　五加皮　杜仲各9g　红花　枳壳各6g

[功用]　舒筋活络。治软组织损伤及骨折脱位后期筋肉挛痛者。

[用法]　水煎服。

舒筋活血洗方(《伤科学》)

[组成]　伸筋草　海桐皮　大秦艽　独活　当归　山钩藤各9g　川红花　乳香　没药各6g

[功用]　活血消肿，舒筋止痛。治跌打损伤，肿硬疼痛及风湿痹痛诸症。

[用法]　煎汤温洗患处。

紫金丹(《伤科补要》)

[组成]　没药30g　血竭15g　降香30g　自然铜60g

乳香　松节　苏木　川乌　蝼蛄各30g　龙骨15g

［功用］　消瘀止痛。能去骨节经络之宿伤。

［用法］　共为极细末，糯米粥汤捣和为丸，朱砂为衣，每服9g。

紫荆皮散(《证治准绳》)

［组成］　紫荆皮散　南星　半夏　黄柏　草乌　川乌　当归　乌药　补骨脂　川芎　白芷　刘寄奴　牛膝　桑白皮各等份

［功用］　消肿止痛。治损伤初期局部浮肿及一切肿痛未破者。

［用法］　共研细末，用饴糖调敷。

疏风养血汤(《伤科补要》)

［组成］　荆芥9g　羌活　防风各6g　当归　川芎各12g　白芍　秦艽各9g　薄荷4g　红花6g　天花粉12g

［功用］　养血祛风。治损伤后复感风寒者。

［用法］　水煎服。

烫药方(《伤科学》)

［组成］　荆芥　防风各6g　桂枝　透骨草各9g　羌活　独活各6g　海桐皮　川椒　桑枝　防己各9g

［功用］　活血舒筋治伤患疼痛。

［用法］　共为末，装布袋内扎口煎滚，烫局部伤处。

温经通络膏(《中医伤科学讲义》)

［组成］　乳香　没药　麻黄　马钱子各等量　饴糖或蜂蜜适量。

［功用］　祛风止痛。治骨关节、软组织损伤肿痛，或风寒湿浸注、局部痹痛者。

［用法］　共为细末，饴糖或蜂蜜调成软膏或凡士林调煮成膏外敷患处。

散瘀和伤汤(《医宗金鉴》)

［组成］　番木鳖　红花　生半夏各15g　骨碎补　甘草各9g　葱须30g　醋60g　（后下）

［功用］ 活血祛瘀，舒筋疗伤。治碰擦损伤，瘀血停聚，筋伤骨错，疼痛不止。

［用法］ 用水煎药，沸后，入醋再煎 5 ~ 10 分钟，熏洗患处，每日 3 ~ 4 次，每次熏洗都把药液煎沸后用。

象皮膏(《伤科补要》)

［组成］ 第一组：大黄 10 份 川芎 当归 生地各 5 份 红花 1 份半 川连 1 份半 甘草 2 份半 荆芥 肉桂各 1 份半 麻油 85 份

第二组：黄古 白古各 25 份

第三组：象皮 血竭 乳香 没药各 2 份半 珍珠 人参各 1 份 冰片半份 地鳖虫 5 份 白及 白蔹 龙骨 海螵蛸各 1 份半 百草霜适量

［功用］ 活血生肌，接骨续损。治开放性损伤及各种溃疡腐肉已去，且已控制感染无明显脓性分泌物，期待其生长进而愈合者。

［用法］ 第一组药，用麻油熬煎至枯色，去渣取油入第二组药炼制成膏。第三组药分别为细末，除百草霜外，混合后加入膏内搅拌，以百草霜调节稠度，密封备用。用时直接摊在敷料上外敷。近年来，有把药物分别为末后混合，用凡士林调煮，制成橡皮膏油纱，外敷用。

硬吊散(《林如高正骨经验》)

［组成］ 三棱 30g 栀子 60g 边桂 莪术各 30g 归尾 60g 北芥子 15g 桃仁 60g 红花 川三七 木香 乳香 没药各 30g 楠香 90g

［功用］ 舒筋散结，化瘀止痛。治陈旧性损伤、局部瘀结作痛者。

［用法］ 共研成粉末，用黄酒调拌成糊状敷患处，每日 1 次，每次 3 小时。

十三画

腰伤汤(《中医骨伤科学》)

［组成］　枳实　厚朴　木香　槟榔各9g　延胡索　苏木　赤芍　桃仁各9g　红花　木通9g

［功用］　行气逐瘀，治疗腰部瘀滞，屈伸俯卧不利，转侧不利。

［用法］　水煎。每日1剂，日服2次。

新伤逐瘀汤（《林如高正骨经验》）

［组成］　桃仁　红花各6g　生地9g　泽泻　木香各6g　黑丑3g　苏木　大黄各6g

［功用］　泻火凉血，逐瘀通络。治气滞瘀凝，属新伤体质壮实者。

［用法］　水煎服。

新伤续断汤（《中医伤科学讲义》）

［组成］　当归尾12g　地鳖虫6g　乳香　没药各3g　丹参6g　自然铜（醋煅）　骨碎补各12g　泽兰叶　延胡索各6g　苏木　续断各10g　桑枝12g　桃仁6g

［功用］　活血祛瘀，止痛接骨。治疗骨折损伤初、中期。

［用法］水煎服。

十四画以上

膈下逐瘀汤（《医林改错》）

［组成］　当归9g　川芎6g　赤芍　桃仁各9g　红花6g　枳壳5g　丹皮　香附各9g　延胡索12g　乌药　五灵脂各9g　甘草5g

［功用］　活血祛瘀。治腹部损伤，蓄瘀疼痛。

［用法］　水煎服。

熨伤药（《伤科疑难析释》）

［组成］　独活　羌活　地骨皮　食盐各15g　生姜　五加皮　透骨草　续断各10g

［功用］　通经活络，祛风散寒。治疗伤后关节不利，麻木疼痛。

［用法］　将药装布袋内，入水煎沸，温熨伤处。

黎调丸(《医宗金鉴》)

［组成］　牛黄　冰片　麝香各1份　阿魏　雄黄各5份　大黄　儿茶　血竭　乳香　没药　田三七　天竺黄　藤黄（隔汤煮十数次去浮沫，用山羊血拌酒，如无山羊血，以子羊血代之）各10g

［功用］　祛瘀生新。治跌打损伤，瘀阻气滞，剧烈疼痛或瘀血内攻等症。

［用法］　共研细末，将藤黄化开为丸如芡实大，焙干，稍加白蜜，外用蜡皮封固。每次1丸，开水或酒送服。外用时，用茶卤磨涂。

橘术四物汤(《医宗金鉴》)

［组成］　当归　川芎　白芍　生地各6g　陈皮　白术　红花各3g　桃仁10枚

［功用］　活血化瘀，行气止痛。治损伤肿痛。

［用法］　水煎服。骨节疼，加羌活、独活；痛不止，加乳香、没药。

蠲痹汤(《百一选方》)

［组成］　羌活　姜黄各6g　当归12g　赤芍9g　黄芪12g　防风6g　炙甘草3g　生姜5片

［功用］　活血通络，祛风除湿。治损伤后风寒乘虚入络者。

［用法］　水煎服。每日1剂。

［附］　少林寺秘传内外损伤主方(按症加减)

归尾、川芎、生地、续断各6g，苏木、乳香（去油）、没药（去油），木通、乌药、泽兰各3g，桃仁（去皮尖）14粒，甘草24g，木香2.1g，生姜3片。水煎，加童便、老酒各1杯冲服。

引经各药开后：

血凝胸，加砂仁4.5g

血攻心气欲绝，加淡豆豉3g

气攻心，加丁香3g

气喘，加杏仁、枳壳各3g

狂言，加人参3g，砂仁1.5g，金银器同煎

失音不能言，加木香、菖蒲各3g

气寒，加厚朴、龙胆草各3g，陈皮1.5g

发热，加柴胡、黄芩、白芍、薄荷、防风各3g，细辛1.8g

瘀血多，加发灰6g

发笑，加蒲黄3g，川连6g

腰伤，加破胡纸、杜仲各3g，肉桂、小茴各2.4g

小便不通，加荆芥、大黄、瞿麦各3g，杏仁（去皮尖）14粒

大便黑血，加川连3g，侧柏叶6g

小便出血，加石榴皮4.5g，茄梗6g

大小便不通，加大黄、杏仁、肉桂各4.5g

大便不通，加大黄、当归各6g，朴硝3g

小便不禁，加肉桂、丁香各3g

大便不禁，加升麻、黄芪、诃子、桔梗各3g

肠中冷痛，加延胡索、良姜各3g

咳嗽，加阿胶6g，韭根汁1杯

肠右边一点痛，加草果、连翘、白芷各3g

粪门气出不收，加升麻、柴胡、黄芪、白术各3g，陈皮、甘草各1.5g

肠左边一点痛，加茴香、赤苓各3g，葱白3个

咳嗽带血，加蒲黄、茅花各3g

口中吐粪，加丁香、草果、南星、半夏各3g，缩砂7粒

舌短语不清，加人参、黄连、石膏各3g

耳浮起，加豆豉3g

舌长寸许，加生僵蚕、伏龙肝各3g，生铁120g，赤小豆100粒

舌上生苔，加薄荷6g，生姜3g

耳塞，加柴胡、五加皮、木瓜、车前子各3g

九窍出血，加木鳖子、紫荆皮各3g，童便1杯冲服

腰痛不能转侧，加细茶（泡浓）3杯，陈老酒1杯，冲服

遍身痛难转侧，加巴戟、牛膝、桂枝、杜仲各3g

发肿，加防风、荆芥、白芍各3g

喉干，见药即吐，加好豆砂纳在舌上半时，用药送下

喉不干，见药即吐，加香附、砂仁、丁香各3g

言语恍惚时时昏沉欲死，加木香、辰砂、硼砂、琥珀各3g，党参15g

头痛如裂，加肉苁蓉、白芷梢各3g

头顶心伤，加白芷、厚朴、藁本、黄芩各3g

眼伤，加草决明4.5g，蔓荆子1.2g

鼻伤，加辛夷、鳖甲各3g

耳伤，加磁石3g

喉咙伤，加青鱼胆、清凉散

两颊伤，加独活、细辛各3g

唇伤，加升麻、秦艽、牛膝各3g

齿伤，加谷精草3g

齿摇动未落，加独活3g，细辛2.1g，另用五倍子、干地龙为末，掺牙根上即愈

左肩伤，加青皮4.6g

右肩伤，加升麻4.5g，若身上亦有伤，不可用开麻，致血攻心而死

手伤，加桂枝、禹余粮各3g，姜汁3匙

乳伤，加百合、贝母、漏芦各3g

胸伤，加柴胡、枳壳各3g，韭汁1杯

左胁伤，加白芥子、柴胡各3g

右胁伤，加地肤子、白芥子、黄芪各3g，升麻0.3g

肚伤，加大腹皮3g

背伤，加砂仁、木香各3g

腰伤，加杜仲、破故纸各3g

腰胁引痛，加急性子6g

小肚伤，加小茴、急性子各3g

左右两胯伤，加蛇床子、槐花各3g

外肾伤，缩上小腹，加麝香0.6g，樟脑0.9g，蓖麻子1杯，3味共研细末，以蓖麻叶捣为膏，和药贴脐上，即出

肛门伤，加槟榔、槐花、炒大黄各3g

两足腿伤，加牛膝、木瓜、石斛、五加皮、苏梗各3g

两足跟伤，加茴香、紫荆皮、苏木各3g

诸骨损伤，加苍耳子、骨碎补各3g

诸骨损伤，加花神心木6g

肿痛，加人参、附子各3g

瘀血积聚不散、肿痛，服药不效，取天应穴，用银针刺出血愈

肿痛发热，饮食不思，加人参、黄芪、白术、柴胡各3g

若寅卯二时发热作痛，加陈皮1.5g，黄芪、白术各3g，黄连2.4g

肿痛不赤，加破故纸、大茴、巴戟各3g，菟丝子4.5g

如漫肿不甚痛，加赤芍、熟地、杜仲、苍术各6g

青肿寒热作潮，加山楂、山药、厚朴、白术各3g，砂仁7粒

青肿不消，面黄寒热如疟，加人参、黄芪各2.1g，白术、升麻、柴胡各0.3g，陈皮2.4g

后　记

作为一名医师，且多年来一直从事于骨伤疾病的治疗和研究，所以对于临床诊治是胸有成竹，然而在著述方面就略感羞涩，虽然书中所述的是早已烂熟于心的经验和心传，但对于一个业余执笔的作者来说，要条分缕析，从容成章则有许多的困难。由于笔者忙于诊务，只能利用工作余暇写作，所以在著述中可能有疏漏复沓，不合文法文理之处，是在所难免，希望读者们看阅后批评指正，并能够予以理解与原谅。医务工作者不是文学家，如该书能给大家提供医学方面的帮助，使众多医学爱好者从中获得裨益，我想读者们是能原谅文法上的不足，而我也便感欣慰矣。

值得庆幸和感谢的是，在本书编著出版过程中得到了来自各方面的支持和帮助，特别感谢扬州中医院领导自始至终给予鼓励与支持，感谢中国中医研究院骨伤研究所尚天裕教授、扬州市科委主任吴皓副研究员，欣然为本书作序和题词，以及扬州大学医学院、南京市营防理疗器械厂的领导同志给予大力支持与帮助，在此一一致以真诚谢意！

编著者王继峰
1997 年秋于扬州